Interaktionelle Psychotherapie mit Kindern und Jugendlichen

Interaktionelle Psychotherapie mit Kindern und Jugendlichen

von

Michael Behr

HOGREFE

GÖTTINGEN · BERN · WIEN · PARIS · OXFORD · PRAG
TORONTO · CAMBRIDGE, MA · AMSTERDAM
KOPENHAGEN · STOCKHOLM · FLORENZ

Prof. Dr. Michael Behr, geb. 1954. Studium des Lehramtes, der Erziehungswissenschaft und Psychologie in Essen, Bielefeld und Bochum. 1981 Promotion. 1985 Habilitation. Seit 1993 Professor für Pädagogische Psychologie an der Pädagogischen Hochschule Schwäbisch Gmünd. Seit 1984 praktische Tätigkeit als Psychotherapeut für Erwachsene sowie für Kinder und Jugendliche in Essen und Stuttgart. Psychologischer Psychotherapeut, Supervisor und Kursleiter (GwG, IGB) für Psychotherapie mit Erwachsenen, Kindern, Jugendlichen, Eltern und Familien am Stuttgarter Institut für Gesprächspsychotherapie und an verschiedenen Universitäten und Instituten im europäischen Ausland.

Bibliografische Information der Deutschen Nationalbibliothek

Die Deutsche Nationalbibliothek verzeichnet diese Publikation in der Deutschen Nationalbibliografie; detaillierte bibliografische Daten sind im Internet über http://dnb.dnb.de abrufbar.

Göttingen · Bern · Wien · Paris · Oxford · Prag · Toronto · Cambridge, MA
Amsterdam · Kopenhagen · Stockholm · Florenz
Merkelstraße 3, 37085 Göttingen

http://www.hogrefe.de
Aktuelle Informationen · Weitere Titel zum Thema · Ergänzende Materialien

---

Umschlagabbildung: © Marzanna Syncerz – Fotolia.com
Satz: ARThür Grafik-Design & Kunst, Weimar
Druck: Hubert & Co, Göttingen
Printed in Germany
Auf säurefreiem Papier gedruckt

ISBN 978-3-8017-2248-7

Vorwort

Vielleicht ist es ein Vorteil, dass ich die Arbeit mit Kindern, Jugendlichen und Eltern sowohl aus einer pädagogischen als auch aus einer psychotherapeutischen Perspektive praktizieren durfte. Heimerziehung, Schule, Sozialpädagogik, klinisch-psychiatrische Arbeit, Psychotherapie sind Quellen meiner Praxis. Die Weiterbildung von Fachkräften sowie Forschung und Lehre an der Hochschule helfen mir, meine Praxis mit Theorie zu verbinden. In Diskussionen mit Kollegen formten sich meine eigenen Konzepte.

Kernstücke dieses Buches sind dadurch Materialien und Texte, die sich in mehreren Jahrzehnten der Aus- und Weiterbildung entwickeln konnten. Natürlich habe ich für dieses Buch alles zu einem neuen Ganzen geformt. Ich empfinde Dank für die vielen Hilfen und Anregungen, die ich auf diese Weise so lange empfing. In der Arbeit mit Kursteilnehmern wurde mir immer wieder neu und schärfer klar, wie ich die Praxis der Beziehungsgestaltung mit Klienten zu einem Konzept formen und sie besser lernbar machen kann. Meine Studierenden und Weiterbildungsteilnehmer stellen mir immer so gute Fragen, bereichern mit ihren praktischen Beispielen und probieren so viel Kreatives aus – es ist mir jedes Mal eine Freude, die Verbindung von Konzepten und Praxis mit ihnen zu erarbeiten.

Meinen jungen und alten Klienten danke ich für ihr Vertrauen. Sie geben mir unschätzbare Erfahrungen, die meiner Professionalität stets weiterhelfen. Dies gilt auch für meine Supervisanden, mit denen ich so oft einen beidseitigen Lernprozess erlebe.

Ein Buch wie dieses kann nicht ohne die Unterstützung von vielen Freunden und Kollegen entstehen. Der Austausch mit ihnen über all die Themen dieses Buches hat mein Denken oft weitergeführt. Ich fühlte mich oft inspiriert und bestätigt. Namentlich nennen und tiefen Dank ausdrücken möchte ich gegenüber Elisabeth Herr, Dagmar Hölldampf, Dorothea Hüsson, Stephan Jürgens-Jahnert, Germain Lietaer, Heinz Rupp, Jan Roelff Takens. Sie halfen mir zudem mit konstruktiver Kritik an Teilen des Manuskriptes, die mir sehr wertvoll war.

Besonders viel Unterstützung und bereichernden fachlichen Austausch verdanke ich meinen Ausbilder-Kollegen am Institut für Gesprächspsychotherapie und Personzentrierte Beratung in Stuttgart: Elisabeth Herr, Dorothea Hüsson, Hans-Jürgen Luderer, Bettina Neininger, Heidrun Rust, Sigrid Schaich, Reinhard Tausch und Susanne Vahrenkamp.

Ohne Dagmar Hölldampf und Dorothea Hüsson hätte sich mein Denken in den letzten Jahren nicht so entfalten können, wie es sich in diesem Buch zeigt. Ihre Hilfe, Ermutigung, Kritik, ihre eigene Professionalität, Entwicklungen und Forschungen haben meine Arbeit in einer Weise befördert, für die ich tiefen Dank empfinde. Es ist für mich ein großes Geschenk, mich mit diesen Menschen verbunden fühlen zu dürfen.

Meiner Lektorin Susanne Weidinger vom Hogrefe Verlag verdanke ich ein übergroßes Maß an Geduld, Vertrauen und fachlichem Beistand, mit dem ich mich jederzeit voll unterstützt gefühlt habe. Meine Frau Naomi hat mich über so lange Zeit stets kompromisslos bestärkt, mich abgeschirmt und auf vieles verzichtet; ihrem unendlichen solidarischen Zuspruch verdankt dieses Buch Unschätzbares.

Stuttgart, im Juni 2012

Michael Behr

Inhalt

1 Kapitelwegweiser und Einleitung: Grundideen und Ziele einer interaktionellen Psychotherapie mit Kindern, Eltern, Jugendlichen und Familien

Dieses Buch stellt praktische Konzepte zur Beziehungsgestaltung mit Kindern, Eltern, Jugendlichen und Familien anwendungsbezogen vor. Bezüge zu Theorien erfolgen an den Stellen, wo sie die Konzepte für das therapeutische Handeln besonders gut verständlich machen. Auch Forschungsergebnisse werden dort eingestreut, wo sie Konzepte klären. Die Kapitelreihung orientiert sich am Ablauf von Beratungen, Fördermaßnahmen und Therapien:

- Der Beginn von Maßnahmen,
- die Arbeit mit Eltern und Familien,
- Modalitäten der Beziehungsgestaltung: Interaktionelles Arbeiten als zentrales Anliegen dieses Buches,
- das Umsetzen in der Kindertherapie,
- das Umsetzen in der Jugendtherapie.

Es wendet sich an lernende und erfahrene Fachkräfte jeglicher Profession, die mit Kindern, Jugendlichen, Eltern und Familien psychosozial arbeiten. Es möchte sehr konkret vermitteln, wie man Interaktionstechniken und Beziehungsaufbau in die eigene Herangehensweise integrieren kann. Dieses Buch versucht so, ein interaktionelles Therapiekonzept auf dem Boden einer Allgemeinen Psychotherapie zu entfalten (Grawe, 1994, 1998; Schmidtchen, 2001). Mit seinem Fokus auf dem Wirkfaktor therapeutische Beziehung nimmt es dazu häufig Perspektiven der humanistischen Psychologie ein. Es folgt der Hypothese, dass die Interaktion mit der Therapeutenperson so nachhaltige Erfahrungen vermittelt, dass sie zu tiefen Veränderungen im Erleben von Beziehungen führen – diese gehen mit Umstrukturierungen im Selbstbild einher. Dem therapeutischen Beziehungsangebot kommt so eine überragende Bedeutung zu. Seine Abstimmung auf die Klientensituation will Beziehungserfahrungen in einer von der Klientenperson noch nie erlebten Qualität ermöglichen. In dieser Beziehung erlebt sie zugleich so mächtige Selbsterfahrungen, dass Neubewertungen im Erleben ihres Selbst möglich werden.

Die Überlegung, eine besondere Beziehungserfahrung anzubieten, ist grundsätzlich nicht neu. Dieses Buch möchte dazu praktische Konzepte geben, die das Vorgehen der Therapeutenperson kleinschrittig zeigt. Die Interventionen werden auf der Mikroebene beschrieben, auch die Implikationen für die Therapeutenperson und die Bedeutung für Kinder und Jugendlichen. Die Entwicklung des interaktionellen Therapiekonzeptes wird in Kapitel 4.2 dargestellt. Die konkrete Umsetzung gestaltet sich in jedem Spielmedium anders. Sie wird in den Kapitel 5.2 bis 5.7 für die Spieltherapie praktisch erläutert; in Kapitel 6.4 bis 6.6 für die Jugendtherapie. Auch die Kapitel zu den Erstkontakten, der Elternberatung und der Familientherapie beschreiben das interaktionelle Vorgehen detailliert für die Praxis.

Eine ganze Reihe von psychotherapeutischen und entwicklungspsychologischen Theorien fundieren diese Praxis; im Sinne einer Metatheorie vor allem drei große Denkrichtungen:

- die *Schematheorie nach Piaget und Barlett* mit ihren Überlegungen zur Assimilation und Akkomodation von Schemata,

- die *Entwicklungspsychologie der Bindungstheorie* und des *interaktionellen Selbst nach D. Stern* mit ihren Konzepten zur Responsivität von Bindungspersonen,
- das *personzentrierte Konzept nach Rogers und Axline* mit den Konzepten der nicht direktiven Beziehungsgestaltung und der Organisation von Erfahrung durch die Entfaltung von Erlebensprozessen.

Zugleich lässt sich für viele Psychotherapieverfahren interaktionelles Arbeiten weiterdenken:
- Die Psychodynamische Therapie mit ihren Konzepten des Übertragungsgeschehens, des Agierens und der Übertragungsdeutung.
- Die Personzentriert-Experientielle Therapie mit ihren Konzepten zur Organisation von Erfahrung und Kognition.
- Die Verhaltenstherapie mit ihren Verfahren der Angstreduktion, des Verhaltensaufbaus und des Verstärkungsprinzips.
- Die Systemische Therapie mit ihren Konzepten lösungsorientierten Arbeitens und ihrem konstruktivistischen Ansatz.
- Die Kognitive und Systemische Therapie mit ihrer Methode des kognitiven Umstrukturierens.

So versuche ich hier, schulenübergreifend Methoden zur Gestaltung von Beziehung zu konkretisieren, die verfahrensunabhängig in die Praxis integriert werden können. Sie lassen sich im Rahmen jeder therapeutischen Grundorientierung anwenden. Neben dem Kombinieren des Beziehungsangebotes mit weiteren Maßnahmen vertreten sie auch, eigenständig zu wirken: Die Klientenperson erlebt sich in einer qualitativ neuen Beziehung, darin erlebt sie sich selbst anders, ihre Selbststruktur verändert sich. Psychostrukturell gedacht werden die Symptome so nicht mehr aufrechterhalten, die Symptome heilen nachhaltig.

Aus der Forschung: Die Beziehung mit der Therapeutenperson als Wirkfaktor

Schon 1978 hatten Bergin und Lambert (S. 180) die damalige Wirksamkeitsforschung so auf den Punkt gebracht: „The largest variation in therapy outcome is accounted for by pre-existing client factors, such as motivation for change, and the like. Therapist personal factors account fort he second largest proportion of change, with technique variables coming in a distant third.“ Die aktuellere Psychotherapieforschung bestätigt dies. Reviews und Metaanalysen zeigen, dass nur 5 bis 15 Prozent der Outcome-Varianz auf spezifische Techniken zurückzuführen sind. Vielmehr ist die Beziehung entscheidend (Norcross, 2002, S. 5; Lambert, 2005). Lambert und Barley (2002) fassen ihren Review zur Wirkung der therapeutischen Beziehung so zusammen:

1. Psychotherapy is successful in general, and the average treated client is better off than 80% of untreated subject.
2. Comparative studies of psychotherapy techniques consistently report the relative equivalence of therapies in promoting client change.
3. Measures of therapeutic relationship variables consistently correlate more highly with client outcome than specialized therapy techniques. Associations between the therapeutic relationship and client outcome are strongest when measured by client ratings of both constructs.

4. Some therapists are better than others at contributing to positive client outcome. Clients characterize such therapists as more understanding and accepting, empathic, warm, and supportive. They engage in fewer negative behaviors such as blaming, ignoring, or rejecting. (S. 26)

Aktuellere Beispiele für die unter Punkt 2 angesprochenen Studien sind die Forschungen von Stiles et al. (2006, 2007).

Im deutschen Sprachraum unterstützt die Wirkfaktorenforschung von Grawe (1994, 1998) und für die Kinder- und Jugendtherapie von Fröhlich-Gildhoff (2008) diese Zusammenhänge: Ressourcenaktivierung durch die therapeutische Beziehungserfahrung wird als ein grundlegender Wirkfaktoren gesehen.

1.1 Grundideen und Ziele der Behandlung

In einer interaktionellen Behandlung sollen Kinder/Jugendliche ihre Beziehungserfahrungen verarbeiten, klären, erweitern und neu bewerten. Sie sollen sich selbst besser kennenlernen, etwa indem sie klären, wie sie ihre soziale Umwelt erleben. Sie können dafür prägnante Spielszenarien und sprachliche Symbole finden. Wenn dies gelingt, werden sich Spannungen im Erleben mindern und das Verhalten prosozial entwickeln. Symptome stellen eine Folge „inkongruenten", d. h. unklaren, in sich widersprüchlichen Erlebens dar, und sie verringern sich im Zuge dieser Klärungsprozesse. Psychostrukturelle Veränderungen sichern die Symptomreduktion nachhaltig; sie werden durch interaktionelle Therapie bewirkt. Verbunden mit interaktionellem Vorgehen können manifeste Symptome auch unmittelbar mit spezifischen Methoden angegangen werden, zum Beispiel mit denen der Verhaltenstherapie.

Spieltherapie

Bei einem nicht direktiven Setting spielt das Kind im Spielzimmer,

- entweder alleine während die Therapeutenperson das Geschehen einfühlsam und wertschätzend kommentiert ohne die Richtung des kindlichen Spiels zu beeinflussen,
- oder beide spielen gemeinsam, indem die Therapeutenperson den Ideen und Aktionen des Kindes folgt, gleichfalls ohne deren Richtung zu beeinflussen.

Dem Kind sollen zwei Entwicklungsmöglichkeiten angeboten werden: Es kann im selbstgesteuerten Spiel seine Erfahrung organisieren und es kann neue Beziehungserfahrungen mit der Therapeutenperson erleben. Das Spiel- und Sprachverhalten der Therapeutenperson folgt in beiden Fällen differenzierten Leitlinien; diese zu beherrschen erfordert Training und Erfahrungsbildung. Sie schaffen für das Kind ein einzigartiges Beziehungsangebot, welches die Grundlage für neue Selbsterfahrungen bildet. Details zu einem solchen Therapeutenverhalten beim Spiel vermittelt Kapitel 5.

Jugendtherapie

Mit Jugendlichen wird eher geredet, parallel zu Brettspielen bzw. Kicker, Billard usw., oder konzentriert im Sinne der Gesprächspsychotherapie. Dabei werden bedeutende Themen auf der Basis einfühlenden und wertschätzenden Therapeutenverhaltens direkt besprochen. Jugendliche, die zugleich noch spielen, können dabei die Intensität des Gesprächs durch Manipulation der Spielintensität selbst regulieren. Auch bieten die Spiele zugleich eine zusätzliche Ebene des Beziehungsgeschehens an. Im Gespräch wird vor allem die Authentizität der Therapeutenperson deutlich intensiver angefragt als etwa bei der gesprächstherapeutischen Arbeit mit Erwachsenen. Jugendtherapie verlangt eine aktivere, interaktionelle Therapeutenperson. Jugendliche können nur schwer über längere Zeit einen selbstexplorativen Prozess aufrechterhalten, sie benötigen auch Fragen, Diskussion, Meinungen, ein sich Reiben, Grenzen. Details zum Therapeutenverhalten in der Arbeit mit Jugendlichen vermittelt Kapitel 6.

Elternberatung

Parallel zur Behandlung der Kinder findet eine Beratung der Bezugspersonen statt. Das Vorgehen variiert stark einzelfallabhängig. Grundsätzlich bestehen vier mögliche Zielrichtungen:
1. Das Vertrauen der Bezugspersonen in die Therapeutenperson aufzubauen. Dies gilt natürlich bei jedweder Therapie, ist hier aber zentral, weil die Therapie selbst von den Bezugspersonen nicht erlebt wird und weil das, was sie mitbekommen, Fragen aufwerfen kann.
2. Auf der Grundlage des Vertrauens sollen realistische Möglichkeiten entworfen werden, das Umfeld des jungen Menschen entwicklungsförderlicher zu gestalten.
3. Die Interaktion der Bezugspersonen mit dem jungen Menschen soll optimiert werden, etwa in Hinblick auf Empathie, Responsivität, Grenzsetzungen durch die Bezugspersonen.
4. Die Erfahrungsfähigkeit der Bezugspersonen soll erweitert werden, etwa dass sie ihre Gefühle, Motive und Gedanken genauer wahrnehmen und miteinander in Einklang bringen. Die mentalen Möglichkeiten der Bezugspersonen variieren stark. So verlangt die Beratungsarbeit eine sehr individuelle Ausdifferenzierung der Zielsetzungen. Details zur Elternberatung vermittelt Kapitel 3.2.

Bei Jugendlichen spielt die Bezugspersonenarbeit eine andere Rolle. Treffen finden eher als Familiensitzungen, jedenfalls aber zusammen mit den Jugendlichen statt. Der Erstkontakt vollzieht sich, anders als bei Kindern, in aller Regel alleine mit dem oder der Jugendlichen aufgrund der überragenden Bedeutung des Beziehungsaufbaus. Die Jugendlichen werden im Wesentlichen alleine behandelt, manchmal im Kontext einer Familientherapie. Details zur interaktionellen Familientherapie vermittelt Kapitel 3.3, zur Elternberatung bei der Therapie mit Jugendlichen Kapitel 3.2.5.

1.2 Erstkontakte

Schon bei den ersten Kontakten zum Beispiel am Telefon und dann im Erstgespräch und bei der Diagnostik soll eine möglichst gute Beziehung zu den Mitgliedern der Klientenfamilie aufgebaut werden. Die Qualität des Beziehungsaufbaus begünstigt nicht nur die Vollständigkeit der diagnostischen Informationen. Je eher Eltern von der menschlichen und fachlichen Kompetenz der Therapeutenperson überzeugt sind, desto mehr werden sie ihr vertrauen, das Kind regelmäßig zu den Therapiesitzungen bringen und Maßnahmen umsetzten. Kinder benötigen gleichfalls Vertrauen, sonst nutzen sie das Spielzimmer nicht in der Tiefe der Möglichkeiten. Jugendliche nehmen die Therapie nicht auf oder brechen sie bald ab, wenn ihr Vertrauen in die Loyalität der Therapeutenperson irritiert ist. Kapitel 2 vermittelt praktisch, wie das Vertrauen der Familie im Rahmen der nötigen Startprozeduren aufgebaut werden kann.

1.3 Die Kinder oder die Eltern behandeln?

Das soziale Umfeld des Kindes oder Jugendlichen, insbesondere seine Abhängigkeit von den Bezugspersonen, kompliziert die Behandlung. „Man möge nicht das Kind, sondern die Eltern behandeln", oder „Man arbeite nur mit der ganzen Familie", solche oft aus Betroffenheit geborene Ursachentheorien fordern zu Recht den Einbezug von Eltern in die Behandlung. Sie vernachlässigen jedoch, dass fast immer eine eigene Therapie des jungen Klienten erforderlich ist. Wenn Hilfe bei einer Therapeutenperson gesucht wird, zeigt die junge Klientenperson fast immer deutliche, von den Bezugspersonen nicht mehr zu ertragene oder zutiefst besorgniserregende Symptome. Selbst wenn es gelänge, das familiäre Umfeld des jungen Klienten substanziell zu verändern, bedürfen die bereits eingetretenen Inkongruenzen im Erleben, Bewerten und im Selbstbild der Person einer Behandlung.

Darüber hinaus sollten die Möglichkeiten für Veränderungen im familiären Umfeld realistisch gesehen werden. Sie hängen stark vom Einzelfall ab und reichen von veränderungsbereiten Bezugspersonen bis hin zu Eltern, die in ihrer emotionalen Flexibilität, Intellektualität und Veränderungsmotivation stark eingeschränkt sind. Auch können sie durch eigene Probleme wie zum Beispiel Sucht, psychische Krankheit, Traumatisierung, Bindungsstörungen usw. so belastet sein, dass Behandler schon froh sein können, wenn die Eltern es nur schaffen, einen Kontakt aufrechtzuerhalten und das Kind einigermaßen regelmäßig zur Therapie zu bringen. So logisch die Behandlungsidee ist, das krankmachende Umfeld des Kindes verändern zu wollen, so sind nachhaltige Veränderungen nur zu erreichen, wenn therapeutische Interventionen auf die Möglichkeiten der Bezugspersonen zentriert werden.

1.4 Spiel und Sprache: Die Organisation von Erfahrung in der Klientenperson

Erwachsene reden, Kinder spielen. Wer je versucht hat, mit Kindern komplexere Sachverhalte zu besprechen, kennt die begrenzten Möglichkeiten. Insbesondere wenn mittels Sprache eine Metaposition gegenüber Gefühlen, Verhalten und dem Erleben von Beziehungen konturiert werden soll, können Kinder selten mehr als einen Satz dazu äußern. Kindern fällt es schwer, über den manifesten Sinn hinaus weitere Bedeutungsebenen zu reflektieren. Details zur Verwendung von Sprache in der Kindertherapie vermittelt Kapitel 5.2, zum Reden mit Jugendlichen Kapitel 6.5.1 und 6.5.2 sowie 6.6.3.

Aus der Forschung:

Schmidtchen, Wörmann und Hobrücker (1977) zeigten, dass 10- bis 13-jährige Kinder während der 45-minütigen Therapiestunde im Durchschnitt 43 Minuten spielen, jedoch im Durchschnitt nur 9 ½ Minuten reden.

Wenn Kinder spielen, werden wir häufig Zeuge von differenzierten Inszenierungen und Prozessverläufen, die uns in diesem anderen Medium ungleich mehr über das kindliche Erleben berichten als sprachliche Äußerungen.

Beispiel: Barbiepuppen

Die 5-jährige Anne inszeniert mit ihren Barbiepuppen oft recht komplexe Alltagsszenarien. Ihr Vater hatte häufig Affären, jetzt lebt die Mutter getrennt von ihm und der Vater lebt in einer neuen Beziehung. In Annes Barbiespielen hat jeder Barbiemann stets zwei Frauen.

Kinder inszenieren im Spiel, was sie seelisch beschäftigt; indem sie spielen, organisieren sie ihre Erfahrung: sie durchleben ein Problem, eine Bedrohung, einen Aspekt ihres Selbst, eine Beziehungserfahrung, einen Wunsch, eine Emotion. Diese Hypothese ist unter Kindertherapeuten nicht strittig. Sie erzeugt allerdings oft einen impliziten Druck, die Bedeutung des kindlichen Spielverhaltens in der Therapiestunde entschlüsseln zu sollen. Dies ist aber nicht immer so geradlinig möglich, wie in den Beispielen, die in diesem Buch genannt werden. Im Spiel kommt auch nur ein Teilaspekt des Erlebens zum Ausdruck, eine Seite einer Ambivalenz, oder eine Mischung aus früheren Prägungen und einem ganz aktuellen Erlebnis, welches vielleicht nicht so grundlegend bedeutsam ist aber im Moment das Spielverhalten überlagert. Viele, insbesondere weniger erfahrene Kindertherapeuten kommen so manchmal etwas ratlos aus einer Spielstunde. Sie zweifeln gar an ihren Kompetenzen, weil sie glauben das Spiel nicht verstanden zu haben. In einer analogen Situation der Erwachsenenberatung könnte zum Beispiel eine Klientenperson ausgiebig ihre Wut auf den Partner schildert, nicht jedoch die auch dazu gehörenden Gefühle der Liebe oder der Angst vor Einsamkeit. Die Beraterperson kann die Äußerungen der Klientenperson dann gleichfalls nur begrenzt verstehen.

1.5 Warum wirkt das Spiel therapeutisch? Organisation von Erfahrung und Gefühlen im Spiel

Trotz der überragenden Rolle des Spiels als ein Ausdrucksmedium des kindlichen Erlebens ist die Deutung des Spiels durch die Therapeutenperson nicht immer so wichtig. Entscheidend sind die im Kind ablaufenden Prozesse der Symbolbildung und die Parallelführung dieser Symbolbildungsprozesse mit sprachlichen Kommentierungen der Therapeutenperson. Axline (1947) hatte zum Teil aus diesen Gründen ihre Variante der Spieltherapie auch explizit als „deutungsfrei" benannt. Spielpsychotherapeuten aller Orientierungen erleben es immer wieder als evident, dass die entscheidenden Wachstumsschübe des Kindes aus Spielprozessen heraus entstehen – und aus den Interaktionserfahrungen, die das Kind mit der Therapeutenperson macht. Das Kind stellt eine Szene hin oder es inszeniert einen Prozess oder beides. Diese beschreiben einen Aspekt des kindlichen Erlebens. Das Kind kreiert diese Prozesse und nimmt sie gleichzeitig wahr.

Dabei hilft die Therapeutenperson, wenn sie den Prozess einfühlsam sprachlich begleitet, auch indem sie mitspielt, wenn sie sich dazu eingeladen fühlt. Auf diese Weise schafft das Kind Symbole für seine Erfahrungen: Es *symbolisiert* die Erfahrung, so der Fachbegriff. Jede Person verwendet Symbole, um ihre Erfahrungen zu ordnen. Bei Erwachsenen ist das häufig die Sprache, zum Beispiel Gefühlswörter, Metaphern, sprachliche Bilder oder Vergleiche. Bei Kindern sind es die Bilder, Szenen und Prozesse im Spielzimmer. Wie bei Erwachsenen die sprachlichen Begriffe stehen bei Kindern die Spielereignisse als Stellvertreter, als Symbol für die emotionalen Erfahrungen. Der Begriff *Symbolisierung* wird in Kapitel 5.2.1 näher erläutert.

Beispiel Krankenhaus: Das Spiel als Medium des Kindes
Ein Erwachsener redet vor einem bedrohlichen Krankenhausaufenthalt immer wieder mit nahe stehenden Personen über seine Gefühle und Überlegungen. Ein Kind in dieser Situation spielt zum Beispiel mit den Play Mobil-Figuren immer wieder Krankenhaus, und wie dabei operiert, verbunden, gepflegt usw. wird.

1.6 Warum wirkt die Beziehung therapeutisch? Interaktionsschemata und Interaktionsresonanz aktivieren neue Beziehungserfahrungen

Der junge Klient erfährt in der Beziehung zur interaktionellen Therapeutenperson eine Beziehung in einer noch nie erlebten Qualität. Diese gründet auf den drei Kernbedingungen für eine helfende Beziehung nach Rogers (1957) sowie auf Konzepte der Bindungstheorie (Ainsworth, Bell & Stayton, 1974) und der Säuglingsforschung (Stern, 1986). Die Erfahrung einer solchen anderen Beziehungsqualität verändert die Interaktionsschemata, welche die Herkunftsfamilie im jungen Menschen aufgebaut hat. Diese Schemata sind zum Beispiel verantwortlich für die Erwartungen der Person, wie andere auf ihr Verhalten reagieren. Sie programmieren gleichsam die Grundstrukturen, nach denen die Person im Alltag ihre Beziehungen gestaltet. Vor allem in belastenden Beziehungssituationen reagiert die Person oft ähnlich: Gefühle, Selbstwert, Deutungsmuster. Die Auseinandersetzung mit anderen folgt dann meist den immer gleichen Mustern. Diese Schemata können sich modifizieren, wenn die Person in der Beziehung mit der Therapeutenperson häufiger andere Prozesse durchlebt. Sie erlebt in der Interaktion ihr Selbst anders. Dadurch verändert sich dann auch das Selbstwertgefühl.

Vor allem in der Spieltherapie erreicht die Therapeutenperson dies, indem sie beim gemeinsamen Spiel auf das Interaktionsverhalten des Kindes mit eigenen Spielhandlungen Resonanz gibt. Diese *Interaktionsresonanz* lenkt das Spiel nicht, macht aber die Therapeutenperson als voll präsente, konturierte und reale Person für das Kind erfahrbar (Behr, 2003; Wakolbinger, 2009).

Beispiel Turmbau: Wetteifern als lustvolle Interaktion
Jens baut einen Turm aus Legosteinen, die Therapeutenperson auch. Es entwickelt sich ein Wettkampf, wer den höheren Turm baut einschließlich eines trickreichen Kampfes um das Baumaterial. Möglicherweise erlebt Jens in der Therapie erstmalig, dass eine solche Auseinandersetzung trotz eines gewissen Ernstcharakters zugleich lustvoll sein kann und dass er dabei nicht Gefahr läuft, entwertet und vernichtet zu werden.

Wenn die Therapeutenperson Interaktionsresonanz realisiert, verhält sie sich ähnlich aber nie gleich wie das Kind. Sie gibt mit ihrem eigenen Verhalten Resonanz, d. h. es gibt eine Veränderung der Tönung, aber das Spielthema und die Energie, mit der das Kind sie umsetzt, werden aufgenommen. Die Therapeutenperson gibt nicht etwas anderes hinzu. Sie gerät nicht vor das Kind, aber das Kind erlebt sie als lebendigen Spielpartner.

Das Konzept der Interaktionsresonanz ist ein Kernelement des hier vertretenen interaktionellen Psychotherapiekonzeptes. Es wird in Kapitel 4.2 dargestellt. Die konkrete Umsetzung gestaltet sich in jedem Spielmedium anders. Sie wird in den Kapitel 5.2 bis 5.7 praktisch erläutert.

Aus der Forschung: Die Wirksamkeit von Spieltherapie

Hölldampf und Behr (2009) untersuchten sieben große Metaanalysen zur Kinder- und Jugendpsychotherapie. Insgesamt zeigten sich mittlere Effektstärken von Cohens d=.54 bis .88. Dies gilt als guter Wert: Anschaulich umgerechnet bedeutet es, dass zwischen 70 % und 80 % aller Kinder- und Jugendlichen von einer Therapie mehr profitieren als wenn sie keine erhielten.

Die große Metaanalyse von Bratton, Ray, Rhine, und Jones (2005) fand bei 73 Primärstudien zur Spieltherapie sogar eine mittlere Effektstärke von d=.92; d. h. 82 % der jungen Patienten profitieren von der Spieltherapie. Der Review von Hölldampf, Behr und Crawford (2010) differenzierten 83 Primärstudien je nach Störungsbild; bei 34 dieser Studien handelt es sich um sogenannte RCT-Studien: Die Wirksamkeit wird bei einer Versuchsgruppe gegenüber einer Kontrollgruppe nachgewiesen, wobei die Zuweisung der Patienten durch Zufallsauswahl erfolgte. Weitere 31 Studien wiesen eine Kontrollgruppe auf, jedoch ohne randomisierte Patientenzuweisung.

1.7 Wachstum: Das Axiom der Aktualisierungstendenz

Im Prozess der Symbolisierungen ordnet das Kind seine Erfahrungen. Auf der Basis einer sicheren Bindung vermag das Kind so frei, ungestört und unbeeinflusst wie sonst nie zu agieren. Im Prozess des Spiels konstruieren Kräfte in der Person, die nicht direkt beobachtbar sind, diese Symbole. Sie treiben den Spielprozess immer weiter voran. Der Fachbegriff der humanistischen Psychologie für diese Kräfte lautet „Aktualisierungstendenz". Damit ist die Tendenz von allem Lebendigen in Richtung auf Wachstum und Ausschöpfung von Potenzialen gemeint: Die Person entwickelt sich positiv, allerdings nur sofern die Bedingungen, sprich die Beziehungen in denen die Person lebt, gut sind.

Fachlicher Hintergrund: Konzepte zur Dynamik des Lebensprozesses – Triebkonzept und Aktualisierungstendenz

Rogers (1951, 1959) hatte das Axiom der Aktualisierungstendenz dem psychoanalytischen Triebkonzept an die Seite gestellt. Was ist für die Dynamik des Lebens verantwortlich? Hier das Freudsche Konzept des Sexual-, bzw. Lebenstriebes und beim späteren Freud zusätzlich des Aggressions- bzw. Todestriebes; mächtige Kräfte, denen das gleichfalls mächtige Über-Ich (das Gewissen, soziale Normen und Werte) gegenübersteht und zwischen denen das menschliche Ich einen Ausgleich schaffen muss. Mit dem Axiom der Aktualisierungstendenz umschreibt Rogers einen ressourcenorientierten Aspekt der menschlichen Natur, der die Entwicklungspotenziale der Person betont (vgl. auch Finke, 2002; Kriz, 2008).

Eine Hypothese des Axioms der Aktualisierungstendenz lautet, dass die Person sich in der Spieltherapie günstig entwickeln wird, wenn die Therapeutenperson auf dem Boden einer sicheren Bindung den Spielprozess nicht lenkt. Spieltherapiekinder erfuhren in der Regel eine unsichere oder desorganisierte Bindung. Sie wurden vernachlässigt, traumatisiert, unterdrückt, verlassen usw. oder waren, ohne dass man jedes Mal von einem Versagen der Bezugspersonen sprechen müsste, in eine Situation gekommen, die schwere innere Spannungen, Verzweiflung oder Ängste provozierte. In der Therapie erhalten sie ein Beziehungsangebot der Therapeutenperson, das ihnen die Entfaltung ihrer Ressourcen und den Aufbau einer sicheren Bindung ermöglicht. Und davon machen sie auch in aller Regel nachhaltig Gebrauch, eine Erfahrung die das Axiom der Aktualisierungstendenz eindrücklich stützt.

Fachlicher Hintergrund: Das Axiom der Aktualisierungstendenz und die erziehungswissenschaftliche Strömung der Reformpädagogik

Das Kind wächst aus sich selbst heraus. Man kann dem Prozess vertrauen. Günstige Bedingungen, wie sie etwa die Petersen-, Freinet- oder Montessoripädagogik konzipiert, reichen aus, und mehr als das: Eine nicht manipulierende Förderung des kindlichen Wachstums ermögliche geradezu optimale Prozesse des Lernens und der Entwicklung, so die einhellige Meinung des reformpädagogischen Gedankengebäudes (Key, 1905). Es ist überliefert, dass der junge Student Carl Rogers Vorlesungen von Kilpatrick hörte, dem charismatischen Kommunikator der amerikanischen Reformpädagogik. Auf die Reformpädagogik nahm er gleichwohl später nie explizit Bezug, etwa in seinen Schriften zu Schule, Lernen und Erziehung. Eine Verortung seines Denkens erfolgte klar innerhalb der humanistischen Psychologie, was im Rahmen seines Hauptwerkes mit erwachsenen Psychotherapieklienten nur logisch erscheint. Doch die Parallelen zur Reformpädagogik sind unverkennbar. Rogers gelang es dabei, ein psychologisches Konstrukt zu umschreiben, das auf anthropologischer Ebene eigentlich die Prämisse für das reformpädagogische Menschenbild und seine komplexen Handlungskonzepte darstellt. Darauf wiederum nahmen die Reformpädagogen nie Bezug.

1.8 Die Konstruktion der eigenen Realität

Daneben vertritt das personzentrierte und ähnlich das systemische Konzept eine *konstruktivistische* Position in Hinblick auf das Erleben der Wirklichkeit (Rogers & Rosenzweig, 1980). Jede Person konstruiert aus ihren Wahrnehmungen ihre persönliche Realität. Es gibt dabei keine objektive Wahrheit. Die Ereignisse des Alltages werden von verschiedenen Personen zumeist sehr unterschiedlich erlebt; es ist ein jeweils vollständig subjektiver Prozess, es gibt dazwischen nicht das, wie es „wirklich" ist, es gibt nur die verschiedenen subjektiven Perspektiven, Deutungen, Erlebnisse.

Dies gilt auch für die Begegnung von Therapeut und Klient. Sie begegnen sich insofern auf gleicher Augenhöhe. In einer interaktionellen und personzentrierten Therapie geht es um die Berechtigung, die Anerkennung und die Wertschätzung der jeweils anderen Wirklichkeit. Auch Therapeut und Klient leben in ihrer jeweiligen Realität. Hieraus ergibt sich der tiefere Sinn empathischen Therapeutenverhaltens: Die Therapeutenperson versucht, die Klientenperson in ihrer Erfahrungswelt zu verstehen und damit zur Organisation ihrer Erfahrungen zu verhelfen. Die Therapeutenperson beansprucht dabei nicht, die Klientenperson möge diese andere Perspektive übernehmen. Insofern ist die Realität der Therapeutenperson ist nicht gültiger als die der Klientenperson (vgl. auch Kapitel 6.5).

1.9 Client Agency: Das Kind weist den Weg

Im Axiom der Aktualisierungstendenz und in der konstruktivistischen Position gründet so der tiefere Sinn des Beziehungsprinzips Nicht-Direktivität (Axline, 1947; Bohart 2004, 2007). Die Therapeutenperson hilft der Klientenperson bei der Wahrnehmung, Ordnung und Verarbeitung ihrer Realität. Konkret in der Spieltherapie: das Kind zirkuliert im Spielzimmer und seine Spielhandlungen drücken seine inneren Themen aus. Im Spielprozess werden diese sichtbar, das Kind kann sie entfalten, erprobend variieren, emotional durchleben, Gedanken, Gefühle und Motive ordnen. Die Therapeutenperson ist Spezialistin dafür, diese Prozesse zu facilitieren. Sie ist mithin eine „Erleichterin", Unterstützerin, eine Begleiterin bei diesem vom Kind selbstgesteuerten Prozess. Der Begriff facilitieren (to facilitate/facilitator) ist eine Lieblingsformulierung von Rogers. Er grenzt die Tätigkeit der Helferperson vom Belehren, Hinführen, Fürsorglichsein ab und betont ein manipulationsfreies Erleichtern, Ermöglichen und Unterstützen.

Dies hört sich leicht an, als wäre eine gleichsam bescheidene Therapeutenrolle skizziert. In Wahrheit gestaltet sich das Verhalten der Therapeutenperson hoch komplex. Es vollzieht sich auf dem Boden differenzierter Wahrnehmungen und genau abgestimmter Interventionen. Insbesondere bedient sich die Therapeutenperson der Realitätswahrnehmung des jungen Klienten als Ausgangspunkt für Veränderungen. Sie ordnet die Problemsicht von Kind und Familie nicht in ihr eigenes System der Realitätsdefinition ein. Ihr Therapieziel ist nicht, Kind und Familie zu einem Verständnis des Problemkomplexes zu bringen, den die Therapeutenperson für sich gefunden hätte. Damit würde sie *ihre* Wirklichkeit über die der Klienten setzen. Vielmehr versucht sie, die Realitätsdefinition von Kind und Familie anzuerkennen. Sie versucht, diese genauso bedingungsfrei zu wertschätzen wie ihre eigene. Von *dieser* Haltung aus versucht sie, den Klienten zu helfen, *deren* Wirklichkeitserleben zu differenzieren, vertiefen und zu entgrenzen.

Die drei großen Pionierinnen der Spieltherapie waren Anna Freud, Melanie Klein und Virginia Axline. Axline erkannte schon damals, wie sehr es darauf ankommt, das Kind ohne Einflussnahme zu lenken, sein eigenes Szenario im Spielzimmer gestalten zu lassen und dies wertschätzend-einfühlsam zu begleiten. Sie verwarf es, dem Kind Deutungen seines Szenarios anzubieten, und hatte auch für sich selbst kaum nach Deutungen gesucht. Ihr Augenmerk galt vielmehr dem Konstruktionsprozess, in dem das Kind seine Erfahrung organisiert und über den es dann zu Symbolisierungen dieser Erfahrungen gelangt. Diesen Prozess hatte sie mit einer Konsequenz geschützt, der ihr Buch bis heute zu einem der lesenswertesten Texte der Kinder- und Jugendpsychotherapie-Literatur überhaupt macht. Mit ihren vielen Beispielen verdeutlicht sie, was die Nicht-Manipulation des kindlichen Eigenweges auf der Ebene des Mikroverhaltens der Therapeutenperson bedeutet – und wie schnell es auch heute noch unterlaufen kann – mehr als ein halbes Jahrhundert später – als Therapeutenperson von diesen Grundsätzen abzuweichen.

Näheres zum klassischen, nicht direktiven, dem Szenario des Kindes Raum gebenden, hier „facilitativ" genannten Prinzip erläutert Kapitel 4.1.

1.10 Psychotherapeutisches und erzieherisches Vorgehen

Beim kinder- und jugendpsychotherapeutischen Arbeiten kommt es nicht darauf an, Normen und Werte zu vermitteln, was in der Regel als Aufgabe erzieherischen Einwirkens gesehen wird. Vielmehr ist der Grundsatz der bedingungsfreien Wertschätzung gerade auch dann aufrechtzuerhalten, wenn besonders befremdliche Spielaktionen des Kindes aufscheinen. So kann es sein, dass das spielende Kind im Kaufladen betrügt, mit Kriegsspielzeug mordet oder Menschenpuppen foltert und vieles mehr. Therapeutisches Handlungsprinzip bleibt, dass dem Kind im Spielzimmer Gelegenheit gegeben werden soll, inneres Erleben im Spiel auszudrücken. Aus diesem Grund befinden sich auch Gegenstände, wie zum Beispiel Kriegsspielzeug, im Therapiezimmer, die als Bestandteil eines normalen Kinderzimmers durchaus infrage gestellt werden könnten. Auch wird vor diesem Hintergrund nicht vom Kind verlangt, am Ende der Spielstunde beim Aufräumen zu helfen. Näheres dazu in Kapitel 4.1.

Näheres zur Einrichtung und Ausstattung von Spieltherapiezimmern findet sich zudem in Kapitel 5.1.2 und bezüglich der Räumlichkeiten für die Jugendtherapie in Kapitel 6.2.

Es ist gegenüber den meisten Kindern therapeutisch sinnlos zu sagen, dass man Lebewesen nicht quält, nicht auf sie schießt, dass man im Leben ehrlich sein soll, usw. Die Kinder kennen solche Appelle und werden bei Verstößen oft bestraft. Die besondere Situation im Spielzimmer bietet gerade die einmalige Chance, dass Kinder alles ausspielen können, was sie bewegt. Alle, gerade auch befremdliche Inhalte sollen im psychischen Apparat eben nicht weiter ein verborgenes Eigenleben führen; Für sie sollen im Spielprozess Symbole kreiert werden, sodass sie sich zu vollständigeren Szenarien komponieren können. Es sollen Sinnzusammenhänge entstehen; diese geben dem Kind mehr Ordnung, mehr Ruhe, mehr Ausgeglichenheit. Es kann so seine Erfahrung mit besonderen Themen organisieren, sich sein Verhalten bewusst ansehen, Werte ausbilden und so mehr Selbststeuerung erlangen. So ist es eine evidente Beobachtung fast aller Spieltherapeuten, dass die Kinder die Stunde am Ende meist deutlich entspannter, gelassener, wie aufgeräumt verlassen.

1.11 Die Therapeutenperson

Behandlungen von Kindern und Jugendlichen wird von vielen Praktikern als in besonderer Weise faszinierend, berührend, ja auch zuweilen als beglückend erlebt. Ein Grund mag in der Nähe liegen, mit der bedeutende Entwicklungsschritte beim Kind erlebbar sind. Wir können unmittelbar am Wachstum und an der Befreiung der jungen Klienten aus Beeinträchtigungen teilnehmen. Die Resilienz des Kindes zeigt sich in der Spielpsychotherapie in eindrücklichen Spiel-Inszenierungen und im intensiven Ausagieren der Beziehung zur Therapeutenperson. Dies macht den Veränderungsprozess der jungen Klienten auf einer Vielzahl von Ebenen erfahrbar.

Durch das Agieren sozial-emotionaler Schemata in der Beziehung zur Therapeutenperson wird diese intensiv in das Geschehen verstrickt. Sie wird damit stark gefordert, erlebt aber auch den Veränderungsprozess quasi im eigenen Erfahrungsraum mit. Ihre Berührbarkeit hilft den jungen Klienten, ihre Resonanz in der Interaktion macht die Beziehung erfahrbar. Ihre Klarheit in der Interaktion stärkt das Selbst. Am Ende einer Therapie erleben wir so Kinder oder Jugendliche, die ihre Erfahrung reorganisiert haben, die ein anderes Selbstgefühl besitzen und die sich in Beziehungen anders verhalten.

2 Erstkontakte und Beginn einer Therapie

2.1 Der telefonische Erstkontakt

Beim ersten Telefonanruf wäre es sehr günstig, wenn das Elternteil unmittelbar mit einer Therapeutenperson sprechen kann. Mancherorts treffen Anrufer auf eine Sekretärin, Verwaltungs- oder Hilfskraft, die dann ohne Kenntnis der Problematik einen Termin vereinbart oder Auskunft über die Länge der Warteliste gibt. Eine solche Situation sollte Hilfesuchenden nicht zugemutet werden. Es könnte zum Beispiel ein Zeitfenster geben, in dem Anrufer unmittelbar mit der Therapeutenperson erste telefonische Abklärungen treffen können. Auf dieses sollte auch verwiesen werden, wenn sich Klienten per Brief oder E-Mail melden. Dies kann grundsätzlich in Informationsmedien über die Einrichtung/Praxis aufgeführt sein.

Ein solches Verfahren soll zwar Niedrigschwelligkeit herstellen, aber nicht nur das. Folgendes Vorgehen empfiehlt sich: Die Therapeutenperson lässt sich die Problematik kurz schildern. Das können die meisten Eltern, aber mancher Elternteil auch nicht und holt aus, die „ganze Geschichte" zu berichten. Die Therapeutenperson hört in diesem Telefonat zunächst zu, verhält sich wertschätzend, wirft in erster Linie empathische Reflexionen ein und stellt Verständnisfragen. Die Arbeit mit empathischen Reflexionen ist in Kapitel 3.3.3, 5.2 und 6.5.1 näher erklärt. Gegebenenfalls weist die Therapeutenperson darauf hin, dass für das Telefonat maximal etwa zehn Minuten zur Verfügung stehen, und sie noch dies oder das abklären möchte.

Aus der Forschung:

In einer experimentellen Studie (Behr, 2003) reagierten in Elternberatungsgesprächen, in denen es noch nicht zu einem Beziehungsaufbau gekommen ist, vor allem Frauen und emotional stärker belastete Personen sehr positiv auf einfühlsame Äußerungen der Beraterperson. Gegenüber einer Kontrollbedingung erleben sie die Beratungsgespräche insgesamt als deutlich positiver. Sie sind auch deutlich eher bereit, sich mit anderen Meinungen und Perspektiven auseinanderzusetzen, wenn sie zuvor empathisch verstanden wurden und ihnen die Beraterperson als aufrichtige, authentische Person gegenübertritt. Bei Männern und bei emotional stabileren Person findet sich der Effekt auch, aber er ist signifikant geringer. Aus allen Wirksamkeitsstudien ist dagegen bekannt, dass bei *längerfristigen* Beratungs- bzw. Psychotherapieprozessen keine Geschlechtsunterschiede hinsichtlich der Wirkung der personzentrierten Kernbedingungen bestehen.

Während dieses kurzen Telefonats wird bereits am Beziehungsaufbau gearbeitet (Killough-McGuire & McGuire, 2001; Weinberger, 2005; Goetze, 2001, 2002). 80 bis 90 Prozent der Anrufer sind die Mütter. Sie fühlen sich verantwortlich und sie benötigen Entlastung und Wertschätzung dafür, dass sie sich beraten lassen möchten. Über die wertschätzenden empathischen Reflexionen hinaus macht sich die Therapeutenperson zu folgenden Punkten ein Bild:

- Ist meine Einrichtung/Praxis die geeignete Stelle für dieses Problem? Gegebenenfalls. wird dies sofort näher abgeklärt und eine Verweisungsempfehlung gegeben.

- Wer kann und sollte gegebenenfalls zum Erstgespräch kommen? Die ganze Familie, Eltern mit oder ohne Kind, nur der/die Jugendliche? Manche Eltern haben sich hierzu bereits Gedanken gemacht und klare Wünsche, manchmal hält die Therapeutenperson die Gegenwart des Kindes für ungünstig, wenn zum Beispiel bereits im Telefonat das Elternteil heftig über das Kind klagt. Auch bei traumatisierten Kindern kann dies sinnvoll sein, weil sie zum Beispiel zu jung sind oder weil eine Retraumatisierung denkbar wäre. Oft hält die Therapeutenperson es für nötig, dass der/die Jugendliche zuerst alleine kommt, weil anders das Gelingen eines Beziehungsaufbaus erschwert ist. Entsprechend werden die Teilnehmer am Erstgespräch vereinbart.
- Gegebenenfalls sind administrative Sachverhalte zu vertiefen, zum Beispiel: Ist die Anruferin evtl. nicht Vormund des Kindes? Oder gibt es Fragen hinsichtlich der Finanzierung?
- In manchen Fällen wäre dem Elternteil der Ablauf des Erstgespräches vorher zu skizzieren, insbesondere bei dem im folgenden Kapitel beschriebenen „kindzentrierten" Vorgehen.
- Man kann die Eltern auch explizit fragen, ob sie noch Fragen haben.
- Meistens erscheint es als sinnvoll, den Eltern vor dem Erstgespräch bereits einige Anmelde- oder Fragebögen oder auch Informationsbroschüren zuzusenden, die sie dann mitbringen können. Dies muss natürlich angekündigt werden. Informationen über geeignete Fragebögen finden sich in Kapitel 2.3.

Es folgt die eigentliche Terminvereinbarung. Ein so vorbereitetes Erstgespräch verspricht hohe Effektivität und auch Zeitersparnis:

- Überflüssige Erstgespräche finden seltener statt.
- Das Elternteil hat bereits ein gewisses Vertrauen gefasst, weil es sich verstanden gefühlt hat und weil es die Kompetenz der Therapeutenperson gespürt hat.
- Fehler, die den Beziehungsaufbau zum Kind/Jugendlichen erschweren, können vermieden werden.
- Die Eltern bringen bereits einige schriftliche Informationen mit, die so nicht abgefragt werden müssen.
- Die Eltern können notwendige administrative Abklärungen schon einleiten.

Training – Reflexion – Erfahrungsübungen

Übung A: Gruppendiskussion, stille Reflexion und anschließender Erfahrungsaustausch, Metaplanarbeit: *Erfahrungen mit telefonischen Erstkontakten.*

Sammeln Sie Ihre Erfahrungen mit telefonischen Erstkontakten mit diversen Einrichtungen, die Dienstleistungen anbieten:

- Was schafft Vertrauen?
- Was deutet auf Kompetenz und Professionalität hin?
- Was führt dazu, dass weiterer Kontakt gesucht wird?
- Was irritiert, frustriert?
- Was schreckt ab?

Übung B: Rollenspiel in Paararbeit: *Telefonischer Erstkontakt.*

Ausstattung: Stühle, möglichst mit Audioaufzeichnung.
Gesamtdauer: max. fünf Minuten.

Je zwei Personen setzen sich mit dem Rücken zueinander und simulieren ein Telefonat.
Elternrolle: Man kann sich von einem eigenen aktuellen, leichteren Fall anregen lassen – oder man kann grob einen leichteren Fall erdenken und simulieren (zum Beispiel Kind hat Einschlafstörungen, Eltern sind sehr besorgt und stellen ihre Kompetenz infrage). Bitte machen Sie es der Therapeutenperson nicht zu schwer, spielen Sie ein zugängliches Elternteil.
Therapeutenrolle: Wertschätzend Zuhören und dabei auf die Gefühle des Elternteils eingehen, nach ca. drei Minuten abklären, wer zum Erstgespräch kommt.

Auswertungsfragen:
- Hat sich das Elternteil verstanden gefühlt? Wodurch?
- Ist Vertrauen entstanden? Wenn ja, ab welchem Punkt. Wenn nein, warum nicht?
- Hat sich ein Eindruck von Kompetenz der Therapeutenperson vermittelt? Wenn ja, wodurch?

Gegebenenfalls Analyse der Audioaufzeichnung.

2.2 Das Erstgespräch

Fachkräfte stehen vor einer ambivalenten Situation, wenn Mütter, Eltern oder Familien erstmalig bei Ihnen vorsprechen (Esser, 1985). Einerseits sollen sie über die Probleme und das Umfeld des Kindes Informationen gewinnen, andererseits sollen sie eine gute Beziehung zum Kind und zu den Bezugspersonen aufbauen. Dies kann konfligieren: So kann ein traditionell anamnestisches Vorgehen, zumeist als Interview bezeichnet, ein Beziehungsgefälle zwischen Berater und Klienten herstellen: Die Klienten werden von einer Fachperson befragt, analysiert und schließlich diagnostiziert. Es existieren dazu eine Vielzahl von hilfreichen Interviewleitfäden, Checklisten bzw. Manualen, die den Gesprächsverlauf vorzeichnen (Döpfner & Lehmkuhl, 2000; Remschmidt, Schmidt & Poustka, 2001; Döpfner, Görtz-Dorten & Lehmkuhl, 2008; Schneider, Unnewehr & Margraf, 2009). Sie legen ein aktives Befragen der Klienten nahe. Hungerige, Mackowiak und Borg-Laufs (2005) bieten eine beachtliche Übersicht und Argumentation.

Ein solches Vorgehen könnte Klienten aber ermutigen, von der Fachkraft Ratschläge im Sinne einer Symptom-Reparatur-Psychologie zu erwarten. So gibt es eine breite Übereinstimmung, dass im Erstkontakt eine günstige zwischenmenschliche Beziehung geschaffen werden muss (Adornetto & Schneider, 2009). Es soll ein vertrauensvolles Arbeitsbündnis entstehen, wobei die Wahrnehmung des Beziehungsgeschehens durch die Beraterperson von besonderer Bedeutung ist. Eine Beraterperson, die sich an den personzentrierten Kernbedingungen der helfenden Beziehung orientiert (Rogers, 1957, 1959; Tausch, 1990), begegnet den Klienten gleichsam auf Augenhöhe. Ihr Expertenstatus relativiert sich, sie präsentiert sich zugleich als authentische Person, deren Empathie von den Klienten als Anteilnahme, Commitment (Binder & Binder, 1979), als menschliche Reife, schließlich aber auch als Fachkompetenz erlebt werden kann. Klienten erleben in einem solchen Erstkontakt bereits ansatzweise das therapeutische Beziehungsangebot, und die Beraterperson erlebt, wie diese darauf reagieren (Esser, 1985, 1987).

Die Fachkraft soll so ein Verständnis der Probleme und eine Diagnose finden und zugleich eine tragfähige menschliche Beziehung anbieten. Das bringt vielen Professionellen, die mit Kindern, Jugendlichen und Familien arbeiten, reichlich Stress bevor die Klienten noch das Beratungszimmer betreten haben.

Zum Beispiel:
- Wird es mir gelingen, einen Kontakt zu Eltern und Kind herzustellen und ihr Vertrauen zu gewinnen? Werde ich die Ängste des Kindes auflösen und den Erwartungen der Eltern gerecht werden können?
- Werden die Eltern mich als Beraterperson akzeptieren? (Insbesondere wenn ich jung und/oder kinderlos bin). Werden die Eltern mich benutzen oder manipulieren? Wie halte ich stand, wenn sie nur Symptome kuriert haben wollen?
- Werde ich den Eltern Wertschätzung entgegenbringen können?
- Werde ich den Zusammenhang der Probleme des Kindes mit dem System dieser Familie verstehen?
- Werde ich den Fall einordnen und eine Diagnose formulieren können? (vgl. auch Esser, 1985; Ehlers, 2002)

Dieses Kapitel vertritt, dass das Sammeln von Information im Erstgespräch zwar eines der Ziele aber letztlich nachrangig ist. Der Schwerpunkt beim Erstkontakt liegt auf dem *Beziehungsaufbau.* Die Informationssammlung erfolgt dann „en passant“. Auch wenn Eltern oder Kostenträger eine Diagnose fordern: Im Zuge des Beziehungsaufbaus, durch Anamnesefragebögen und einer maßvollen Testdiagnostik erfahren wir zunächst genug; in etwas hochkritisches, hochpeinliches oder in die sogenannten Familiengeheimnisse werden wir bestenfalls nach einem gelungenen Beziehungsaufbau eingeweiht. So wird hier ein Konzept für einen interaktionellen Erstkontakt in der Kinder- und Jugendtherapie vorgeschlagen.

2.2.1 Ziele beim interaktionellen Erstkontakt

Die Beraterperson will:
- Das Vertrauen des Kindes und der Eltern aufbauen.
- Menschliche Kompetenz ausweisen: Einfühlung zeigen, welche die Familienmitglieder als auf gewachsenen persönlichen Erfahrungen beruhend und als wohltuend erleben können.
- Fachliche Kompetenz so ausweisen, dass ein Verständnis für jedes Familienmitglied gewonnen wird.
- Transparenz der Perspektiven aller Familienmitglieder schaffen.
- Transparenz für unproduktive Kommunikations-Schleifen im Familiennetzwerk schaffen.
- Transparenz auch der beraterischen Perspektive schaffen, was insbesondere die Natur der beraterischen Dienstleistung und einen Behandlungskontrakt einschließt.
- Diagnostische Information sammeln und diese so an die Eltern vermitteln, dass es weitere Prozesse fördert.
- Gegebenenfalls eine Vereinbarung über das weitere Vorgehen treffen.

2.2.2 Vorgehen und Setting

In Konzepten zur Kinder- und Jugendlichenpsychotherapie finden sich vergleichsweise spärliche und recht heterogene Hinweise zum Erstkontakt. Axline maß anfänglich, 1947, der Elternarbeit insgesamt wenig Bedeutung bei; ihr Standpunkt war insofern bereits ein „systemischer“, als sie die Veränderungen beim Kind als automatisch einhergehend mit konstruktiven Veränderungen im Familiensystem sah (Axline, 2002, S. 67 f.). Sie begrüßte grundsätzlich eine Psychotherapie der Eltern, die sie aber nicht wirklich als begleitende Elternarbeit verstand. In dieser Linie stehen auch einige britische bzw. amerikanische Autorinnen, welche die Erstkontaktphase (Geldard & Geldard, 2006) oder die Elternarbeit insgesamt (West, 1996) schlicht nicht erwähnen.

Fachlicher Hintergrund: Beziehungsaufbau und Diagnostik in diversen Konzepten für das Erstgespräch

- Zu den Autoren, die eine Diagnostik ausführlich beschreiben, zählen die Amerikaner Norton und Norton (2002). Sie sehen diese als den Hauptzweck des Erstkontaktes (S. 107) und argumentieren, darum auch das Erstgespräch in Abwesenheit des Kindes zu führen. Für den Informationsgewinn stellen sie durchdachte Fragelisten bereit.
- Ganz ähnlich argumentiert Crane (2001), die zudem eine Vielzahl sehr wertvoller Praxishinweise anbietet.
- Auch Goetze (2002), Goetze und Jaede (1974) und Schmidtchen (1999, 2001) beschreiben ausführlicher den Prozess der Informationssammlung und geben dazu wertvolle Hinweise. Während für Goetze das Setting fallabhängig ist, konzipiert Schmidtchen den Erstkontakt grundsätzlich als Familiensitzung.
- Dies tun auch Jürgens-Jahnert (2002) und O'Leary (1999). Jürgens-Jahnert balanciert den Beziehungs- und Informationsaspekt auf faszinierende Weise. Er geht mit der Familie gleich in das Spielzimmer, gestattet dem Kind dessen Erkundung und ermöglicht ihm dadurch eine Intensitäts- und Nähe-Distanz-Regulation. Zugleich gibt er ausführliche Hinweise für den diagnostischen Prozess in diesem Setting.
- O'Leary (1999) beachtet mit seinem Konzept einer personzentrierten Familientherapie primär den Aufbau der persönlichen Beziehung. Dazu beschreibt er viele, detailreiche und praxisrelevante Micro-Counseling-Skills, die beim Erstkontakt vor allem die Beziehung zum Kind oder Jugendlichen stärken; daraus erwächst seine personzentrierte Familientherapie.
- Die wenig beachtete aber wegweisende Arbeit von Esser (1985) bietet ein differenziertes Konzept für das Beziehungsgeschehen und den Eintritt in Erlebensprozesse schon im Erstkontakt; neben O'Leary liegt hier ein sehr kunstvolles Gesprächsführungskonzept für den Eltern/Familien-Erstkontakt vor. Zugleich wendet sich Esser eher den Eltern zu, wenngleich die Anwesenheit der Kinder nicht ausgeschlossen ist.
- Das kindzentrierteste Konzept formuliert Weinberger (2005), die, wann immer möglich, das Familiengespräch bereits nach ca. zehn Minuten elegant abbricht, die Eltern mit Fragebögen beschäftigt (das wissen die Eltern vorher), und mit dem Kind sofort in das Spielzimmer geht. Dort liegt der primäre Fokus auf der Entfaltung der Beziehung. Mit den Eltern ist vorbesprochen, dass sie einen späteren Termin ohne Kind erhalten werden. Dieses Vorgehen wird zugleich von den Ergebnissen von Lenz (2001) gestützt. Seiner Analyse von Beratungsprozessen in Erziehungsbera-

tungsstellen zufolge erleben insbesondere jüngere Kinder die Familiengespräche als unangenehm weil sie zu wenig einbezogen wurden; sie erlebten die Einzelsituationen günstiger.

Die reiche Praxiserfahrung all dieser Autoren speist die Evidenz, dass jede dieser Vorgehensweisen in wirksame Therapieprozesse mündet, und dass es eher von der Besonderheit des Falles abhängt, welches Setting optimal ist.

In den letzten Jahrzehnten entstanden eine Reihe von praktischen Konzepten für das Setting der Erstkontaktphase, zumeist die ersten fünf Sitzungen. Sie zeigen fünf Grundmöglichkeiten, deren Wahl von Einzelfall, dem Alter des jungen Menschen und der theoretischen Orientierung der Therapeutenperson abhängen. Tabelle 1 listet fünf Grundmöglichkeiten für eine aus fünf Terminen bestehende, in Deutschland sogenannte „probatorische Phase" auf:

- Beim „klassischen" Vorgehen wie in Spalte 1 findet der Erstkontakt mit dem Kind sowie einem oder beiden Elternteilen statt. Steht an dessen Ende die Einschätzung, eine weitere Diagnostik ist sinnvoll, werden drei diagnostische Spieltherapie-Termine sowie weitere Diagnostik wie zum Beispiel Test-Durchführungen und körperliche Untersuchungen durchgeführt. Es folgt das Diagnostik-Abschlussgespräch allein mit den Eltern (vgl. auch Jürgens-Jahnert, 2002).
- Das von Weinberger (2005) beschriebene „kindzentrierte" Vorgehen (Spalte 2) stellt sofort den intensiven Kontakt zum Kind her, dem das Elterngespräch, weitere Spielzimmertermine mit dem Kind sowie ein Diagnostik-Abschlussgespräch folgen.
- Jugendliche (Spalte 3) sieht man meist zunächst allein, sie können selbst am besten formulieren, wie es ihnen geht, und sie wissen ohnehin, was die Eltern an ihnen stört. Die Eltern werden dann später in fallabhängigem Ausmaß einbezogen; denkbar ist zum Beispiel, sie beim zweiten Termin einzuladen, evtl. auch zum Diagnostik-Abschlussgespräch (siehe Kapitel 6).
- Das „elternzentrierte" Vorgehen (Spalte 4) entspricht dem „klassischen", wobei das Kind zunächst fehlt.
- Das Vorgehen der personzentrierten Familientherapie nach O'Leary (1999) erfolgt jedes Mal mit der gesamten Familie (Spalte 5).

Es gibt nicht „den einzigen" Königsweg bei der Gestaltung des Erstkontaktes. Vielmehr hängt die Wahl des Settings von der Gewichtung der Vor- und Nachteile, der besonderen Lage des Falls, den persönlichen Erfahrungen und den spezifischen Kompetenzen der Therapeutenperson ab und sicher auch von den Gepflogenheiten der jeweiligen Institution. Es ist legitim, wenn sich angehende Psychotherapeuten ein Setting wählen, für das sie sich am sichersten fühlen. Ansonsten hängt die Wahl des Settings von Vorinformationen ab, die in der Regel telefonisch gewonnen werden.

2.2.3 Das Konzept für den interaktionellen Erstkontakt

Zum Erstgespräch erscheinende Eltern begeben sich in der Regel in eine für sie neue und oft angstbesetzte Situation. Ihre Gefühle, insbesondere die der Mutter, sind meist dominiert von Schuld- und Schamgefühlen und dem Gedanken, versagt zu haben (vgl. auch Ehlers, 2002). Ihre Hilflosigkeit zeigt sich im Erstkontakt nicht selten im Aufzählen von

Tabelle 1: Fünf Settings interaktioneller Erstkontakte

Setting	Klassisch	Kindzentriert (Weinberger)	Jugendlichenzentriert	Elternzentriert	Familienzentriert (O'Leary)
Ablauf	– Familie oder Mutter und Kind – 3 Spieltermine + Testdiagnostik – nur Eltern	– Kind (Eltern füllen Fragebogen aus) – nur Eltern – 2 Spieltermine mit dem Kind/ parallel sonstige Diagnostik – nur Eltern	– Jugendlicher – Eltern + Jugendlicher – 2-mal Jugendlicher – Abschluss fakultativ mit Eltern und Jugendlichem	– Eltern – 3-mal Diagnostik + Spiel – Eltern	– Familie – Familie – Familie – Familie – Familie
Vorteile	– Es kann schon beim Erstkontakt Transparenz für alle geschaffen werden – Alle haben annähernd die gleichen Voraussetzungen im Gespräch – Tpn erlebt die Interaktion in der Familie bzw. zwischen Mutter und Kind – Tpn erhält sehr viel diagnostische Information auf verschiedenen Ebenen – Kind kennt Tpn besser, wenn es im zweiten Kontakt ins Spielzimmer geht	– Optimaler Beziehungsaufbau zum Kind – Kind erlebt sich als wertgeschätzt – Kind hat nach Erstkontakt Informationsvorsprung vor den Eltern – Keine Priming-Effekte für Tpn	– Optimaler Beziehungsaufbau zum Jugendlichen – Jugendlicher erlebt sich als wertgeschätzt – Jugendlicher hat nach Erstkontakt Informationsvorsprung vor den Eltern – Keine Priming-Effekte für Tpn – Informationen der Eltern sind insofern nicht so wichtig, weil der Jugendliche ohnehin weiß, was die Eltern stört	– Kind wird geschützt vor Entwertungen der Eltern – Eltern können freier und/ oder über nicht kindgeeignete Themen reden – Eltern schützen Kind vor dem Tpn, dessen Kompetenz sie noch nicht kennen – Tpn sitzt vor einer weniger komplexen Situation – Tpn hat mehr Information vor dem ersten Spieltermin	– Kind wird nicht zum Behandlungsgegenstand gemacht – Sofortiger Ansatz zur Veränderung der Wahrnehmungen und Einstellungen der Eltern – Entmachtung der „Power-Booster" in der Familie – Fortlaufende Herstellung von Transparenz in der Familie – Eltern können sich ihrem Veränderungsprozess nur durch Abbruch der Therapie entziehen
Nachteile	– Die Interaktion innerhalb der Familie in dieser Situation erbringt oft weniger Information als erhofft – Tpn sitzt vor einer recht komplexen Situation – Der Beziehungsaufbau zu allen Beteiligten kann zwar gelingen, ist aber schwerer herzustellen	– Eltern müssen warten, bis sie ihre Probleme loswerden können – Die Beziehung zu den Eltern muss im zweiten Gespräch noch mal neu aufgebaut werden – Eltern könnten sich als zurückgesetzt erleben, wenn sie nicht gut darauf vorbereitet wurden – Eltern müssen besonders großen Vertrauensvorschuss erbringen	– keine	– Beziehungsaufbau zum Kind schwieriger, das Therapeut zunächst als Verbündeten der Eltern erlebt – Neutralität der Tpn für das Kind zunächst nicht erlebbar – Kind erlebt sich eher als Behandlungsobjekt – Tpn erlebt die Eltern-Kind-Interaktion nicht – Priming-Effekte für die Wahrnehmung des Therapeuten	– Kind erhält keine Behandlung – Verminderung von Inkongruenz im Kind nur durch Änderung des Familiensystems gelingt oft nicht – Höhere Gefahr des Therapieabbruchs durch die Eltern; damit Abbruch der Behandlung für das Kind
Indikation	– Kann im Zweifelsfall immer angewandt werden – Ein sicheres Vorgehen Weniger indiziert bei: – ausdrücklichem Elternwunsch nach reinem Elterngespräch – hochstrittigen Paaren – spezifischen Vorinformationen	– Meistens sehr hilfreich für ein konsequent kindzentriertes Vorgehen Weniger indiziert bei: – sehr großen Ängsten beim Kind – dezidierten Elternwünschen – Evidenz, dass eine Familientherapie infrage kommt	– Bevorzugter Weg des Erstkontaktes bei Jugendlichen	– Bei ausdrücklichem Elternwunsch – Bei spezifischen dies nahelegenden Vorinformationen – Bei Tpn-Wunsch nach einer unkomplizierteren Gesprächssituation	– Familientherapeutische Orientierung der Tpn – Manifeste Kommunikations- und/oder Beziehungsprobleme in der Familie Neben Familiensitzungen auch Spieltherapie anbieten bei – manifester Inkongruenz im Kind

Anmerkung: Tpn = Therapeutenperson

Missetaten des Kindes und dessen unlogischer bzw. undankbarer Reaktionen auf die Eltern. Die Kinder, sofern anwesend, schweigen dazu betreten, argumentieren dagegen oder schwächen die Dramatik ab. Viele Väter lassen sich heute bereitwillig involvieren, sie scheinen – im Durchschnitt – von der Situation weniger emotional belastet, sind eher lösungsorientiert eingestellt und machtsensibel für die Rolle der Therapeutenperson in diesem Prozess. Eine zusätzliche Dynamik entsteht für die zahlreichen Trennungs- und Scheidungskinder, deren Eltern sich manchmal in der Frühphase einer Beratung gegenseitig Schuld zuweisen.

Das vorliegende Konzept schlägt vor, dass ein oder beide Elternteilen und das Kind kommen. Ohne Kind kann ähnlich vorgegangen werden:

- Wenn man interaktionell vorgeht, ist ein starres Ablaufschema kaum denkbar. In der Dynamik des Gesprächsverlaufes werden Punkte unterschiedlich gewichtet oder auch ausgelassen und auch deren Reihenfolge ist nur tendenziell vorgegeben.
- Das Konzept besteht darum wesentlich aus „Prozesselementen". Dies sind Gesprächsteile, die voraussichtlich auftauchen werden, aber es ist offen, wie ausführlich und wann.
- Außerdem unterscheiden sich „weiche" Prozesselemente (Gesprächsteile, die dem Beziehungsaufbau dienen) von „harten" Prozesselementen (Gesprächsteilen, die der Diagnostik dienen).
- Ferner werden in der Visualisierung von Abbildung 1 mögliche Therapeutenfragen sowie die gedanklichen Prozesse der Therapeutenperson vorgeschlagen.

Das Konzept der Prozesselemente wurde durch die Arbeit von Esser (1985) angeregt, und es verfolgt das gleiche Leitziel: „Das Stiften einer ehrlichen menschlichen Beziehung" (S. 83).

2.2.4 Die Prozesselemente im Gesprächsverlauf

Wertschätzung zeigen und ein symmetrisches Beziehungsangebot machen. Wertschätzung der Klienten als Person, Begegnung auf Augenhöhe, spüren lassen, dass man sich unabhängig vom Beratungsanliegen als gleich betrachtet. Um eine vertrauensvolle, authentische Beziehung aufzubauen, sind solche Prinzipien im Erstkontakt hilfreich. Die Therapeutenperson geht freundlich auf die Klienten zu, erkundigt sich vielleicht nach dem Herfinden und betreibt auf dem Weg vom Warte- zum Beratungszimmer einfachen Smalltalk. Vielleicht Mineralwasser anbieten, sich für Terminverzögerungen entschuldigen, usw. Es sind auch solche Details, die Klienten schon in den ersten Minuten gewinnen oder sie irritieren können.

Überweisungskontext klären. Es ist ein Verdienst der systemischen Familienberatung, den Einfluss des Überweisungskontextes auf das Beratungsgeschehen herausgestellt zu haben. Wer überwies wen aufgrund welcher Motive und mit welchen Erwartungen gerade an diese Therapeutenperson. Wer will was von wem, welche Abhängigkeiten, Loyalitäten, Machtverhältnisse bestehen. Welchen Druck macht das auf die Therapeutenperson oder auf die Klienten? Auch in einer Großstadt ist es durchaus möglich, in einer Kleinstadt sogar recht wahrscheinlich, dass es persönliche, fachliche oder ökonomische Verbindungen zwischen Klienten, Zuweisenden, Therapeutenperson und deren Vorgesetzten

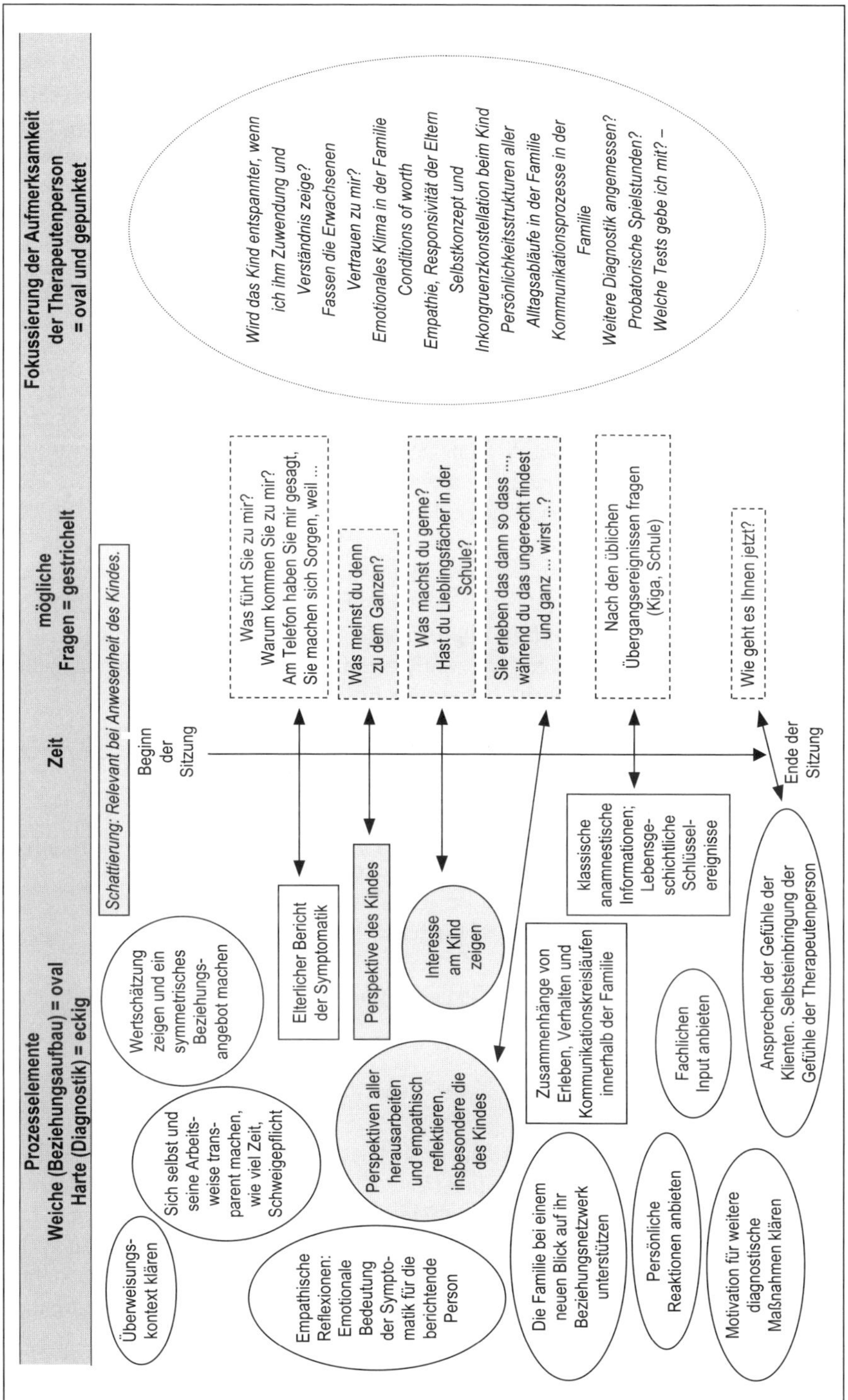

Abbildung 1: Das Konzept interaktioneller Erstkontakte

gibt. Dies beeinträchtigt und kann nur durch Transparenz und durch Klärungen in der Supervision der Therapeutenperson gemildert werden.

Transparenz schaffen. Die Beraterperson macht kurz den Gesprächsrahmen, sich selbst und ihre Arbeitsweise transparent. Sie gibt ein paar Informationen über die Institution bzw. Praxis, über ihre Person, sie sagt, wie viel Zeit jetzt zur Verfügung steht. Auch ein Hinweis auf die Schweigepflicht ist meist sinnvoll, weil dies manchen Eltern und erst recht Kindern und Jugendlichen nicht klar ist. Es ist vor allem dann wichtig, wenn die Institution irgendwie eine Behördennähe ausstrahlt und wenn die Klienten bereits wenig angenehme Vorerfahrungen mit behördlicher Jugendhilfe usw. hatten. Natürlich ist dies auch bei möglichen juristischen Verwicklungen, etwa bei Trennungs- und Scheidungskindern, bedeutend.

Elterlicher Bericht der Symptomatik. Dieser leitet, oft nach einem Anstoß der Therapeutenperson, den Hauptprozess ein. Weinberger (2005, S. 109) greift dazu den Telefonanruf der Eltern auf: „Am Telefon haben Sie mir gesagt, sie machen sich Sorgen, weil …“, wobei die Problematik auf eine das Kind nicht entwertende Weise angesprochen wird. Dennoch kann dies gleich eine kritische Situation schaffen. Manche Eltern sind so verzweifelt, dass sie alles ausschütten, was sich inzwischen angestaut hat: Ihre Kritik am Kind bringt dieses allerdings in eine Extremsituation. Es fühlt sich in Gegenwart eines bedeutenden Dritten zugleich angeklagt, abgelehnt und entwertet. Für die Therapeutenperson ist es dann schwer, die Eltern zu stoppen, ohne sie zu verletzen. Manchmal gelingt dies durch schnelles kleinschrittiges Intervenieren in den Redefluss mit empathischen Reflexionen, die auch die persönliche Bedeutung für den Elternteil herausstellen.

Mögliche Beispielformulierungen, um den Bericht der Symptomatik zu verlangsamen und den Fokus umzulenken:

- „Die Situation berührt Sie ja wirklich sehr …?“
- „Da erleben Sie sofort Druck, einzugreifen …?“
- „Sie könnten da oft verzweifeln …?“
- „Sie fühlen sich da in einer Zwickmühle und hilflos …?“

Außerdem sollte sofort dem Kind Raum gegeben und nach seiner Meinung gefragt werden.

- „Ich wette fast, dass du das etwas anders siehst?“

Auch kann man das Gespräch mit dem Kind beginnen („Weißt du, warum ihr hier seid?“). Es kann sich dann noch schneller der Kontakt zum Kind aufbauen und eine erste Klärung über die Therapiemotivationen und die verschiedenen Situationsdeutungen erfolgen. Das Kind fühlt sich schneller ernst genommen und das Überschwemmen mit Klagen der Eltern wird eingedämmt. Wenn das Kind sagt „Ich weiß nicht …“, kann evtl. vorsichtig weiter gefragt werden („… aber irgendwas wird doch deine Mutter/Vater gesagt haben …, hast du keine Idee, warum …“). Ansonsten kann man das Kind um Erlaubnis fragen, die Eltern nach den Gründen des Kommens zu fragen – so stellt sich von vornherein eher Gleichwertigkeit her (Fröhlich-Gildhoff, 2003).

Empathische Reflexionen: Die emotionale Bedeutung der Symptomatik für die berichtende Person muss herausgearbeitet werden. Diese Standardintervention muss im Kontext solcher Erstkontakte sehr differenziell und zum Teil strategisch angewendet werden. Das praktische Vorgehen ist in Kapitel 4.3.3 näher erklärt, zum Beispiel:

- Das *Reflektieren* von Gefühlen, d.h. die mitschwingenden Gefühle einer Äußerung werden in Worte gefasst.
- Das *Ausleihen* von Gefühlen: „Wenn ich an Ihrer Stelle (an Stelle von ...) wäre, fühlte ich ..."
- Das *Umlenken*, d.h. bei Berichten über das Kind die Gefühle des Elternteils reflektieren.
- Die *Verlangsamung* der Gesprächsdynamik, um das Kind zu schützen oder auch zu diagnostischen Zwecken („Bitte einen Augenblick, verstehe ich das richtig, dass Sie sich dann ... fühlen?").
- Das *Springen* des empathischen Fokus der Therapeutenperson von Person zu Person, wie in der personzentrierten Paar- (Auckenthaler, 1983) oder Familienberatung (O'Leary, 1999). Beispiel: „Sie erleben das dann so, dass ..., während du das ungerecht findest und ganz ... wirst ...?"

All dies ist insbesondere für junge Therapeutenpersonen eine beachtliche fachliche Herausforderung.

Perspektive des Kindes. Der elterliche Bericht der Symptomatik stellt für das Kind eine erhebliche Belastung dar. Andererseits kann das Kind dann seine Meinung dazu sagen. Dazu benötigen viele Kinder eine Ermutigung, Wertschätzung und Raum. Dies sollte die Beraterperson schon nach kurzem Bericht der Eltern initiieren, etwa durch Fragen wie „Du hast doch bestimmt auch eine Meinung dazu?". Im Folgenden sollte die Beraterperson klar und aktivierend den verschiedenen Perspektiven Raum geben, denn damit wird vor allem das Kind geschützt („Jetzt interessiert mich aber wieder deine Meinung dazu").

Perspektiven aller herausarbeiten und empathisch reflektieren, insbesondere die des Kindes. Es ist ein realistisches Ziel, durch empathische Reflexionen die Perspektiven der Familienmitglieder herauszuarbeiten und sie als gleich wertzuschätzende, gleich berechtigte Erfahrungen zu kennzeichnen. Manchmal gelingt es bereits in dieser Erstgesprächssituation, unterschiedliche Erlebensweisen und Perspektiven in einer Weise wertschätzend gegenüberzustellen, dass es für die Familie eine neue Erfahrung darstellt, dass dies sein darf und dass ein Ringen um die Realitätsdefinition obsolet ist. („Jetzt habe ich fast den Eindruck, dass alle dasselbe Geschehen ganz unterschiedlich erleben, und zwar Sie ... , und Sie ... , und du ..."). Das Kind unterliegt dabei im Familienalltag meist und sollte hier ein gewisses Plus an Aufmerksamkeit erhalten.

Interesse am Kind zeigen. Es bietet sich auch an, für die Vorlieben, Aktivitäten und den Alltag des Kindes deutliches Interesse zu zeigen. Hier liegen die Ressourcen des Kindes, Fähigkeiten und Motivationen. Dies ist von gewissem diagnostischem Wert, vor allem aber spricht die Beraterperson positiv besetzte Themen beim Kind an und gibt ihm Gelegenheit, sich und seine Aktivitäten positiv darzustellen. Das Kind fühlt sich akzeptiert, anerkannt und verstanden, was für den Beziehungsaufbau von großem Wert ist. Der Zeitpunkt von entsprechenden Fragen und Impulsen an das Kind („Was machst du gerne?", „Hast du Lieblingsfächer in der Schule?", „Wer sind deine Freunde?") mag der Gesprächsdynamik überlassen bleiben.

Zusammenhänge von Erleben, Verhalten und Kommunikationskreisläufen innerhalb der Familie herausarbeiten. Dies ist auch bereits in der ersten Sitzung ein realistisches Ziel, verlangt aber gleichfalls eine Steuerung des Gesprächs. Es muss gezielt nachgefragt werden und die Familienmitglieder müssen direkt angesprochen werden. Die Beraterperson verhilft den Familienmitgliedern anhand einzelner Episoden die Zusammenhänge zu sehen, und kann so ein – für die Klienten manchmal neues und erstaunliches – Verständnis der familialen Interaktionen schaffen. Mögliche Interventionen:

- „Ihre Verzweiflung lässt Sie dann zuweilen verstummen, die anderen ziehen sich zurück, und dann gibt es eine bleierne, lähmende Atmosphäre in der Wohnung ...?“
- „Sie beide sind dann ganz ... und sagen dann ... und dann kommen nur noch witzige Bemerkungen und schließlich sind alle bei einem anderen Thema?“

Die Familie bei einem neuen Blick auf ihr Beziehungsnetzwerk unterstützen. Schon im Erstgespräch können die meisten Familienmitglieder ihre Familie beschreiben; auch wer mit wem welche Beziehung hat. Die Meinungen sind manchmal nur unterschiedlich. Dies kann fruchtbar genutzt werden, die Sichtweisen können nebeneinander gestellt werden und so entsteht Transparenz (vgl. auch Kap. 3.3). Manchmal schon im Erstgespräch, sonst aber bei späteren Familiensitzungen kann auch symbolisch mit Materialien gearbeitet werden: Bauklötze, Puppenschuhe, Sandspielfiguren oder mit dem dazu eigens geschaffenen „Familienbrett“.

Persönliche Reaktionen anbieten. Die Therapeutenperson sagt, welche Emotionen und Gedanken einzelne Verhaltensweisen, Probleme oder Beziehungsstrukturen in der Familie bei ihr auslösen. Im Erstgespräch muss sie damit besonders vorsichtig sein: niemand darf verletzt und keine Partei ergriffen werden. Sie macht sich damit zugleich als Fachperson und als Mensch erfahrbar, was das Vertrauen in sie und ihre Glaubwürdigkeit stärkt. Beispiel:

- „Ich bin beeindruckt, mit wieviel Energie Sie schon versucht haben das Problem zu lösen, auch Respekt, was Mario schon alles über sich ergehen ließ; Sorge habe ich um die Mutter, wie lange sie das durchhalten.“

Fachlichen Input anbieten. Die Beraterperson gibt nach Bedarf auch fachliche Informationen über Störungsbilder, diagnostische Prozesse, Tests, Forschungsergebnisse und Statistiken oder Erfolgsprognosen usw. Die Erwartung von Klienten ist legitim, von professionellen Beraterpersonen diesbezügliche Informationen zu erhalten. Es stärkt die Glaubwürdigkeit der Beraterperson, es irritiert nicht das Ziel einer menschlich guten und vertrauensvollen Beziehung. Ich halte es für nicht hilfreich und geradezu absurd, auf fachbezogene Fragen von Klienten ausschließlich mit empathischen Reaktionen zu antworten.

Klassische anamnestische Informationen; Lebensgeschichtliche Schlüsselereignisse. Zur Einleitung eines professionellen Beratungsprozesses sind solche Erhebungen fast immer nötig, über Fragebogeninventare ist dies auch zeitsparend möglich (siehe Kap. 2.3). Im persönlichen Gespräch können Erlebensaspekte, Beziehungsprobleme, Bedeutungsgebungen usw. vertieft werden.

Motivation für weitere diagnostische Maßnahmen klären. Hier gibt die Beraterperson über mögliche weitere diagnostischer Maßnahmen eine erste Einschätzung. Sie klärt mit den Klienten ihre Bereitschaft dazu (gegenüber dem Kind zum Beispiel: „Mir wäre wichtig, dich näher kennenzulernen; wir könnten vielleicht mal etwas spielen in unserem Spielzimmer?"). Auch das Prinzip der Videodokumentation für Supervisionszwecke kann hier schon offen gelegt werden: Als Qualitätssicherungs- und Schutzmaßnahme sichert sie fachliche Standards.

Ansprechen der Gefühle der Klienten. Selbsteinbringung der Gefühle der Therapeutenperson. Die Therapeutenperson sollte anerkennen, dass die Familie schon viel versucht hat. Trotz der Probleme macht sie vieles richtig. Auch ein abschließendes Blitzlicht über das Erleben schafft in der Regel mehr Zuversicht und auch mehr Sicherheit für die weiteren Schritte. „Wie geht es Ihnen jetzt?"; auch wenn dies vielleicht eine manchmal satirisch verwendete und die häufigste aller Psychologenfragen ist – sie ist hier richtig am Platz.

Worauf richtet die Therapeutenperson ihre Aufmerksamkeit? In den meisten Therapie- und Beratungsprozessen wechselt die Therapeutenperson ihre Aufmerksamkeit ständig zwischen dem Gespräch und einer Metaebene. Auf letzterer ordnet sie ihre Wahrnehmungen und plant die nächste Intervention. Im Erstgespräch ist dies vielleicht besonders kompliziert, um dem doppelten Anspruch des Beziehungsaufbaus und der Informationsgewinnung gerecht zu werden. Der rechte Teil von Abbildung 1 (vgl. S. 31) listet einige hilfreiche Foki für die Therapeutenpersonen im Erstgespräch.

2.2.5 Die Bedeutung interaktionellen Vorgehens

Dieses Modell der Prozesselemente bietet Vorschläge für den Verlauf eines Erstkontaktes. Es bleibt fall- und therapeutenabhängig, wie sich die Interaktion konkret vollzieht, so sind zum Beispiel unterschiedliche Wege durch die Ovale und Kästen der Abbildung denkbar. Nur die grobe Richtung führt von oben nach unten. Auch bleibt offen, ob und wie intensiv die einzelnen Elemente berührt werden. Ein guter Anker ist dabei die Kongruenz der Therapeutenperson: was brauche ich, um dieses Gespräch auch für mich, zu einem konstruktiven Abschluss zu bringen?

Diese Offenheit erschwert das Erheben von „harten" diagnostischen Daten, die man zunächst en passent an günstigen Stellen innerhalb der Gesprächsdynamik sammeln muss. Das zahlt sich aber doppelt aus: Bei einem tieferen Beziehungsaufbau gewinnt man diagnostische Informationen, die man anderenfalls vielleicht nie oder viel später erhielte. Die Therapie kommt schneller an wesentliche Punkte.

Das Modell will Transparenz nicht nur für die Therapeutenperson, sondern auch für die Familienmitglieder untereinander schaffen, womit neue Entwicklungen schon in der Erstkontaktphase angestoßen werden können. Sofern nicht manifeste Gründe dagegen sprechen, sollte das Kind deshalb am Erstgespräch teilnehmen. Ein Erstgespräch kann allerdings auch dann sinnvoll verlaufen sein, wenn darin nicht bereits therapeutische Effekte erzielt worden sind.

Bei aller Offenheit für die Gesprächsdynamik sieht das Modell ein gewisses Maß an Prozessaktivierung und Eingriffen vor. Auf dem Boden humanistischer Konzepte halte ich dies für notwendig zum Schutz des Kindes, aber auch um in der Mittelphase des Gesprächs die verschiedenen Perspektiven, die Zusammenhänge von Erleben und Verhalten und das Beziehungsnetzwerk der Familie zu erhellen. Idealerweise pendelt die Therapeutenperson: Sie aktiviert Prozesse und gibt der Gesprächsdynamik Raum; sie gibt einladende Beziehungsangebote und sammelt diagnostische Informationen. Wenn ihr dies einigermaßen gelingt kann sie sicher sein, von der Familie als menschlich *und* fachlich kompetent wahrgenommen zu werden.

2.3 Diagnostik

Der Wortstamm legt Eindeutschungen nahe wie: Erkennen, Unterscheidung, Beurteilen, individuelle Unterschiede erfassen. Die erste Serie von therapeutischen Kontakten, die zumeist fünf „probatorischen Sitzungen" räumen der Diagnostik breiten Raum ein. Abbildung 2 zeigt, wie damit vor allem zwei große Anliegen verbunden sind: das *Klassifizieren* der Beschwerden der Klientenperson und das *Verstehen* der Klientenperson und ihres Kontextes.

- Für die *Finanzierung* von Therapien wird die Klassifizierung der Beschwerden als Störung, bzw. Krankheit der Person gefordert sowie die Einordnung in ein Diagnosesystem, in Deutschland gegenwärtig in das ICD-10 (Weltgesundheitsorganisation, 1993) im anglo-amerikanischen Bereich meist das DSM-IV (American Psychiatric Association, 2000; Saß, Wittchen, Zaudig & Houben, 2003). Auch *Forschung* zur Effektivität von Therapie erfährt meist nur mit einer belegbar erstellten Diagnose volle Anerkennung.
- *Prozessbegleitung* innerhalb der Therapie, vor allem bei der Beziehungsgestaltung, Selbstklärung und Lösungssuche der Klientenperson, verlangen ein tiefes Verstehen des jungen Menschen und seines Kontextes.
- Das *Vorgehen* in der Therapie hängt ab – abgesehen von der Ausbildung und methodischen Orientierung der Therapeutenperson – sowohl von der Klassifizierung als auch vom Verstehen.
  Beispiel: Bei Schulangst mit ausbleibendem Schulbesuch stützt sich die Therapeutenperson auf ihr symptomatologisches Fachwissen (→ Therapiebeginn mit systematischer Desensibilisierung und möglichst In-vivo-Expositionen) *und* auf ihr Verstehen psychostruktureller Zusammenhänge sowie der Ursachen im Bindungs- und Beziehungssystem des Kindes (→ parallel dazu Beginn einer Spiel- und/oder Familientherapie).

Auch Klienten bedeutet Diagnostik etwas: Sie möchten wissen, was sie haben, sie sind irritiert über sich, verstehen sich selbst nicht, sie möchten die Phänomene in und um sich einordnen können. In der Kinder- und Jugendpsychotherapie gilt dies allerdings nur für die Eltern. Kinder und Jugendliche externalisieren Probleme eher und sehen nicht sich, sondern lieber die Umwelt und andere als das Problem (so ganz unrecht haben sie damit allerdings oft nicht). Bei der umgangssprachlichen Formulierung der Diagnose sollte die Therapeutenperson darum nicht auf ein individuelles Gestörtsein des jungen Menschen das Gewicht legen, sondern auf das Miteinanderauskommen, Probleme in der Familie, im Nachvollziehen von Entwicklungsschritten, belastenden Ereignissen u. Ä.

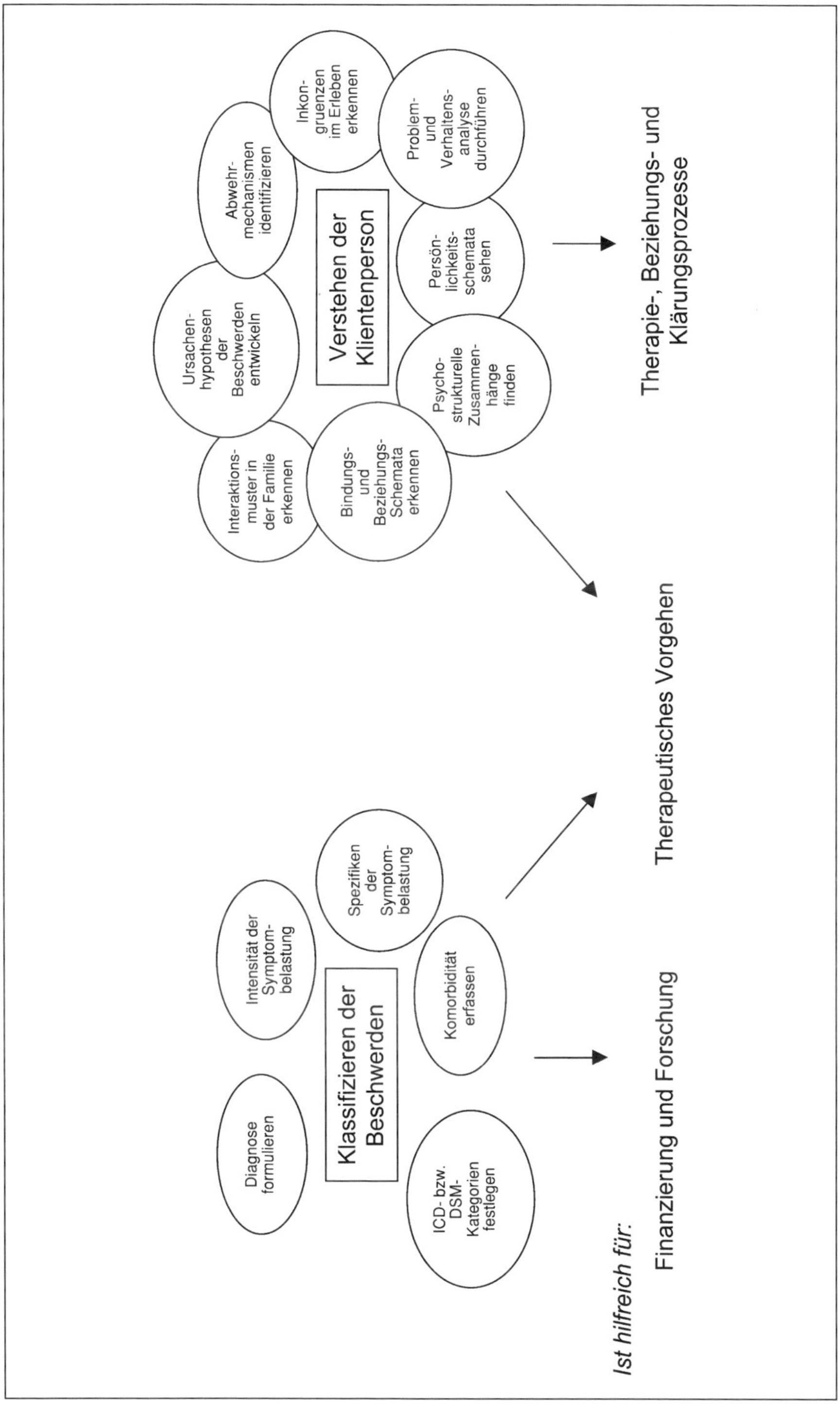

Abbildung 2: Anliegen der Diagnostik

Je nach Art der Hilfeeinrichtung erfährt das Klassifizieren versus Verstehen verschiedenes Gewicht. Psychosozial orientierte Beratungsstellen oder Therapieeinrichtungen schenken psychostrukturellem Verstehen und Problemlagen (zum Beispiel Scheidung, Migration, Missbrauch, Behinderung, Trauma, Armut) eher mehr Beachtung und fokussieren nachrangig auf die daraus erwachsenden Symptome. Auch bei psychostrukturell ausgerichteten Verfahren, wie z. B. psychodynamische oder personzentrierte Psychotherapie, ist die symptomatologische Ebene dem psychostrukturellen Verständnis nachgeordnet. Bei kognitiv-behavioralen Verfahren oder im klinisch-psychiatrischen Kontext dagegen wird auf Klassifizieren und Symptomanalysen nicht verzichtet. Systemische Ansätze sehen das System und nicht die Einzelperson als den Patienten, ihnen kommt das Verdienst der Entwicklung einer Familiendiagnostik zu (Cierpka, 2001).

Fachlicher Hintergrund: Historische Entwicklung

In den 1940er und 1950er Jahren provozierte Rogers (der sich in Fragen der Diagnostik sehr gut auskannte, weil er selbst mit einer psychodiagnostischen Testentwicklung promovierte und damit sechsstellige Verkaufszahlen erzielt hatte) die Fachwelt mit dem Vorschlag, auf psychopathologische Betrachtungen und eine psychotherapeutische Diagnostik zu verzichten (1942, 1951). Die Person sollte ausschließlich in ihrer subjektiven Wirklichkeitskonstruktion verstanden und in der Therapie beim Verständnis ihrer selbst und bei der Organisation ihrer Erfahrung unterstützt werden. Psychodiagnostische Systeme und Terminologien stellten demgegenüber die Hypothese dar, es gäbe eine objektive Realität von Psychopathologien. In solche Kategorien sollte eine Person nicht gepresst werden. Rogers unterstrich mit seiner Provokation seine Abkehr von einem objekthaften Patientenverständnis und einer Reparatur-Psychotherapie hin zu einer Beziehungsorientierung und der Begegnung auf Augenhöhe, heute selbstverständlich in allen Therapieschulen. Heute denken personzentrierte und systemische Konzepte zwar mehr denn je konstruktivistisch, dennoch geht man längst vom Sinn diagnostischer Kategorien aus: Probleme, innere Widersprüche, belastendes Erleben und Verhalten bilden überzufällig spezifische kognitiv-sozial-emotionale Schemata. Erleben und Verhalten der Person funktionieren also nach umschriebenen Mustern, die dann einen Namen und eine ICD-Nummer haben. Fachwissen über diese Phänomene optimiert die Therapie: man kann schneller genau das tun, was erfahrungsgemäß am besten hilft (Swildens, 1991). Gerade auch Wissen über psychostrukturelle Konstellationen, wie sie die OPD-KJ (Hoffmann, 2007) oder das Inkongruenz-Inventar (Speierer, 1994) bieten, unterstützen das Verstehen.

2.3.1 Praktisches diagnostisches Vorgehen in der Kinder- und Jugendpsychotherapie

Anamnese

Die meisten Einrichtungen verwenden einen längeren anamnestischen Fragebogen, um zeitsparend die üblichen sozio-demografischen Daten der Familie, die manifesten Symptome und wichtige Einzelheiten der seelischen, sozialen und körperlichen Entwicklung des jungen Menschen zu erfahren. Viele Einrichtungen oder Therapeuten stellen sich solche Bögen auch selbst zusammen oder modifizieren vorhandene Bögen nach ihren Bedürfnissen. Eltern bekommen den Bogen mit nach Hause, wo sie ein bis zwei Stunden zum Ausfüllen benötigen.

Für die Verwendung empfohlen werden können zum Beispiel:
- der Anamnestische Elternfragebogen (Deegener, 1984) und
- der Diagnostische Elternfragebogen (DEF) (Dehmelt, Kuhnert & Zinn, 1989).

Klassifizieren

Um eine ICD- bzw. DSM-Diagnose abzusichern, wären zum Beispiel folgende Verfahren geeignet. Die Anwendung empfiehlt sich vor allem im Forschungskontext und wenn man Rechtfertigungsdruck bei Kostenträgern erwartet. Sie erfordert Einarbeitung und Training:
- die Diagnose Checklisten DISYPS-II von Döpfner, Görtz-Dorten und Lehmkuhl (2008),
- das diagnostische Interview DIPS-KJ von Schneider, Unnewehr und Margraf (2009).

Die Internationalen Klassifikationssysteme ICD und DSM:

Um weltweit eine eindeutige Kommunikation unter Behandlern über Krankheiten zu gewährleisten, wurden systematisch Kriterien für Diagnosen erstellt. Jede Krankheit einschließlich der psychischen Erkrankungen ist so durch eine Nummer verschlüsselt und ihr sind Kriterien zugeordnet, wann diese zu vergeben ist. Natürlich gibt es fortlaufend Revisionen in Hinblick auf Ungereimtheiten, Ungenauigkeiten oder sozialethische Fragen. So wurde zum Beispiel Homosexualität 1973 aus dem DSM und 1992 aus dem ICD als Krankheit gestrichen.

Testverfahren und Fragebögen. Fragen-Listen berühren alle wichtigen Bereiche des kindlichen Erlebens, Verhaltens und seiner Beziehungen. Die Eltern oder Fachkräfte geben dazu je eine Einschätzung. So wird gesichert, dass über die im Erstgespräch mitgeteilten Probleme hinaus alle wichtigen Beschwerdebereiche angerissen werden. Auch entsteht ein Wert für die Problemintensität in den einzelnen Bereichen im Vergleich zu allen Kindern (vgl. Tab. 2). Ältere Kinder und Jugendliche können auch selbst Auskünfte über ihr Erleben, ihre Beziehungen, ihre Beschwerden geben. Tabelle 2 listet einige empfehlenswerte Verfahren auf.

Darüber hinaus stehen Verfahren zur Erfassung spezifischer Beschwerde-, Problem- oder Ressource-Bereiche zur Verfügung. Sie werden fallabhängig eingesetzt, wenn spezifischere Klärungen nötig sind (vgl. Tab. 2). Manchmal ist es zudem notwendig, Verfahren zur Einschätzung der Intelligenz einzusetzen.

Aus der Forschung: Prävalenzraten (Häufigkeit von Diagnosen)

Ihle und Esser (2002) erfassen in ihrem Review 19 große epidemiologische Studien über Diagnosen in der Kinder- und Jugendpsychotherapie. Im Mittel wurden ca. 18% der Kinder- und Jugendlichen als gestört diagnostiziert, ein ungefähr gleich hoher Wert wie für Erwachsene. Bei Stichproben mit Kindern bis zu 13 Jahren erhalten 7% die Diagnose Angststörung, 6.5% dissoziale, 3.5% hyperkinetische und 1.5% depressive Störung; 2.8% Tics und Stereotypien, 2.5% Enuresis und 0.4% Enkopresis (S. 163). Bei Kindern finden sich durchweg höhere Prävalenzraten bei Jungen gegenüber Mädchen. Bei Jungen finden sich höhere Raten von hyperkinetischen, dissozialen und substanzmissbrauchsbezogenen Störungen, auch mehr Tics und Enkopresis, bei Mädchen mehr Ess- und psychosomatische Störungen. Im Jugendalter gleichen sich die Prävalenzraten von Jungen und Mädchen an.

Tabelle 2: Diagnostische Verfahren – eine Auswahl

Screening-Fragebögen für Eltern oder Fachkräfte	• CBCL – Child Behavior Checklist (Arbeitsgruppe Deutsche Child Behavior Checklist, 1993, 1998a, 1998b, 2000a, 2000b). Das Instrument liegt in Versionen für Eltern und Fachkräfte sowie für Jugendliche zum Selbstausfüllen vor. Sehr empfehlenswert, da mit vernünftigem Aufwand alles Wichtige erfasst und quantifiziert wird; sehr geschicktes Layout für zeitsparende Auswertung. Meine Referenzempfehlung. • SDQ – Strength and Difficulties Questionnaire (Goodman, 1997). Kurz, wirklich sehr kurz, aber gerade darum extrem unkompliziert und schnell einsetzbar. Unschätzbare Vorteile sind auch die lizenz- und kostenfreie Zugänglichkeit im Internet, es gibt diverse Versionen angepasst an das Klientenalter und die Beurteilerperson auch liegen die Bögen in zahlreichen Sprachversionen vor. • MVL – Marburger Verhaltensliste (Ehlers, Ehlers & Makus, 1978). Seit vielen Jahrzehnten sehr beliebt, da relevante psychostrukturelle Problembereiche erfahrungsnah abgefragt werden.
Screening-Fragebögen für ältere Kinder und Jugendliche	• Neben den genannten YSR (Youth Self Report; Jugendversionen von CBCL) und SDQ S11-16 (Jugendversion von SDQ) sind weitere empfehlenswerte Beispiele: • GBB-KJ – Giessener Beschwerdebogen für Kinder und Jugendliche (Brähler, 1992). • BSI – Brief Symptom Inventory, eine Kurzform der SCL Symptom Checklist von Derogaitis (Franke, 2000). • HANES-KJ – Hamburger Neurotizismus- und Extraversionsskala für Kinder und Jugendliche (Buggle & Baumgärtel, 1975). • PFK 9-14 – Persönlichkeitsfragebogen für Kinder zwischen 9 und 14 Jahren (Seitz & Rausche, 2004).
Tests zu spezifischen Beschwerde-, Problem- oder Ressource-Bereichen	• AFS – Angstfragebogen für Schüler (Wieczerkowski, Nickel, Janowski, Fittkau & Rauer, 1981). • DTK – Depressionstest für Kinder (Rossmann, 2005). • FEPAA – Fragebogen zur Erfassung von Empathie, Prosozialität, Aggressionsbereitschaft und aggressivem Verhalten (Lukesch, 2005). • EAS – Erfassungsbogen für aggressives Verhalten in konkreten Situationen (Petermann & Petermann, 2000). • KIDS 1: Aufmerksamkeitsdefizit- und Hyperaktivitätsstörungen (Döpfner, Lehmkuhl & Steinhausen, 2006). • SEE – Skalen zum Erleben von Emotionen (Behr & Becker, 2004). (für Jugendliche und Erwachsene).
Intelligenz	• CFT 1 – Culture Free Intelligence Test (für Kinder), (Cattell, Weiß & Osterland, 1997) und • CFT 20 – Grundintelligenztest (ältere Kinder und Jugendliche), (Weiß, 2008) bieten einen guten Kompromiss zwischen Aufwand und differenzierter Information.

Verstehen

Projektive Tests. Während auch die genannten Test zum Verständnis der Klientensituation beitragen, liegt die Domäne des phänomenologischen und intuitiven Verstehens auf projektiven Verfahren. Diese Tests gehen davon aus, dass das Erleben der Umwelt, der Familie, der Beziehungen oder des Selbstkonzeptes in die Wahrnehmungen zum Beispiel der Tierfiguren projiziert werden. Tiefere Konflikte, Gefühle, Ressourcen oder Wünsche der Person können aus dem produzierten Material heraus verstanden werden. Vor allem im Verbund mit anderen diagnostischen Hinweisen lassen sie die Lage des jungen Menschen plastisch werden. Diese Verfahren können allerdings nicht in der Forschung und für Quantifizierungen eingesetzt werden, weil sie die Testgütekriterien nicht erfüllen. Empfehlenswerte Beispiele für projektive Verfahren sind:

- FiT – Familie in Tieren (Brem-Gräser, 2011, vgl. auch Kos & Biermann, 2002). Das Kind zeichnet seine Familie, die in Tiere verzaubert worden wäre. Sehr unkompliziert durchzuführen und auszuwerten.
- Sceno-Test (Staabs, 1997). Das Kind stellt eine Szene mit vorgegebenen Materialien auf.
- SF-Test – Schwarzfuß-Test (Cormann, 2007, vgl. auch Bellak, Bellak & Moog, 1955). Das Kind erzählt Geschichten zu Bildtafeln, auf denen Tiere in belastenden Situationen dargestellt sind.
- Satzergänzungstests. Diese gibt es in verschiedenen, immer wieder veränderten Versionen, die oft als „graue Literatur“ (informelle Broschüren, Fotokopien) kursieren; das Kind ergänzt Satzanfänge wie „Mich stört dass …“, „Meine Freunde wollen …“, „Ich mag vor allem …“.

Probestunden mit Verhaltensbeobachtung. Oft können bis zu drei Probestunden (probatorische Sitzungen) mit dem jungen Menschen durchgeführt werden. Sie haben für die Therapeutenperson vornehmlich diagnostische Funktionen vor allem für diese drei Bereiche:

- *Wie gestaltet die Klientenperson die Beziehung:* Umgang mit Nähe und Distanz, bestimmen oder geführt werden wollen, Bindungsmuster, Anpassung an soziale Erwartungen, Streitbereitschaft und -stil, Kontaktaufnahme und -beendigung zu Beginn und Ende der Stunden, usw.
- *Welche Spiel- oder Gesprächsthemen dominieren:* Gibt es implizite Botschaften, auffällige Häufungen, irritierende Szenarien oder Episoden usw.?
- *Art des Spielens oder Redens:* Wie intensiv, kreativ, wechselhaft, klar, widersprüchlich, verschlüsselt usw. teilt sich der junge Mensch mit? Art der Denkprozesse und der Selbstexploration.

Auch achtet die Therapeutenperson auf Auffälligkeiten im physiologischen Bereich: Verarbeitung eingehender Reize beim Hören, Sehen, Riechen; Geschicklichkeit, Motorik, Kraft, die dann gegebenenfalls einer Abklärung bedürfen.

2.3.2 Gesamtbild und psychostrukturelle Hypothesen

Für die Praxis zielt die Diagnostik darauf (neben der Therapieindikation und -planung), dass die Therapeutenperson ein grundlegendes Bild vom Alltagsleben, dem sozialen Umfeld und den inneren seelischen Abläufen des jungen Menschen gewonnen hat. Die Therapeutenperson sollte eine Vorstellung haben, unter welchen Bedingungen die Person aufgewachsen ist und jetzt lebt, und wie dies ihre Entwicklung bestimmt. Zugleich sollte – auch wenn kein Bericht an den Gutachter erstellt werden muss – am Ende der Diagnostikphase versucht werden, die Situation der Klientenperson auf ein persönlichkeitstheoretisches Modell abzubilden. Zu den zentralen Konstrukten werden Notizen zum Zustand des jungen Menschen am Therapieanfang erstellt. Für ein humanistisch-personzentriertes Verständnis können dies beispielsweise Fragen sein nach:

- Selbstbild,
- Selbstideal,
- Mutter- und Vaterbild (Wie sind Männer, wie sind Frauen?),
- Conditions-of-worth (Wie muss die Person sein, um Wertschätzung der Eltern zu erfahren?),
- Organismische Erfahrungen (Welche Gefühle erlebt die Person, welche nicht?),
- Inkongruenzen (Widersprüche zwischen Gefühlen und Selbstbild, zwischen mehreren Gefühlen, Anmutungen, für die die Person kaum Worte oder Bilder findet),
- Selbstexplorationsfähigkeit, bevorzugte Symbolisierungswege (analoge Begriffe dafür: Achtsamkeit, Mentalisierung),
- Unabhängig vom therapeutischen Paradigma lohnt die Betrachtung des jungen Menschen auf dem Boden von Konzepten wie Bindungsmuster, sozial-emotionale Schemata, emotionale Kompetenzen, Ressourcen und Resilienz, Copingmethoden, Persönlichkeitsschemata (-stil; -orientierung).

Jürgens-Jahnert (2002) beschreibt anschaulich, wie er das gesammelte Material konkret verwendet, um ein umfassendes psychostrukturelles Bild zu bekommen:

> „Im ersten versuche ich, die Testergebnisse in ihrer Gesamtheit auf mich wirken zu lassen und auf meine intuitiven Einschätzungen und Reaktionen zu achten, z. B. ob sich ein übergreifendes Bild einstellt, ob bestimmte Äußerungen stärker hervortreten als andere, ob sich ein Gefühl von Stimmigkeit oder aber von Unstimmigkeit einstellt. Im zweiten Schritt gehe ich die gesamten Ergebnisse noch einmal dezidiert durch dabei insbesondere nach Auffälligkeiten, Widersprüchen, Wiederholungen bestimmter Themen und Querverweisen. Im dritten Schritt bringe ich meine intuitive und meine rationale Analyse zusammen und versuche, Zusammenhänge zwischen einzelnen Befunden, Beobachtungen usw. herzustellen. Entscheidend für die Güte meines Interpretationsergebnisses ist für mich die Frage, ob sich ein inhaltlicher, logischer Zusammenhang zur Störung des Kindes erkennen lässt. Zum Abschluss suche ich nach Brüchen und Leerstellen in meinem Erklärungsansatz, nach Fragen, die sich aus der bisherigen Arbeit ergeben haben und die ich durch weitere Testverfahren oder durch die Besprechung mit dem Kind oder mit den Eltern noch klären möchte.“ (S. 243)

Aus der Forschung: Komorbidität und Mehrfachdiagnosen

In vielen Fällen treten mehrere Symptomgruppen gleichzeitig auf, zum Beispiel bei hyperkinetischen Störungen zu 47 % auch Dissozialität, bei Depression zu 40 % auch Angst (Ihle & Esser, 2002; Angold, Costello & Erkanli, 1999). Dies relativiert die Bemühungen aufgrund von klassifizierenden ICD-Diagnosen störungsspezifisch zu behandeln und unterstützt die Sinnhaftigkeit psychostruktureller Sichtweisen.

2.3.3 Therapieende, Abschlussdiagnostik und Katamnese

Eine Therapie endet in der Regel, wenn:
- Die Symptome deutlich gebessert oder verschwunden sind,
- Freundschaften mit Gleichaltrigen gefunden oder gefestigt wurden,
- in den Therapiestunden altersangemessene Spiele gewählt werden,
- die Therapeutenperson nicht mehr in herausfordernde Beziehungsszenarien verwickelt wird,
- der junge Mensch und die Eltern glauben, ohne Therapie auszukommen.

Oft verhindert der Zeitdruck in manchen Einrichtungen eine angemessene Abschlussdiagnostik und erst recht eine Katamnese. Dennoch sollte versucht werden, die wichtigsten am Therapiebeginn verwendeten Tests am Ende noch einmal durchzuführen, um die Nachhaltigkeit des Therapieerfolges auch objektiv zu erfassen. Eine Katamnese fände dann nach einem weiteren halben Jahr statt. Das ist bei beforschten Therapien selbstverständlich, hilft aber auch sehr zum Beispiel bei Finanzierungsfragen, Statistiken, Jahresberichten, usw. Zumindest *ein* relevanter Test sollte je den Eltern und dem jungen Menschen gegeben werden, zum Vergleich natürlich der gleiche wie am Anfang, etwa Eltern die CBCL und dem Kind der GBB-KJ, oder ein beschwerdespezifisches Verfahren, dass auch zu Beginn eingesetzt wurde.

2.4 Das Therapie-Vereinbarungsgespräch

Dieses Gespräch findet nach der Diagnostikphase statt. Es soll einen Konsens über das weitere Vorgehen herstellen. Falls es dabei auf eine Behandlung innerhalb der Einrichtung/Praxis hinausläuft, wäre ein weiteres bedeutendes Ziel, die Beziehung zu den Eltern/Bezugspersonen weiter zu festigen. Die Art der Elternmitarbeit sollte so konkret wie möglich vereinbart werden.

2.4.1 Gesprächsteilnehmer

In der Kindertherapie nehmen an diesem Gespräch in aller Regel nur die Eltern teil. Insbesondere, wenn beim Erstgespräch Kinder anwesend waren, ist dies für fast alle Eltern eine sehr willkommene Gelegenheit, nun auch über Themen zu sprechen, die das Kind überfordern würden.
- Beruflich stark belastete Väter oder Mütter haben manchmal am Erstgespräch nicht teilgenommen. Da zu Beginn noch keine Beziehung zur Familie vorhanden und die Problematik nur im Ansatz bekannt ist, kann die Therapeutenperson an diesem Punkt nur begrenzt auf der Teilnahme des Vaters/der Mutter bestehen. Beim Therapie-Vereinbarungsgespräch ist dies eher möglich, da die Therapeutenperson nun auf ein gewachsenes Vertrauensverhältnis bauen kann.
- Jugendliche nehmen an diesem Gespräch in aller Regel teil. Es wäre in manchen Fällen eher zu prüfen, ob die Elternteilnahme nicht kontraproduktiv wäre. Das Vorgehen bei Jugendlichen ist sehr einzelfallabhängig und folgt in aller Regel dem Konsens mit der jugendlichen Person. Sollte eine Situation entstehen, in der die Therapeutenperson ausschließlich mit Eltern oder Bezugspersonen redet, sollte die Therapeuten-

person vorher versuchen, mit der jugendlichen Person abzustimmen, was sie sagen soll und darf (vgl. auch Kapitel 6)
- Kinder können vorher, in der dritten probatorischen Spielstunde, über die Diagnostik informiert werden, dies ist natürlich entwicklungs- und fallabhängig. Dabei sollte zunächst über ihre Fähigkeiten gesprochen werden, dann über die Probleme. Dies sollte das Kind nicht in eine Patientenrolle bringen, es sollte zum Beispiel eher über Schwierigkeiten in der Familie gesprochen werden, des Miteinanderauskommens, wie das Kind sich fühlt, welche Gefühle das Verhalten des Kindes auslöst, wie sich Eltern, Lehrer oder andere damit fühlen; auch, was die Therapeutenperson vielleicht noch nicht ganz richtig sieht. Auch sollte das Kind gefragt werden, was die Therapeutenperson den Eltern vermitteln soll.

2.4.2 Prozesselemente im Therapie-Vereinbarungsgespräch

Auch für das Vorgehen im Therapie-Vereinbarungsgespräch bieten Prozesselemente einen Kompass durch die Themen (vgl. Abb. 3). Sie bewahren zugleich Offenheit für den Prozess und verschiedene Schwerpunktsetzungen.

Wertschätzung für das Kommen und die Mitarbeit bei der Diagnostik. Meist ist es angemessen, über die freundliche Begrüßung hinaus, für die Kooperation bei der Diagnostik zu danken, zum Beispiel das Ausfüllen diverser Fragebögen, und zu würdigen, dass der Vater/die Mutter dem Gespräch Priorität vor beruflichen Verpflichtungen eingeräumt hat.

Ablaufplan und Zeitperspektive für das Gespräch klären. Kurz skizzieren, was man besprechen möchte und auch den Eltern zu Wünschen Gelegenheit geben.

Spontanentwicklungen abklären. Manchmal liegt das Erstgespräch ca. einen Monat zurück. Die Eltern können gefragt werden, ob sich etwas Neues zugetragen hat, ob sich während der Diagnostikphase etwas am Problem verändert hat, oder ob sich etwas an der Sichtweise der Eltern verändert hat? Die Therapeutenperson sollte auch hier wieder die Elternäußerungen empathisch reflektieren.

Bericht über die Diagnostik. Wegen dieses Kernpunktes kommen die Eltern in erster Linie. Umfang, inhaltliche und methodische Schwerpunkte der Diagnostik hängen bekanntlich stark von der Ausrichtung der Einrichtung/Praxis ab. Auch wenn eine Therapeutenperson die den humanistischen Konzepten immanente Skepsis gegenüber vielen diagnostischen Vorgehensweisen teilt, sollte sie das Elternbedürfnis nach Erklärungen sehr ernst nehmen. Für die verständliche Darstellung von diagnostischen Befunden sollte darum in jedem Fall genug Zeit eingerechnet werden. Idealerweise könnte mit Befunden zu den Stärken des Kindes und der Familie begonnen werden, dann auch die familiäre Beziehungskonstellation thematisiert werden, in die das Kind eingebunden ist. Schließlich wären Probleme und der Förderbedarf zu skizzieren.

Perspektive und Erleben der Eltern. Die Eltern haben oft bedeutende Sichtweisen zum diagnostischen Befund beizutragen und ihr Erleben dazu sollte empathisch reflektiert werden.

Zusatzfragen der Therapeutenperson. Häufig hat der diagnostische Prozess noch Fragen der Therapeutenperson aufgeworfen, die jetzt gestellt werden könnten.

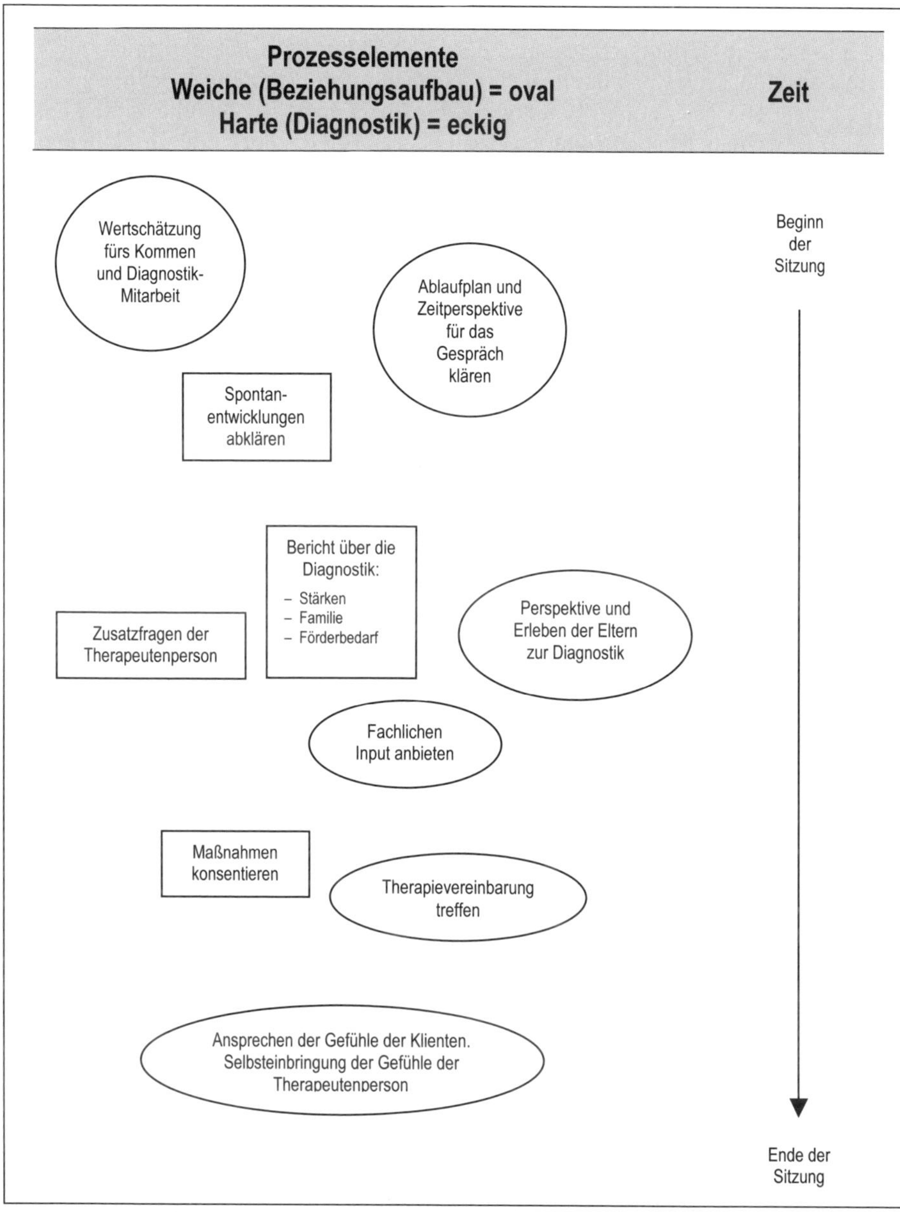

Abbildung 3: Prozesselemente für das Therapie-Vereinbarungsgespräch

Fachlichen Input anbieten. Auch in diesem Gespräch gibt die Beraterperson je nach Bedarf fachliche Informationen über Störungsbilder, diagnostische Prozesse, Tests, Forschungsergebnisse und Statistiken, Erfolgsprognosen von Behandlungsverfahren usw. Es stärkt die Glaubwürdigkeit der Beraterperson, es irritiert nicht das Ziel einer menschlich vertrauensvollen Beziehung.

Maßnahmen vereinbaren. Die Therapeutenperson kann nun Maßnahmen vorschlagen, zum Beispiel eine Heimunterbringung, oder eine Spieltherapie in ihrer Einrichtung/Praxis. Dabei sollte, auch wenn das manchmal schwierig ist, eine Zeitperspektive andiskutiert werden. Die dazu nötige Beteiligung der Eltern bzw. der Familie sollte konkret besprochen werden. Möglicherweise gelingt es, den Eltern ein Gefühl für die Funktion der therapiebegleitenden Elterngespräche zu vermitteln. Immer wieder sollte abgefragt werden, wie die Eltern die Überlegungen verstehen, bewerten und dahinterstehen. Gerade auch diese Gesprächsphase sollte nicht ohne empathische Reflexionen der Therapeutenperson ablaufen.

Therapievereinbarung treffen. Der Abschluss von ausführlichen Therapiedurchführungsverträgen mit Klienten ist die Domäne systemischer Therapeuten. Diese Idee hat sicherlich die Therapieszene bereichert, stiften solche konkreten Vereinbarungen doch Verbindlichkeit, Klarheit und Auftragssicherheit. Viele Therapien haben allerdings immer schon ohne solche Werke funktioniert; insbesondere bei Therapieprozessen, die auf Beziehungsbildung basieren. Da die therapeutische Situation in der Kinder- und Jugendpsychotherapie komplexer ist als in der Erwachsenen-Einzeltherapie, kann es aber in vielen Fällen sinnvoll sein, eine Vereinbarung mit den elementaren Regeln zu dokumentieren.

Ansprechen der Gefühle der Klienten. Selbsteinbringung der Gefühle der Therapeutenperson. Wie beim Erstgespräch kann ein abschließendes kurzes Bild über das Erleben der Sitzung Transparenz, Zuversicht und Klarheit schaffen: „Wie geht es Ihnen jetzt?". Im günstigen Fall gelingt es, das Vertrauen der Eltern in die fachliche und menschliche Kompetenz der Therapeutenperson weiter zu stärken. Alle Bemühungen, die hierauf verwandt werden, zahlen sich im Therapieprozess aus.

Training – Reflexion – Erfahrungsübungen

Übung A: Gruppendiskussion oder stille Reflexion, evtl. Metaplanarbeit. Reflexion zum Umgang mit Elternteilen, die bestenfalls eine marginale Beteiligung ihrer selbst an der Therapie wünschen. Mögliche Fragen:

- Wie kann dies verstanden werden?
- Ist eine solche Haltung unterschiedlich zu bewerten, je nachdem ob sie vom Vater oder der Mutter kommt?
- Soll man dagegen angehen oder es hinnehmen?

Bei stiller Reflexion oder Metaplanarbeit anschließender Erfahrungsaustausch.

Übung B: Rollenspiele: *Prozesselemente im Vereinbarungsgespräch.*

Material: Stühle, möglichst Audio- oder Videoaufzeichnung.
Gruppenarbeit mit drei Personen (Rollen: Therapeutenperson, Elternteil, Beobachterperson). *Therapeutenrolle:* Einzelne Prozesselemente werden für fünf Minuten angespielt. Schwierigkeitsgrad nach eigener Wahl:

1. Die Therapeutenperson möchte Maßnahmen konsentieren. Das Elternteil ist aufgeschlossen, stellt aber immer wieder fachliche Fragen und Fragen zur Diagnostik. Die Therapeutenperson geht darauf sowohl fachlich ein als auch auf der Ebene empathischer Reflexionen.

2. Die Therapeutenperson stellt Ergebnisse zur Diagnostik dar und fragt das Elternteil nach seiner Perspektive. Das Elternteil kann die Ergebnisse nur zum Teil nachvollziehen und berichtet Episoden als Gegenbeispiele. Die Therapeutenperson geht empathisch auf die Elternstatements ein.
3. Die Therapeutenperson hält eine Therapie für dringend erforderlich, während das Elternteil die Diagnostik bereits für die Therapie hält, von Besserungen berichtet und alleine zurechtkommen möchte.

Elternrolle: Man kann sich von einem eigenen aktuellen, leichteren Fall anregen lassen – oder man kann einen leichteren Fall erdenken und simulieren (zum Beispiel Kind hat soziale Ängste, geht ungern raus, keine Freundinnen, die Familie hat insgesamt die Tendenz, sich sozial zu isolieren.) Bitte machen Sie es der Therapeutenperson nicht zu schwer, spielen Sie ein zugängliches Elternteil.

Auswertungsfragen:
- Hat sich das Elternteil verstanden gefühlt? Wodurch?
- Ist Vertrauen entstanden? Wenn ja, ab welchem Punkt. Wenn nein, warum nicht?
- Hat sich ein Eindruck von Kompetenz der Therapeutenperson vermittelt? Wenn ja, wodurch?

Gegebenenfalls Analyse der Audio-/Videoaufzeichnung.

3 Elternberatung und Familientherapie

Wenn Kinder und Jugendliche psychotherapeutisch behandelt werden sollen, wird auch nach der Erstkontaktphase und der Diagnostik fast immer ein regelmäßiger Kontakt mit den Bezugspersonen weitergeführt: Eine therapiebegleitende Arbeit mit den Eltern oder der ganzen Familie wird organisiert (Killough-McGuire & McGuire, 2001; Landreth, 2002). Die Grundüberlegung: Es gibt in der Familie Bedingungen, welche zur Störung geführt haben, diese müssen verändert werden. Auch wenn der junge Mensch inzwischen anders untergebracht ist, sollten die neuen Bezugspersonen hinreichend Beratung erhalten, um mit den Symptomen umzugehen. Schließlich erleben Therapeuten wie Bezugspersonen einen regelmäßigen Informationsaustausch über bedeutsame Entwicklungsschritte und Lebensereignisse als notwendig.

Kontroverse Debatte: Elternarbeit versus Kindertherapie

Es gibt Extrempositionen, die jedoch heute nur bei speziellen Fällen umgesetzt werden. Axline (1947) hat vertreten, eine Elternberatung sei günstig aber oft nicht nötig, weil die Veränderungen im Kind dann automatisch die Veränderungen in der Familie auslösen. Dieser Weg wird, wenn überhaupt, heute allenfalls bei einigen Jugendlichen so gehandhabt. Eine orthodox systemische Position sah es als ausschließlich erforderlich mit der Familie zu arbeiten, da nur Eingriffe ins Familiensystem wirkliche Veränderungen der Symptomatik erbrächten (Schlippe & Schweitzer, 2003). Heute weiß man, dass in den meisten Fällen die Inkongruenzen und Belastungen im jungen Menschen zu grundlegend sind, um ihn damit allein zu lassen, auch wenn man gleichzeitig mit anderen Familienmitgliedern arbeitet.

3.1 Konzepte der Arbeit mit Eltern und Familien im Überblick

Es lassen sich acht Konzepte unterscheiden, die zum Teil erhebliche Differenzen im Ansatzpunkt aufweisen. Überdies gehen manche davon aus, dass parallel eine Einzel- oder Gruppentherapie des jungen Menschen stattfindet, manche gehen davon aus, dass dies nicht geschieht, und manche lassen es offen. Die vier ersten stellen Trainingsansätze zum elterlichen Erziehungsverhalten dar; unterstützen die Umsetzung in der Familie und bieten Supervision. Eltern werden so quasi zu Co-Therapeuten. Vier weitere Konzepte basieren auf interaktiven Sitzungen des Therapeuten mit der Familie. In der Regel findet parallel dazu eine wöchentliche Einzel- oder Gruppentherapie der jungen Person statt während die Eltern- bzw. Familienkontakte seltener, zum Beispiel monatlich erfolgen. Manchmal wird bei Elternkursen oder einer Familientherapie auch ganz auf die Behandlung des jungen Klienten verzichtet.

3.1.1 Therapeutische Trainings

Die vier identifizierbaren Trainingsansätze unterscheiden sich jeweils deutlich hinsichtlich des zu trainierenden Verhaltens und der Adressaten:

Eltern-Kind-Responsiveness-Training

Eltern werden in Hinblick auf ihren experientiellen Prozess und ihre Interaktion mit dem Baby oder Kleinkind sensibilisiert. Dies geschieht im Einzelkontakt durch den Therapeuten: Reale Live-Interaktion zwischen Elternteil und Kind oder Videoausschnitte der Interaktion werden analysiert. Wahrnehmungsrichtungen sind dabei die Gefühle des Elternteils, was erlebt das Baby, welche Signale sendet es aus, was wären empathisch abgestimmte Antworten. Sowohl Ehlers (2002) als auch Boukydis (1990) gründen ihr Vorgehen auf die Entwicklungspsychologie der Bindungstheorie mit dem Konzept der elterlichen Responsivität (Ainsworth, 1978) und der Säuglingsforschung mit dem Konzept des „affect attunement" (Stern, 1985). Boukydis (1990) integriert überdies in faszinierender Weise focusingartiges Vorgehen bei der Begleitung des Elternteils im direkten Kontakt mit dem Kind.

Weitere Responsivitätstrainings dieser Art im deutschsprachigen Raum sind:
- Die Chance der ersten Monate – Feinfühlige Eltern – gesunde Kinder (Ziegenhain, Gebauer, Ziesel, Künster & Fegert, 2008). Handbuch und eine Video-DVD zu diesem beeindruckenden Programm können kostenfrei in Ulm bezogen bzw. heruntergeladen werden.
- STEEP – Steps toward effective and enjoyable parenting (Erickson & Egeland, 2006).
- SAFE® – Sichere Ausbildung für Eltern. Video-Interventions-Therapie (VIT) nach George Downing (Brisch, 2007, 2011, www.safe-programm.de).
- Regulationsstörungen der frühen Kindheit: Frühe Risiken und Hilfen im Entwicklungskontext der Eltern-Kind-Beziehungen (Papoušek, Schieche & Wurmser, 2004).

Filial Therapie/Child Parent Relationship Therapy (CPRT)

Eltern bzw. ein Elternteil werden vom Therapeuten darin trainiert, mit dem Kind spieltherapieartige Sitzungen entsprechend dem Konzept von Axline (1947) durchzuführen. Dies können sie dann in der eigenen Wohnung an einem eigens zu definierenden Ort einmal wöchentlich über einige Monate hinweg durchführen. Für die Trainings werden in der Regel kleine Elterngruppen mit ca. sechs bis acht Elternteilen gebildet. Die Kurse dauern dann ca. zehn Sitzungen, also meist zehn Wochen (Landreth & Bratton, 2006). Die Kurse können aber auch deutlich länger dauern, wenn die Eltern eine weitere Begleitung wünschen (Goetze, 2002, S. 472). Die Eltern richten zu Hause aber außerhalb des Kinderzimmers eine Spielecke ein, deren Spielzeug soll aus anderen Beständen stammen (Flohmärkte, Nachbarn etc.) und nicht aus dem täglichen Spielzeug des Kindes zusammengestellt sein. Dann spielen sie wöchentlich einmal zu einem klar definierten Zeitpunkt und ohne sich stören zu lassen für mindestens 30 Minuten mit dem Kind. Das Konzept der Filial Therpie wurde vom Ehepaar Guerney bereits in den 1960er Jahren eingeführt (Guerney, B. G., 1964). Bis heute gibt es immer wieder neue Zielgruppenspezifizierungen (z. B. Landreth & Lobaugh, 1998; Goetze, 2001) und differenzierte Konzeptbildungen (Landreth & Bratton, 2006; Bratton, Landreth, Kellam & Blackard, 2006). Dabei gaben Bratton und Landreth dem Konzept auch einen zusätzlichen Namen: Child Parent Relationship Therapy (CPRT).

Aus der Forschung:

In einer Metaanalyse zur Wirksamkeit von Spieltherapie fand ein amerikanisches Forscherteam (Bratton, Ray, Rhine & Jones, 2005), dass mit Filialtherapie die höchsten Wirksamkeitsscores aller Psychotherapiemethoden überhaupt erzielt werden. Bei 22 Studien fanden sie eine durchschnittliche Effektstärke von 1.15 Standardabweichungen (Cohens d), was als sehr hoher Wert gilt.

Relationship Enhancement Skill Training Program

Hier werden Eltern nicht im spieltherapeutischen Sinne geschult, sondern sie lernen Kommunikationstechniken für Gespräche mit Jugendlichen. Dieses Konzept wurde gleichfalls vom Ehepaar Guerney vor allem seit den 1980er Jahren verbreitet. Die Grundidee entstand zum Teil aus der Arbeit mit Eltern und Jugendlichen sowie mit Stiefeltern (foster parents), (Guerney, B., 1977; Guerney, L., 1977). Danach wurden immer differenziertere Programme entwickelt, etwa für die Eltern-Jugendlichen-Beziehung (Coufal & Brock, 1979; Vogelsong & Guerney, B., 1980), die Beziehung des Elternpaares (Guerney, B. G., 1985) oder die Beziehungen insgesamt in der Familie (Guerney & Guerney, 1989; Ginsberg, 1997). Die Trainings finden in Gruppen statt und werden auch evaluiert (Guerney, L., 1995). Sie vermitteln den Familienmitgliedern in einem strukturierten Trainingsablauf Empathie, Fokussierungen auf das eigene Erleben und Wege, kongruent zu kommunizieren. Das Konzept besitzt damit besondere Bedeutung bei der Arbeit mit Familien, die etwas ältere Kinder und Jugendliche haben.

Parent Effectiveness Training („Familienkonferenz")

Diese Trainingsprogramme nach Gordon (1970) verfolgen den gleichen Ansatzpunkt wie die Relationship-Enhancement-Therapy der Guerneys: Kongruent und empathisch in der Familie miteinander kommunizieren. Gordon richtete seine Programme (die es in jeweils ähnlicher Weise auch für Lehrer, Manager etc. gibt) jedoch eher präventiv aus und unterstellt sie dem Ziel der Konfliktlösung: Bei der „No-loose"-Methode gibt es zunächst eine Phase des aktiven Zuhörens (Empathie) und der authentischen Selbsteinbringung (Ich-Botschaften). Dann beteiligt das Elternteil das Kind an der Suche nach Lösungsmöglichkeiten, deren Umsetzung für niemanden eine Niederlage bedeutet. Die Programme verbinden verhaltenstherapeutisches und personzentriertes Vorgehen mit ihren sehr klaren Operationalisierungen der Interaktion. Dies hat ihrer Verbreitung sehr genützt: Es sind international die bekanntesten Konzepte für eine personzentrierte Arbeit mit jungen Menschen und Familien.

Aus der Forschung:

Auch zum *Parent-Effectiveness-Training* (*PET*; deutsch: „Gordon-Training") gibt es diverse Wirksamkeitsstudien und auch Metaanalysen. Die Wirksamkeitsindikatoren sind allerdings nur durchschnittlich bis niedrig. Die Metaanalyse von Cedar und Levant (1990) mit 26 Studien erbrachte eine durchschnittliche Effektstärke von Cohens $d = .33$, die sieben Studien mit dem besten Design eine von .45. Die Metaanalyse von Müller, Hager und Heise (2001) erbrachte ähnliche Ergebnisse.

Der elterliche Umgang mit kindlichen Gefühlen wurde inzwischen substanziell von Greenberg (2004) weiterentwickelt. Sein emotionsfokussiertes Vorgehen expliziert sehr fundiert die Bedeutung von kindlichen Gefühlen und schlägt einen differenzierten Umgang damit vor.

3.1.2 Interaktive Familiensitzungen

Die Konzepte vertreten recht unterschiedliche Methoden; sie lassen sich zu folgenden vier Familien gruppieren.

Nondirektiv-empathiezentrierte Familientherapie

Als in den 1970er und 1980er Jahren die Idee populär wurde, therapeutisch mit der ganzen Familie zu arbeiten, wählten personzentrierte und systemische Psychotherapeuten teils verschiedene Vorgehensweise. Trotz Überlappungen: personzentriertes Vorgehen verzichtet auf direktive, das System aufbrechende Interventionen. Vielmehr wirkt die Therapeutenperson besonders auf die Empathiefähigkeit der Familienmitglieder ein, indem sie selbst, ähnlich der Einzeltherapie, empathische Interventionen einbringt, die immer wieder die Perspektive der einzelnen Familienmitglieder gleichberechtigt herausstellt (Raskin & van der Veen, 1970; Schnabel, 1986; Pavel, 1989; Anderson, 1989; Gaylin, 1990, 2001; Anderson, 2001; Bott, 2001). Sie hofft, den Familienmitgliedern durch ihre Allparteilichkeit und durch das ausdrückliche Nebeneinanderstellen der verschiedenen subjektiven Erlebenswelten zu vermitteln, dass es keine objektive Wahrheit des Geschehens in einer Familie gibt. So soll die Interaktion innerhalb der Familie optimiert werden. Dabei werden auch die „Familien-Konzepte" eines jeden Mitglieds transparent und nähern sich allmählich an (Raskin & van der Veen, 1970).

Beispiel: Multi-Perspektivität von Familienmitgliedern
Mutter erlebt das Familienleben als sehr anstrengend, weil sie so viel sorgen und versorgen muss, Vater erlebt es als beliebig und zu wenig von Regeln und Grenzen strukturiert, die 13-jährige Tochter erlebt es als elterliche Diktatur und der 9-jährige Sohn hat außerhalb der Familie soziale Ängste und erlebt die Familie als sicherheitgebend.

Gaylin (1990) benennt die Verschiedenheit der Familienperspektiven als „familial incongruence", wenn er Kommunikations- und Beziehungsprobleme in der Sitzung anspricht nennt er das „interspace reflexions" („Wenn die Mutter sich sorgen macht, erlebst du es als Bevormundung?"). Anderson (1989) versucht die Familie zu einem „we-experience" zu führen, indem sie mit empathischen Reflexionen das gemeinsam Erlebte hervorhebt; Ereignisse in der Familie bekommen zunehmend die gleiche Bedeutung für die Familienmitglieder („Alle strengen sich an, dass die Familie zusammenhält?").

Nondirektive Familienspieltherapie

Diesem Ansatz liegt eine ähnliche Grundhaltung zugrunde, wie dem zuvor genannten. Jedoch geht die Familie gemeinsam mit dem Therapeuten in ein Spieltherapiezimmer und hat die ausdrückliche Instruktion, etwas zu spielen. Der Therapeut versucht, diesen

Prozess zu facilitieren (zu erleichtern, zu fördern), ohne ihn in eine Richtung zu lenken. In einem anschließenden Gespräch über das Erlebte kann sich die Familie in besonderer Weise über ihre Beziehungsstrukturen klar werden, jedenfalls anders als dies über eine sprachliche Interaktion geschehen wäre (Schaefer & Carey, 1994; Kemper, 2002). Dieser Ansatz hat sich aber weder in der Praxis noch der Forschung bislang wirklich verbreitet.

Interaktionelle Familientherapie

Grundlage ist auch hier das empathische Verstehen eines jeden Familienmitglieds, benennen der subjektiven Perspektiven und der Klärung, dass die Suche nach einer objektiven Realität obsolet ist. Allerdings greift die Therapeutenperson aktiv in das Interaktionsgeschehen ein, zum Beispiel

- erteilt sie das Wort, unterbricht, stellt viele Fragen,
- spricht bestimmte Familienmitglieder an,
- arbeitet mit leeren Stühlen oder mit Stühlen, die bestimmte Rechte oder Funktionen verleihen,
- setzt in variabler Weise Spielzeug mit ein, usw.

Obwohl die Therapeutenperson unparteilich bleibt äußert sie sich häufiger selbst-offenbarend (self-disclosing), bringt also ihr eigenes Erleben aktiv ein. Elaborierte Konzepte für ein solches Vorgehen liegen von Schmidtchen (1999), O'Leary (1999, 2008) sowie von O'Leary und Johns (2007) vor. Das Konzept von O'Leary macht sich dabei viele experientielle Techniken zu eigen. Es reflektiert ausgesprochen gründlich die emotionale Situation der Familienmitglieder, insbesondere die der Kinder und Jugendlichen.

Therapiebegleitende personzentrierte Elternberatung

Sehr häufig werden Eltern parallel zur wöchentlichen Spieltherapie beraten, ohne Anwesenheit des Kindes und zum Beispiel einmal monatlich. Zum Teil werden auch Elterngruppen hierfür organisiert (Grützner, Kulisch & Langenmayr, 2002). Die Therapeutenpersonen bedienen sich hierfür der Prinzipien der personzentrierten Beratung und pflegen Informationsaustausch (Ehlers, 2002). Für Jugendliche gelten andere Gewichtungen: Die Eltern werden seltener, möglichst nur zusammen mit dem Jugendlichen, oder gar nicht beraten (Fröhlich-Gildhoff, 2003). Ein weiteres elaborierteres Konzept für eine therapiebegleitende Elternberatung stammt von Killough-McGuire und McGuire (2001). Sie konzentrieren sich allerdings auf den Erstkontakt, auf in den USA bedeutende rechtliche Fragen, zum Beispiel hinsichtlich der Kontrollbehörden und dem Einhalten von Standards, Rufschädigung durch ungerechtfertigte Beschwerden, Schweigepflicht vs. Pflicht bei zu erwartendem schädigendem Verhalten des jungen Menschen zu warnen. Ein weiterer Schwerpunkt ist, den Eltern Hausaufgaben vorzuschlagen, auch erhalten die Eltern Hilfen, um die kindlichen Spiele zu deuten.

> **Beispiel: Übung „Sandwich"**
> Das Kind soll sich auf einen Elternteil legen, darauf wiederum legt sich das zweite Elternteil, sodass das Kind wie in einem Sandwich eine intensive körperliche Nähe zu beiden Elternteilen erfahren kann.

Dies geschieht in 15-minütigen Elterntreffen vor oder nach jeder Spieltherapie (und zu Lasten der Spieltherapiezeit). Das Konzept ist eklektisch, dabei vor allem personzentriert und systemisch ausgerichtet. Es versucht geschickt, elterliche Empathie und Bindung zum Kind zu fördern. Dazu gibt es viele praktisch umsetzbare Beispiele.

3.2 Therapiebegleitende Elternberatung

Während sich das Kind in einer Spieltherapie befindet, werden mit den Bezugspersonen Beratungsgespräche durchgeführt. Im Regelfall ist der Rhythmus eins zu vier: nach jeweils vier Spieltherapiesitzungen eine Bezugspersonenberatung. Normalerweise führt die Therapeutenperson des Kindes auch diese Gespräche, das muss aber nicht so sein, wenn fachliche Gründe entgegenstehen. Dies kann bei Jugendtherapien der Fall sein.

Fachlicher Hintergrund: Elternberatung

Konzepte für therapiebegleitende Elternberatung, so in Publikationen zur Spieltherapie überhaupt welche ausgeführt werden, sind wenig spezifisch ausgearbeitet. Die Gespräche dienen dem Informationsaustausch und ansonsten wird die Therapeutenperson zur Problembearbeitung mit den Bezugspersonen auf die Prinzipien der personzentrierten Beratung verwiesen (Ehlers, 2002; Fröhlich-Gildhoff, 2003). Einzig Killough-McGuire und McGuire (2001) widmen dem Thema ein ganzes Buch, das aber wegen der starken und speziellen Orientierung an US-amerikanischen Problemstellungen hierzulande wenig hilfreich ist. Konzeptentwicklung, Forschung und die Praxis der Versorgungsrealität stehen somit in einer paradoxen Situation: Während für familientherapeutische Arbeit und für Elterntrainings durchaus eine aufwendige Konzeptentwicklung durchgeführt wurde, gibt es für das als Normalfall durchgeführte Setting, die Spieltherapie mit therapiebegleitender Elternberatung, solches kaum.

Dieses Kapitel entwirft ein Konzept für die therapiebegleitende Elternberatung auf der Grundlage personzentriert-interaktionellen und lösungsorientierten Arbeitens.

3.2.1 Ziele der therapiebegleitenden Elternberatung

Grundsätzlich bestehen fünf mögliche Zielrichtungen. Sie werden nicht gleichgewichtig verfolgt, sondern je nach Einzelfall. Die Therapeutenperson muss ihre Ziele an die persönlichen Möglichkeiten der Eltern/Bezugspersonen und an den Fortschritt des Beratungsprozesses anpassen:

1. *Das Vertrauen der Bezugspersonen in die Therapeutenperson aufbauen.* Dies gilt natürlich bei jeder Therapie, ist hier aber zentral, weil die Therapie selbst von den Bezugspersonen nicht erlebt wird und weil das, was sie mitbekommen, Fragen aufwerfen kann. Im Idealfall vollzieht sich der Vertrauensaufbau en passant, wenn die Therapeutenperson die Kernbedingungen einer helfenden Beziehung nach Rogers realisiert (Rogers, 1951, 1957). Das Erlebnis, von einer authentischen Person grundlegend wertgeschätzt und emotional tief verstanden zu werden, ist für die meisten Menschen eine ausgesprochen mächtige Erfahrung. Einer solchen Person vertrauen sie ihr Kind an und sie lassen sich auf Prozesse der Veränderung bei sich selbst ein. Die Arbeit mit einer Beziehung, die

sich in großer Tiefe entfaltet, wurde zuletzt von Mearns und Cooper (2004) umfassend konzipiert, allerdings für die Erwachsenentherapie.
Ohne Zweifel erhöht der Aufbau einer tieferen Beziehung die Motivation der Eltern zur Therapie. Dies ist nicht nur wichtig, damit die Eltern Empfehlungen umsetzen, um das Umfeld des Kindes zu verändern. Sie sollen die Therapie auch gegenüber anderen Hilfesystemen vertreten (Schule, Sozialarbeit) und sie sollen die Therapietermine zuverlässig wahrnehmen – nicht für alle Eltern eine Selbstverständlichkeit. Die Eltern sollen durchhalten können, auch wenn das Kind im Therapieprozess anstrengende Phasen durchläuft, wenn zum Beispiel ein schüchtern-verängstigtes Kind im Therapieprozess ungestüme Seiten herausbildet und noch nicht Kontrolle und Integration gelernt hat.

2. *Auf der Grundlage des Vertrauens sollen realistische Möglichkeiten entworfen werden, das Umfeld des jungen Menschen entwicklungsförderlicher zu gestalten.* Beispiele für anzustrebende Veränderungen wären die Anmeldung des Kindes bei Hausaufgabenbetreuungsgruppen, Musik- oder Kunstschulen oder Sportvereinen, Veränderungen im sozialen Netzwerk des Kindes, Veränderungsinitiativen im Bereich der Schule, Veränderung der Wohnsituation innerhalb der Familie, usw. Solche Veränderungen erfordern manchmal viel Initiative und Überzeugtsein von den Eltern. Sie werden am ehesten dann erreicht, wenn motivationale Aspekte auf Elternseite ausführlich besprochen wurden. Sie kennen das Kind auf ihre Art natürlich auch sehr gut und können oft bedeutende Gesichtspunkte zur Verbesserung des kindlichen Umfeldes einbringen.
3. *Die Interaktion der Bezugspersonen mit dem jungen Menschen soll optimiert werden.* Empathie, Responsivität und Grenzsetzungen durch die Bezugspersonen gelten schulenübergreifend als die wichtigsten Felder elterlichen Erziehungshandelns. Viele Eltern suchen hier auch explizit nach Hilfe, etwa wenn sie der Therapeutenperson sagen, dass sie das Kind nicht verstehen oder dass das grenzenüberschreitende Verhalten des Kindes sie hilflos macht. Sie erbitten dann direkt Verhaltensanweisungen von der Therapeutenperson. Es bedarf so eines Konzeptes, wie man Eltern zu mehr Einfühlung in das kindliche Erleben verhelfen kann. Auch wie man sie in Grenzsetzungsprozessen unterstützen kann, ohne auf die Ebene vorschneller Ratschläge zu gelangen. Bei Jugendlichen kommt dem Wiederherstellen der Kommunikation zwischen ihnen und den Eltern eine besondere Bedeutung zu. Die Eltern stellen gerade auch bei Jugendlichen die wichtigste Ressource zur Problembewältigung und zum Wachstum dar.
4. *Die Erfahrungsfähigkeit der Bezugspersonen, ihr Selbsterleben und Selbstkonzept sollen erweitert werden.* Dies gilt als eine klassische Zielsetzung psychostruktureller Beratung oder Psychotherapie. Die Selbstexploration der Bezugsperson wird angeregt. Sie soll unterstützt werden, ihre Gefühle, Motive und Gedanken genauer wahrzunehmen, sie in Einklang zu bringen bzw. zu klären. Das Selbst der Person wird klarer, damit sicherer, die Person „wächst". Die Bezugsperson soll wacher und sensibler werden. Über die zunehmende Wahrnehmungsfähigkeit für emotionale, motivationale und kognitive Prozesse wird auch ihr Selbstvertrauen gestärkt. Kindertherapeutisch ist ein solcher Prozess bei der Bezugsperson für das Kind sehr günstig. Zum Beispiel wird sich die Bezugsperson selbstsicherer verhalten, sie wird sensibler auch für emotionale Prozesse beim Kind, sie wird ein besseres Modell für das Kind, usw.
5. *Die Paardynamik soll verändert werden.* Denkbar sind auch Zielsetzungen der Therapeutenperson, welche auf eine Veränderung der Paardynamik, insbesondere der Kommunikationsmuster des Elternpaares abzielen. Das Kind wird hier als Symptomträger,

bzw. als „identifizierter Patient“ gesehen, welcher Probleme der Eltern miteinander im Gewand von Symptomen nach außen bringt. Sehr häufig bereitet auch die Situation getrennt oder geschieden lebender Eltern große Probleme für das Kind, zum Beispiel die Praxis des Umgangsrechtes beider Elternteile mit dem Kind und gegebenenfalls die neuen „Patchwork-Familien“. In manchen Fällen muss man es bereits als großen Erfolg der Therapeutenperson betrachten, wenn sie nur erreicht hat, dass beide Elternteile zu Gesprächen kommen und sich beide für die Lage des Kindes verantwortlich fühlen.

3.2.2 Voraussetzungen bei den Bezugspersonen

Die Therapeutenperson sollte sich die Möglichkeiten der Bezugspersonen und ihre Voraussetzungen auf emotionaler Ebene klar machen. Dies können sein:

- *Emotionale Probleme:*
  - Die Eltern erleben Scham- und Schuldgefühle. Sie machen sich, oder das Kind oder beide für die Probleme verantwortlich. Sie möchten die Therapie geheimhalten.
  - Das Elternteil sieht nur auf den geschiedenen Partner, weist ihm die Schuld zu und/oder hat Angst vor ihm.
  - Die Eltern sehen nur auf das Kind und identifizieren das Problem nur beim ihm.
  - Die Eltern haben keine Motivation für eine Selbstexploration. Die Therapeutenperson steht hier vor einer völlig anderen Situation als in der Erwachsenentherapie.
  - Es liegt ein verdeckter oder offener Paarkonflikt vor.
- *Fähigkeiten:*
  - Inwieweit haben die Eltern die Fähigkeit zur Selbstexploration?
  - Welchen Grad des psychosozialen Funktionsniveaus weisen die Eltern auf? Achtung: Bei Problemen in diesem Feld sind meist noch andere Helfersysteme involviert, zum Beispiel eine sozialpädagogische Familienhilfe.
  - Die Intelligenz der Eltern.
  - Psychische Erkrankungen bei den Elternteilen.
- *Situative soziale Bedingungen:*
  - Grad der Vollständigkeit der Familie.
  - Geschlecht und Konstellation der Geschwisterreihe.
  - Wie wohlhabend ist die Familie?
  - Wohnbedingungen.
  - Migrationsstatus.

Manche Ziele können nicht mit allen Familien angegangen werden. Die Therapeutenperson sollte, nachdem sie die Familie kennengelernt hat, für sich eine vorläufige Zielperspektive klären und so mit realistischen Erwartungen in die therapiebegleitenden Gespräche gehen.

3.2.3 Gesprächsablauf und Interventionen bei Eltern von Kindern

Aufgrund der sehr unterschiedlichen Voraussetzungen muss ein Konzept für die therapiebegleitende Elternberatung flexibel sein. Oft können nur wenige Ziele verfolgt werden. Manchmal entscheidet sich erst im Gesprächsverlauf, welche Ziele und Arbeitsweisen im Moment möglich sind.

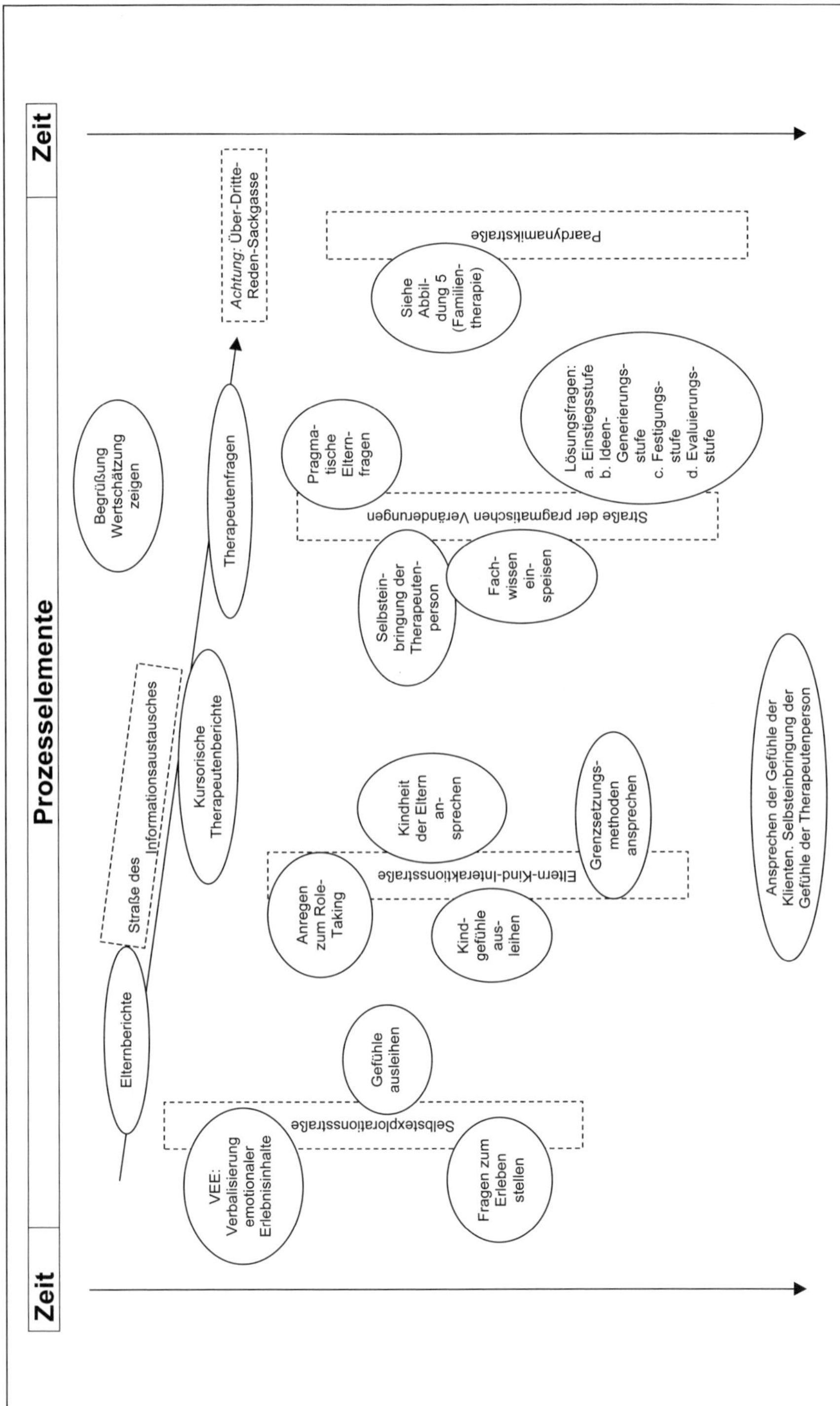

Abbildung 4: Prozessmodell für die therapiebegleitende Elternberatung

Das *Prozessmodell für die therapiebegleitende Elternberatung* stellt darum mehrere Möglichkeiten zur Auswahl (vgl. Abb. 4). Es können verschiedene Themen beschritten und auch zwischen ihnen gewechselt werden. Das Prozessmodell nennt dies „Straßen". Je nach Thema betreten Elternteil und Therapeutenperson eine Straße auf der sie Klärungs- bzw. Problemlösungsprozesse verfolgen. Das Prozessmodell soll die Orientierung zwischen den therapeutischen Interventionen erleichtern. Es will keineswegs einen Ablauf fixieren, ebenso wenig wie das Modell der Prozesselemente beim Erstgespräch (vgl. Abb. 3). Es bietet eine Übersicht der Möglichkeiten, eine Landkarte von Gesprächsprozessen. Eltern und Therapeutenperson suchen sich jedes Mal neu einen kurvigen Weg durch die Möglichkeiten. Dies hängt von der oft nicht voraussehbaren Dynamik des Gesprächsverlaufs ab.

Beginn des Gesprächs. Das therapiebegleitende Elterngespräch beginnt im Rahmen des Begrüßungsszenarien fast immer mit wertschätzenden Signalen der Therapeutenperson, evtl. auch sogenanntem Smalltalk. Diese oft auch intuitiv gewählten Gesprächsschleifen dienen der Wiederherstellung von Nähe mit der anderen Person, liegt doch die letzte Begegnung meist etwa einen Monat zurück.

Die Straße des Informationsaustausches – eine „Zubringerstraße". In vielen Fällen beginnt die Arbeit dann mit der „Straße des Informationsaustausches". Es ist ein legitimes Interesse der Eltern, Informationen aus therapeutischer Sicht über den Fortgang der Behandlung zu erhalten. Die Therapeutenperson berichtet dazu kursorisch über den Therapieverlauf (zur Vertraulichkeitsfrage siehe Kapitel 5 und 6). Oft haben die Eltern auch konkrete Fragen. Umgekehrt sollte die Therapeutenperson Fragen stellen, die sich vielleicht aufgrund des Therapieverlaufs ergeben haben.

Beispiel: Unklare Szenariofiguren
In den Rollenspielszenarien des Kindes taucht immer öfter eine bedrohliche Figur auf, die die Therapeutenperson nach ihrer bisherigen Kenntnis des Umfeldes nicht zuordnen kann.

Es ist in jedem Fall sinnvoll, einen kurzen Informationsaustausch vorzuschalten. Das Elternteil muss ein Gefühl für die Gesprächssituation und die Therapeutenperson aufbauen. Das Elternteil berichtet über Entwicklungen beim Kind und schildert dazu oft Episoden. Die Therapeutenperson sollte diese abkürzen, wenn sie zu lang werden, dazu eignen sich Fragen zur Metaebene von Episoden. Beispiele für Fragen zur Metaebene von Episoden:

- „Wofür steht diese Geschichte?"
- „Was macht Ihnen das über [Name] deutlich?"
- „Was macht Ihnen das über sich selbst deutlich?"
- „Was macht Ihnen das über Ihre Familie deutlich?"

Zielbezogenes Beschreiten von „Hauptstraßen". Das Gespräch schlägt dann zunächst eine von vier „Straßen" ein. Im Beratungsprozess können die Straßen und ihre Prozesselemente dann immer wieder gewechselt werden. Sowohl die Eltern als auch die Therapeutenperson können diesen Prozess lenken. Ausdrücklich auch die Therapeutenperson. Sie kann aus ihrer Parteilichkeit für das Kind heraus auch prozessaktivierend sein.

Eine entscheidende Wende im Gespräch in Richtung auf Tiefe geschieht, wenn die Straße des Informationsaustausches verlassen wird. Häufig muss die Therapeutenperson dies mit einiger Energie einleiten. Elternteile verbleiben gerne auf der Straße des Informationsaustausches, weil sie die anderen Bearbeitungsweisen nicht kennen oder weil dies bequemer ist. Mit dem Beschreiten der anderen Straßen übernehmen die Eltern eine Mitverantwortung für den Therapieprozess.

Das Gespräch schlägt nun also, oft aufgrund von Impulsen der Therapeutenperson, eine der vier Straßen ein:

- die Selbstexplorationsstraße,
- die Eltern-Kind-Interaktionsstraße,
- die Straße der pragmatischen Veränderungen,
- die Paardynamikstraße.

Diese Impulse leitet die Therapeutenperson aus den grundsätzlichen Möglichkeiten der Eltern ab, aus der aktuellen Gesprächsdynamik und aus ihren Bedürfnissen nach Beratungsinhalten. Wahrscheinlich muss an dieser Stelle nochmals betont werden, dass die Therapeutenperson natürlich stets die Motivationen und Bedürfnisse der Eltern anerkennt und empathisch reflektiert Sie gibt ihnen Raum, und ihre Impulse stellen offene Vorschläge dar, die auch als solche gekennzeichnet sind. Sie kommen aus der Authentizität ihres Erlebens und aus ihrem Fachwissen.

Allein schon um der Zielsetzung des Beziehungsaufbaus zu folgen, realisiert die Therapeutenperson die drei Therapeuten-Kernbedingungen nach Rogers (1951, 1957). Die personzentrierte Haltung und die Kernbedingungen bleiben für den gesamten Beratungsprozess im Hintergrund präsent und tragen das Vorgehen. Das personzentrierte Konzept wehrt sich stets mit Recht gegen eine Instrumentalisierung ihres Interventionsinventars, welches ihm im Rahmen anderer Therapiemethoden oder in eklektischen Konzepten allenfalls die Funktion des Beziehungsaufbaus und des Schaffens von Voraussetzungen zuweist, bevor die „eigentlichen" Interventionen angesetzt werden. Dennoch besitzen die Kernbedingungen ja diese den Prozess absichernde Wirkung. Die Therapeutenperson kann sich dessen bewusst sein und ihre Sicherheit im Beratungsprozess auch daraus speisen.

Ein besonders eleganter Weg auf die Selbstexplorationsstraße kann sich durch genaues empathisches Verstehen des Elternteils vollziehen: Während das Elternteil über das Kind berichtet, geht die Therapeutenperson gerade nicht auf das Kind ein. Sie verbalisiert die Gefühle des Elternteils, die dieses im Kontakt mit dem Kind oder in der aktuellen Situation des Episoden-Erzählens erlebt. Es ist ein generelles Ziel, dass das Elternteil seine eigenen Erlebensprozesse ansieht, parallel dazu sollten pragmatische Veränderungen diskutiert werden.

Fachlicher Hintergrund: Die Trias der Kernbedingungen für eine helfende Beziehung im personzentrierten Konzept (Rogers, 1951, 1957)

Kongruenz (Echtsein, Aufrichtigkeit, Congruence, Realness, Authenticity.) Ich bin echt, verhalte mich der Person gegenüber so, wie ich eben bin und verstecke mich nicht hinter gekünstelten oder professionellen Haltungen. Ich bin weniger in einer Rolle, zum Beispiel als Therapeut oder Pädagoge, sondern als „Mensch" präsent. Auf professionelle Masken oder „weiße Kittel" verzichte ich. Nicht alles, was ich fühle, zeige ich auch, aber was ich von mir zeige, ist echt und bin ich als Person.

Bedingungsfreie Wertschätzung (Akzeptanz, Unconditional Positive Regard, Acceptance, Non-Possessive Warmth, Respect). Ich nehme die Person zunächst einmal so an, wie sie eben ist, mit allen ihren Stärken und Schwächen. Ich bin ihr zugewandt, bemühe mich, sie als Person wertzuschätzen, ich bin freundlich, wohlwollend, ich sage „ja" dazu, dass die Person da ist. Ich verzichte auf Bewertungen ihrer Gefühle.

Empathie (Einfühlung, Empathy, Empathic Response, Responsiveness, Perspective-Taking, Taking the Frame of Reference, Slipping into the Shoes of the Other Person, Decoding Non-Verbal Signals, Sympathy). Ich fühle mich in die Person ein, versuche nachzuempfinden, was sie gerade emotional erlebt, wie die Welt aus ihrer Lage aussieht, was gerade im Moment eine gefühlsmäßige Bedeutung für die Person hat, wie sie mich erlebt und wie sie sich selbst erlebt. Ich bejahe alle ihre Gefühle ohne Bewertung, auch unterschwellige Gefühle versuche ich zu erspüren und zu verstehen und ich vermittle, dass sie da sein dürfen.

Die Selbstexplorationsstraße – die Erfahrungsfähigkeit der Eltern erweitern. Eine der wesentlichen Wirkungsparadigmen, welche über die Funktion des Beziehungsaufbaus hinausgeht, sieht das personzentrierte Konzept in der Vertiefung der Selbstexploration. Dies führt die Klientenperson, so die Fachbegriffe, zu Symbolisierungen ihrer organismischen Erfahrung. Mit Selbstexploration ist gemeint, dass die Klientenperson ihre Aufmerksamkeit auf diese inneren Prozesse richtet und ihr Erleben fortwährend in Worte fasst. Dadurch nimmt sie ihre Emotionen, Motivationen und Kognitionen besser wahr und restrukturiert sie gegebenenfalls. Eine Symbolisierung tritt ein, wenn sich eine solche Restrukturierung vollzieht, d. h., wenn die Klientenperson neue Zusammenhänge in ihrem Erleben entdeckt und sich zum Beispiel Gefühle gegenüber einer Person oder einem Sachverhalt verändern oder neu entstehen.

Man kann nicht automatisch davon ausgehen, dass Klientenpersonen zügig in den Prozess der Selbstexploration eintauchen. Das ist vielleicht am ehesten bei vorinformierten Psychotherapieklienten der Fall. In der therapiebegleitenden Elternberatung kann man nicht damit rechnen, zumal die Eltern zunächst ein Gefühl für den Zweck, die Konzeption und die Möglichkeiten bei diesen Gesprächen gewinnen müssen. Falls die Therapeutenperson es für realistisch hält, auch in Richtung auf vermehrte Selbstexploration zu arbeiten, muss sie dazu eine Reihe von Interventionen anbieten, die allmählich in einen solchen Prozess führen können.

Für die Elternberatung will ich hier drei Möglichkeiten hervorheben:

1. *Die Verbalisierung emotionaler Erlebnisinhalte (VEE).* Begriff und Konzept wurden im deutschen Sprachraum vom Ehepaar Tausch geprägt (Tausch & Tausch, 1990). Es beschreibt eine technisch-interaktionelle Umsetzung von Rogers' Kernbedingung Empathie: Die Therapeutenperson fasst den emotionalen Gehalt einer Klientenäußerung mit eigenen Worten zusammen. Sie filtert aus dem vom Klienten Gesagten die emotionalen, und auch die damit zusammenhängenden motivationalen und kognitiven Aspekte heraus. Die Gefühle und Gedanken, die die Therapeutenperson so heraushört, fasst sie in einfachen Worten zusammen. Sie reflektiert so die mitschwingenden Gefühle, und die Klientenperson kann dies als Hilfe nutzen, sich weiter mit ihrem Erleben auseinanderzusetzen. Beispiele für das Verbalisieren emotionaler Erlebnisinhalte (VEE):

- „Das war so enttäuschend für Sie, dass sie kurz davor waren herauszuschreien?"
- „Dieses ‚dass sie wie taub ist' hat sie hilflos, ja wie gelähmt gemacht?"
- „Wenn er dieses Machtgebaren zeigt kommt bei Ihnen innerlich Hitze und Druck hoch?"

Empathie und die Verbalisierung emotionaler Erlebnisinhalte sind der Königsweg der personzentrierten Beratung. Diese personzentrierte Kernbedingung spielt an mehreren Stellen dieses Buches und bei der Arbeit mit Kindern, Jugendlichen, Eltern und Familien eine große Rolle. Sie wird in Kapitel 3.3.3, 5.2 und 6.5.1 näher erläutert.

2. *Fragen zum Erleben stellen.* In der personzentrierten Psychotherapie, in Deutschland synonym Gesprächspsychotherapie genannt, beschränkt sich die Therapeutenperson bei der Vertiefung der Selbstexploration manchmal auf VEE, um die Nicht-Direktivität des Prozesses sicherzustellen. Dies ist in der therapiebegleitenden Elternberatung so nicht möglich. Es kann den Prozess durchaus fördern, wenn die Therapeutenperson an bedeutsam erscheinenden Stellen fragt, wie sich das Elternteil gefühlt hat oder jetzt gerade fühlt. Dies kann bei Eltern wichtige neue Perspektiven eröffnen, auch bei Eltern, die sich weit weg von der Idee befinden, ihre Gefühle könnten bei der ganzen Problematik eine Bedeutung haben. Beispiele für Fragen zum Erleben:

   - „Als (dies und das geschah), welche Gefühle kamen denn da bei Ihnen?"
   - „Wenn Sie mir jetzt diese Geschichte erzählen, wie geht es Ihnen da jetzt?"
   - „Und als die ganze Bande dann weg und die Tür zugeknallt war, wie fühlten Sie sich da?"

3. *Gefühle ausleihen.* Manche Klientenpersonen erleben sehr wenige Gefühle. Oder sie erleben keine Gefühle in Momenten, bei denen die Therapeutenperson bestimmte Gefühle für sehr wahrscheinlich halten würde. Die Therapeutenperson kann in solchen Situationen ihre Gefühle als Quasi-Eltern-Gefühle ausleihen. Beispiele für das Ausleihen von Gefühlen:

   - „Wenn ich da an Ihrer Stelle gewesen wäre, hätte ich mich … gefühlt."
   - „Wie halten Sie das nur aus, ich würde mich, glaube ich, … fühlen."
   - „Wenn Sie das jetzt so berichten kommt bei mir … hoch."

   Diese Intervention hat die gleiche Funktion, wie Fragen zum Erleben zu stellen. Sie gibt Erlaubnis, wirkt vielleicht wie ein Türöffner, erlaubt der Klientenperson vielleicht, dann doch ein Gefühl zu benennen.

Die Eltern-Kind-Interaktionsstraße. Wie verhilft man Eltern zu mehr *Empathie* in das kindliche Erleben und wie gibt man Hilfen bei der *Grenzsetzung*? Eltern erleben Einschränkungen ihrer Empathie nicht unbedingt als Problem. Sie externalisieren: Es liegt am Kind; das Kind verhält sich halt unverständlich, manchmal halten sie das Kind gar für dumm, weil es nicht so handelt wie die Eltern es erwarten.

Für die Elternberatung bieten sich folgende Vorgehensweisen an:

1. *Anregen zur Rollenübernahme.* Solche Interventionen wird die Therapeutenperson immer dann anwenden, wenn sie größere Schwierigkeiten bei den Eltern bemerkt, die

Perspektive des Kindes zu sehen. Beim Gespräch, zum Beispiel über eine konkrete Episode aus dem Alltag der Familie, könnte die Therapeutenperson das Elternteil etwa fragen:

- „Wie würden Sie sich da fühlen, wenn Sie … (das Kind) wären?“
- „Was würde in Ihnen vorgehen?“

2. *Ansprechen der Kindheit der Eltern.* Diese Intervention wendet die Therapeutenperson aus den gleichen Gründen an. Die Frage kann manchmal einen wertvollen Explorationsprozess beim Elternteil anregen. Beispiele:

- „Als Sie in dem Alter von … (das Kind) waren, wie haben Sie solche Situationen da erlebt?“
- „Wie haben Sie sich da gefühlt?“

3. *Ausleihen von Kind-Gefühlen durch die Therapeutenperson.* Auch diese Intervention kann im Zusammenhang mit den vorigen beiden Fragen den Wahrnehmungsfokus auf die Kind-Perspektive lenken und im Weiteren zu fruchtbaren neuen Verständnisebenen führen. Beispiele:

- „Wenn ich in der Rolle von … (das Kind) wäre, würde ich mich … fühlen.“
- „Wenn ich mir vorstelle, ich wäre an der Stelle von (das Kind), ich glaube, ich würde …“

4. *Methoden der Grenzsetzung vermitteln.* Solche Probleme erleben Eltern meist recht klar und stellen der Therapeutenperson dazu konkrete Fragen. Solche Fragen sollte die Therapeutenperson nicht nur empathisch reflektieren sondern auch konkret beantworten. Neben den üblichen Gesichtspunkten, dass Grenzsetzungen
   - ruhig, klar, eindeutig,
   - innerhalb eines Elternpaares konsistent und
   - im Kontext eines Regelkanons erfolgen sollen,

   können den Eltern auch einige elaborierte Konzepte vermittelt werden. So besteht bei Spieltherapeuten ein breiter Konsens darüber (Ginot, 1966; Landreth, 2002; Weinberger, 2005; Goetze, 2002), bei der Grenzsetzung eine Abfolge von drei Schritten einzuhalten:
   - Gefühle in Worte fassen,
   - Grenze mitteilen,
   - Alternativen benennen.

   Dieses Vorgehen wird in Kapitel 5.4.3 ausführlich beschrieben und kann hier Grundlage der Elternberatung sein.

Komplexere Programme, die sich mit dem Thema Grenzsetzung beschäftigen, und für die auch Elternkurse angeboten werden, sind das personzentriert-behavioristische Familienkonferenz-Modell von Gordon (1989) oder das eher verhaltenstherapeutisch konzipierte Programm Triple P (Sanders, 2004; Sanders, Markie-Dadds & Turner, 2003).

Die Straße der pragmatischen Veränderungen. Durch lösungsorientiertes Vorgehen soll das Umfeld verbessert und Interaktionsmuster sollen erweitert werden. Für die Elternberatung bieten sich folgende Vorgehensweisen an:

1. *Klientengesteuerte, selbstaktualisierende Lösungsfindung.* In der personzentrierten Beratung kommen Klienten mit zunehmender Selbstexploration meist selbst problemlos zu Lösungen. Dies geschieht auch bei Eltern bzw. Familien, deren Beziehungsnetzwerk in Bewegung gerät. Die Familienmitglieder können zunehmend die Perspektiven anderer anerkennen und von Bewertungen ablassen. Die Therapeutenperson kann dann ohne Zeitdruck diesem sich selbst aktualisierenden Prozess vertrauen. Häufig stehen die Eltern aber unter einem sehr großen Lösungsdruck oder das kreative Verändern von Abläufen in der Familie erscheint als hilfreich, um Eingefahrenes aufzubrechen. Lösungsorientierte Interventionen sind dabei sehr gut anwendbar, wenn die konkrete Lösung weitgehend von den Klienten erarbeitet wird (Non-Direktivität) und wenn das emotionale Erleben dabei mit fokussiert wird (Fröhlich-Gildhoff, Hufnagel & Jürgens-Jahnert, 2004; Fröhlich-Gildhoff, 2008a).
In lösungsorientierten Phasen des Gesprächs ist das Fragenrepertoire des lösungsorientierten Arbeitens hilfreich (Shazer, 1985; Shazer, Dolan & Korman, 2007). Man kann den Prozess in fünf Stufen aufteilen; aus den vielen aufgelisteten Möglichkeiten wären jeweils natürlich nur einige wenige zu wählen.

Mögliche Interventionen bei lösungsorientierten Beratungsphasen:

Vorstufe
- Selbsteinbringung: Eigene Gefühle (auch Intentionen, Gedanken) im Zusammenhang mit dem Problem nennen (nicht im Sinne von konkreten Lösungen).
- Emotionen, Motivationen und Kognitionen vom Elternteil transparent machen.

Einstiegsstufe
Lösungen der Eltern abfragen:
- Was wurde ihnen schon geraten?
- Was schon probiert?
- Wie ging es ihnen dabei?
- Welches Ergebnis gab es?

Ideengenerierungsstufe
Fragen, die in Kontexten der Pädagogik oder Beratung bei Bestand einer guten Arbeitsbeziehung gestellt werden können:
- *Ausnahmefragen* (Was hat sich schon verändert? Wann zeigt sich das Problem nicht?)
- *Beibehaltungsfragen* (Was soll so bleiben wie es ist? Was halten Sie für ausgeschlossen?)
- *Skalierungsfragen (meist 1 bis 10, oder Prozente)* (Auf einer Skala von 1 bis 10, wo stehen Sie jetzt bei der Problemlösung? Wenn Sie einen Punkt höher einschätzen würden, woran würde sich das festmachen? Zu wie viel Prozent tendieren Sie zu …, zu wie viel Prozent zu der anderen Seite? Je nach Kontext damit weiterarbeiten)
- *Perspektivwechselfragen* (Was würde Ihr Partner, Ihr Kind, Ihre Nachbarin, … raten zu tun? Wie wird das Problem in fünf Jahren aussehen? Was wird eine Veränderung bewirkt haben? Was würden Sie eigentlich gerne tun, wenn Sie sich frei fühlen würden, o. Ä.?)

Therapienahe Fragen, sie erfordern eine vorherige Definition des Gesprächs als Therapie:

- *Verschlimmerungsfragen* (Was müssten Sie tun, um das Problem zu verschlimmern? Woran würden Sie merken, dass das Problem sich verschlimmert hat?)
- *Wunderfragen (Fee, Wunder, ...)* (Wenn eine gute Fee käme, was würde die tun? Wenn eine böse Fee käme und sagte, Sie dürfen nur eine einzige Sache ändern, wofür würden Sie sich entscheiden? Angenommen das Problem wäre plötzlich weg, wodurch?)

Achtung: An dieser Stelle besteht eine Falle. Bei der Elternfrage „Was sollen wir denn jetzt tun?" sollte zurück zur Ideengenerierungsstufe gegangen und die Lösungen der Eltern abgefragt werden.

Festigungsstufe

- *Erster-Schritt-Fragen* (Was wird das Erste sein, dass Sie tun werden? Wie bereiten Sie sich darauf vor? Wie werden Sie das tun? Wie werden Sie sich dabei fühlen? Was wird ... denken bzw. fühlen? Anstelle welchen Verhaltens werden Sie das tun?)
- *Unterstützungsfragen* (Was/Wer könnte Sie unterstützen? Was könnten Sie tun, um Unterstützung zu bekommen?)
- *Krisenfragen* (Was werden Sie tun, wenn ... (dies oder das) eintritt? Was müssten Sie tun, um zu scheitern? Wie müssten Sie es tun, um zu scheitern? Wie viele Versuche werden Sie unternehmen?)

Evaluierungsstufe

- Woran werden Sie (Ihr Partner, ...) merken, ob sich etwas geändert hat?
- Mit wie viel Prozent Veränderung wären Sie, Ihr Partner, ... zufrieden?
- Wie lange wird der Erfolg anhalten?

Wenn das Gespräch um solche Fragen kreist, soll die Therapeutenperson zwischendurch immer wieder das Erleben des Elternteils mit VEE ansprechen. Die Reflexion der jeweiligen Gefühle unterstützt, dass das Elternteil die Lösungsideen auch umsetzen wird.

2. *Fachwissen einspeisen.* Zeitpunkt und Art des Fachwissens, welches die Therapeutenperson in den Beratungsprozess einspeist, können das weitere Vorgehen natürlich beeinflussen. Ich habe im folgenden Kapitel über Familientherapie argumentiert, warum und wie die Therapeutenperson in manchen Situationen parteilich für das Kind vorgehen sollte. Ich halte das in der therapiebegleitenden Elternberatung und in der Familientherapie für notwendig. Das Einspeisen von Fachwissen stellt dabei eine von Eltern sehr akzeptierte Form dar: Eltern wünschen, die Kompetenz der Therapeutenperson zu nutzen und eine Orientierung in ihren Problemen zu bekommen. Fachwissen bereichert den Beratungsprozess vor allem dann, wenn es der Therapeutenperson gelingt, außer Maßnahmen auch immer die Gefühle und Motivationen der Eltern anzusprechen, die damit verbunden sind. So können Pläne entstehen, die die Eltern als realistisch und umsetzbar erleben.
3. *Strategische Verschreibungen.* Ein sehr aktivierendes Vorgehen stellen Verschreibungen dar, welche die Therapeutenperson den Bezugspersonen aufgibt. Die Therapeutenperson hat in solchen Fällen keine Hoffnung auf eine sich selbst aktualisierende

Lösungsfindung. Sie – und gegebenenfalls ihre Supervision – übernimmt die Alleinverantwortung. Sie empfiehlt nachdrücklich Maßnahmen in voller Parteilichkeit für das Kind. Diese begründet sie gegenüber den Bezugspersonen so, dass diese überzeugt werden – es kommt nicht darauf an, ob das die volle Wahrheit ist. In der Kinder- und Jugendpsychotherapie stehen Therapeutenpersonen manchmal vor Fällen, in denen es unverantwortlich wäre, einen solchen Weg nicht zu beschreiten.

Straße der Paarberatung. Die Therapeutenperson kann im Rahmen der Elternberatung manchmal unversehens in eine Situation kommen, in der sie als Paartherapeutin angefragt ist. Die Arbeit an der Paardynamik kann zur kinder- und jugendpsychotherapeutischen Aufgabe zählen oder auch nicht. Hochstrittige Paare, insbesondere bei einer Trennung, stellen für die Kinder eine extreme Belastung dar. Es besteht aus kinder- und jugendpsychotherapeutischer Sicht wenig Zweifel, was in solchen Fällen als Ursache der Störungen und Symptome zu sehen ist. Eine Paartherapie ist dann vor allem auch im Interesse des Kindes indiziert. Eine andere Frage ist, ob die Kinder- und Jugendpsychotherapeutenperson dies übernehmen soll. Viele Kinder- und Jugendpsychotherapeutenpersonen besitzen Kompetenzen dazu, Paartherapeuten besitzen umgekehrt nicht die Kompetenz für Kinder- und Jugendpsychotherapie. Sollten also Kinder- und Jugendpsychotherapeutenpersonen ihre Energie also nicht eher auf Fälle mit Kindern- und Jugendlichen verwenden? Ein Problem besteht manchmal darin, dass das Paar zu der Therapeutenperson großes Vertrauen gefasst hat. Dieses Vertrauen hat sie zur Offenlegung der Paarkonflikte geführt, darum wünschen sie oft nachdrücklich keinen Therapeutenwechsel. Und die Therapeutenperson ist an einer zügigen Änderung der Situation des Kindes interessiert.

Wie auch immer, paartherapeutisch geht die Therapeutenperson in weiten Teilen so vor, wie es im folgenden Kapitel für die personzentrierte Familientherapie beschrieben ist. Die Interaktionsdynamik ist vereinfacht, weil keine Kinder dabei sind. Weitere Konzeptdarstellungen zur personzentrierten und experientiellen Paartherapie finden sich bei Auckenthaler (1983), Greenberg und Goldmann (2008) sowie Johnson und Moser (2008).

Gesprächsschluss – Gefühle nach der Sitzung austauschen. Die therapiebegleitenden Elterngespräche enden, wie auch schon das Erstgespräch und das Therapievereinbarungsgespräch, mit einem Austausch über das emotionale Befinden nach der Sitzung: dem Ansprechen der Gefühle der Klientenperson und der Selbsteinbringung von Gefühlen der Therapeutenperson.

3.2.4 Fehler-Fallen

Die drei häufigsten Fallen sind:

1. *Verbleiben auf der Zubringerstraße des Informationsaustausches.* Man könnte dies auch die „Über Dritte reden Sackgasse" nennen. Auf dieser bequemen Straße muss das Elternteil keine Verantwortung für die Therapie übernehmen und die Therapeutenperson sich nicht mit anspruchsvollen Gesprächsführungstechniken mühen. Es gibt Beispiele, bei denen Therapeutenperson und Elternteil es schaffen, 45 Minuten nichts anderes zu thematisieren.
2. *Ratschläge geben, ohne zuvor zumindest die Einstiegsstufe, das Abfragen von schon probierten Lösungen, vorzunehmen.* Das kann überraschend schnell so gehen. Eltern-

teile stellen manchmal unerwartet die Frage „Ja was soll ich denn jetzt tun, was raten Sie mir?". Die Therapeutenperson kann zunächst den emotionalen Hintergrund mit einer VEE-Intervention ansprechen und sollte dann wieder auf die Einstiegsstufe der Lösungsfindung gehen.

3. *Das Verbalisieren der Erlebnisinhalte bei den Äußerungen des Elternteils vernachlässigen.* Im sich Festbeißen an Lösungs- und Informationsthemen liegt die Gefahr, die emotionale Ebene nicht mehr ausreichend anzusprechen. Grobe Faustregel: Während der Arbeit mit lösungsorientierten Fragen sollte jede zweite Intervention eine VEE-Intervention sein. Im gesamten Gespräch sollte ein Drittel aller Interventionen die Erlebensebene ansprechen.

3.2.5 Arbeit mit Eltern von Jugendlichen

Jugendliche sind noch einmal sensibler und kritischer hinsichtlich möglicher Parteilichkeiten der Therapeutenperson. Wenn sie sie als mit den Eltern verbündet erleben, lehnen sie die Therapie ab. Dies hat Konsequenzen für das Setting (vgl. auch Fröhlich-Gildhoff, 2003):

- Darum sollte mit Jugendlichen das Erstgespräch ohne Eltern stattfinden, siehe dazu ausführlich die Kapitel über das Erstgespräch und über Jugendtherapie.
- Wenn es danach Gespräche mit den Eltern gibt, sind Jugendliche immer dabei.
- Da Jugendliche dies allerdings manchmal nicht wollen (Lenz, 1999), sollte die Therapeutenperson begründen, warum das wichtig ist. Wenn Jugendliche gemeinsame Gespräche mit den Eltern dennoch kategorisch ablehnen, sollte die Elternberatung durch eine andere Therapeutenperson erfolgen.

Die Therapeutenperson ist zu allererst für den Jugendlichen da, sie ist die Vertrauensperson; gegenüber den Eltern ist sie loyal und einfühlsam, aber nachrangig. Das bedeutet:

- Völlige Transparenz gegenüber den Jugendlichen bei Elternkontakten, wenn diese zum Beispiel die Therapeutenperson anrufen. Der Jugendliche wird darüber stets vollständig informiert.
- Konsequente Schweigepflicht auch gegenüber den Eltern. Nicht volljährige Jugendliche werden informiert, dass bei substanziellen Gefahren (zum Beispiel wiederholter Drogenkonsum, Straftaten, Suizidgefahr) die Eltern informiert werden müssen. Dies geschieht aber nur, nachdem dem Jugendlichen das angekündigt wurde.
- Ablehnung von Einmischungen und Aufträgen von Eltern zur Therapie. Streitschlichtungen zwischen Eltern und Jugendlichen übernimmt die Therapeutenperson zum Beispiel nur, wenn *beide* Seiten dies ausdrücklich wollen.
- Es ist gleichwohl immer ein Anliegen der Therapeutenperson, die Interaktion zwischen Eltern und Jugendlichen wieder zum Fließen zu bringen. Wie Seiffge-Krenke (1986) fand, stellen auch bei Jugendlichen Eltern die mit Abstand wichtigste Ressource für ihre Entwicklungsschritte dar.

Elternarbeit bei Jugendtherapien ist quasi Familientherapie, wenn der Jugendliche dieses Setting akzeptiert. Wenn nicht, ist sie Paarberatung bzw. Erziehungsberatung ohne den Jugendlichen. Kapitel 3.3 über Familientherapie beschreibt darum die Praxis dieser Arbeit konkret.

Training – Reflexion – Erfahrungsübungen

Übung A: Stille Reflexion: *Mein virtueller Kinder-/Jugendtherapeut.*

Stellen Sie sich vor, in einer Zeit, als es Ihnen als Kind oder Jugendliche(r) einmal nicht wirklich gut ging, hätte es eine Therapeutenperson für Sie und Ihre Eltern gegeben. Wie hätte die Therapeutenperson mit Ihren Eltern arbeiten sollen? (Im Realfall: Wie hat die Therapeutenperson gearbeitet, was hätten Sie sich noch gewünscht?) Bitte notieren Sie sich Stichworte. Anschließend Erfahrungsaustausch soweit jede Person möchte.

Übung B: Stille Reflexion oder Metaplanarbeit: *Elternperspektive: der virtueller Kinder-/Jugendtherapeut.*

Stellen Sie sich vor (gegebenenfalls Realerfahrung mit einbeziehen), Sie haben sich wegen der Probleme mit Ihrem Kind an einen Kinder- und Jugendpsychotherapeuten gewandt. Mit Mühe und Wartezeit bekamen Sie den Termin. Dafür sind Sie dankbar, haben aber auch alle möglichen Befürchtungen was Sie und Ihr Kind erwartet.
Machen Sie sich zu folgenden zwei Fragen (gegebenenfalls auf Metaplanzettel) Notizen:

1. Welche Befürchtungen haben Sie, was sollte nicht geschehen?
2. Was sollte dort geschehen, wie sollte die Therapeutenperson mit Ihnen und Ihrem Kind arbeiten?

Anschließend alle Zettel anpinnen oder auslegen, dann (gegebenenfalls in zwei Kleingruppen) die Zettel zu Clustern sortieren und Clusterüberschriften finden. Erfahrungsaustausch.

Übung C: Rollenspiel in der Klein- oder Dreiergruppe: *Ich mach alles falsch.*

Dauer: ca. 7 bis 10 Minuten.
Person 1 spielt eine alleinerziehende Mutter, die spürt, dass sie ihrem 13-jährigen Sohn zu wenig gerecht wird. Sie hat gelesen, dass in solche Konstellationen der Junge emotional zum Partnerersatz werden kann, und befürchtet alles falsch zu machen. Sie ist abwechselnd sehr wütend und sehr liebevoll mit ihm. Sie kann das Angebot zur selbstexplorativen Klärung annehmen.
Person 2 spielt die Therapeutenperson und geht empathisch auf die Mutter ein, insbesondere mittels VEE.
Anschließend Erfahrungsaustausch: Welche Momente waren erhellend, haben etwas bewegt? Wie hat sich die Beziehung verändert? Wo ist Nähe, wo Distanz entstanden?

Übung D: Rollenspiel in der Klein- oder Dreiergruppe: *Gemütliche Sackgasse.*

Dauer: ca. 7 bis 10 Minuten. Geschlecht und Alter des Kindes und des Elternteils nach Wahl der Therapeutenperson.
Person 1 spielt ein Elternteil, dass nicht die Idee hat, über etwas anderes als das Therapiekind und dessen Freunde, Lehrerin, Nachbarn usw. zu sprechen. Es ist aber zugänglich für die therapeutischen Interventionen.
Das Kind folgt nicht und ist sehr frech. Das Elternteil hält das Kind stets zur Ordnung an und schimpft oft.

Person 2 spielt die Therapeutenperson, die das Gespräch auf die Selbstexplorationsstraße oder auf die Eltern-Kind-Interaktionsstraße lenken möchte.
Anschließend Erfahrungsaustausch: Welche Momente waren erhellend, überzeugend, haben etwas bewegt? Wie hat sich die Beziehung verändert?

Übung E: Rollenspiel in der Klein- oder Dreiergruppe: *Rat und Tat.*

Dauer: ca. 7 bis 10 Minuten. Geschlecht und Alter des Kindes und des Elternteils nach Wahl der Therapeutenperson.
Person 1 spielt ein Elternteil, das viele Fragen hat und vor allem nach Rat und Lösungen sucht. Es ist zugänglich für die therapeutischen Interventionen.
Das Kind verschließt sich gegenüber allen, auch den Eltern, es wirkt bedrückt und ängstlich und verweigert Gespräche darüber, es macht selten Hausaufgaben und will sich dabei nicht helfen geschweige denn kontrollieren lassen.
Person 2 spielt die Therapeutenperson, die im Wechsel lösungsorientierte und erlebnisaktivierenden Interventionen anbietet.
Anschließend Erfahrungsaustausch: Welche Momente waren erhellend, Energie stiftend, haben etwas bewegt? Wie hat sich die Beziehung verändert?

3.3 Interaktionelle Familientherapie

3.3.1 Ziele einer interaktionellen Familientherapie

Rogers hat 1963 in seinem berühmten Artikel über die fully-functioning-person (ffp) ein idealtypisches Modell beschrieben, das praktisch kaum zu erreichen wäre. Es vernachlässigt Aspekte des sozialen Eingebundenseins und der Notwendigkeit für die Person, sich anzupassen. Das Grundbedürfnis der Bindung kommt nicht vor, auch nicht, wie die ffp die Einbindung in soziale Gemeinschaften bewerkstelligen soll. Ein solches Modell kann nur begrenzt handlungsleitend für eine Arbeit mit Beziehungsnetzwerken wie etwa Familien sein. Ein optimal funktionierendes Familiennetzwerk, eine „fully functioning family" wäre eher auf interaktioneller Ebene zu definieren, d. h. wie geht man miteinander um.

Einige Zielvorstellung für einen hypothetischen Optimalzustand lassen sich so ableiten:

- Alle Familienmitglieder erkennen an, dass es keinen objektiven Zustand der Beziehungen in der Familie gibt, es gibt nur jeweils subjektives Erleben des Familiengeschehens.
- Sie tauschen sich über ihr jeweiliges subjektives Erleben aus ohne eigenes und fremdes Erleben zu entwerten.
- Gegenseitige Wertschätzung und Vertrauen in die Kompetenzen des anderen lassen sie eine optimale Balance zwischen Kontrolle und Loslassen gegenüber dem jeweils anderen finden.
- Die Eltern setzen klar und kongruent Grenzen. Alle Familienmitglieder haben einen so großen Vorrat an grundlegender Wertschätzung für den anderen, dass sie Kompromisse zu Lasten der eigenen Ziele eingehen können. Kinder erleben Grenzsetzungen auch als schützend und können die damit verbundenen Frustrationen und Kränkungen hinnehmen.

- Die Familienmitglieder sind in der Lage, als lebendiger Organismus auf die Veränderungen des Entwicklungsstandes der Kinder und des sozialen Umfeldes mit Regeländerungen zu reagieren.

Familientherapie und Elternberatung zielen nur in zweiter Linie auf eine Vertiefung der Selbstexploration beim Individuum. Hier geht es eher um das Erlernen von kongruenter und empathischer Interaktion. Auch soll zumindest im Ansatz ein Bewusstsein für die konstruktivistische Natur individuellen Erlebens geschaffen werden, dass es also keine objektive Realität bei den Beziehungen der Familie gibt. Vielmehr geht es darum, sich über die Sichtweisen auszutauschen und sie gegenseitig anzuerkennen. Ein *Verändern der Beziehungen in der Familie auf dem Boden des humanistischen Paradigmas* stellt den zentralen Wirkfaktor dar. Das schlägt sich in der Benennung interaktionelle Familientherapie nieder.

Ziele je nach Teilnehmenden. Die Ziele dieser Arbeit müssen oft sehr stark an die einzelne Familie angepasst werden: Die Fälle und die Bedingungen unter denen die Familie lebt haben eine deutlich größere Variationsweite als in der Erwachenen-Einzeltherapie. Folgende Ziele lassen sich formulieren:

- *Ziele für alle im Rahmen der Familientherapie:*
  - Anerkennung der Existenz von verschiedenen Perspektiven und Realitäten der Familienmitglieder ohne Kampf um eine objektive Wahrheit.
  - In der Familie auf der Grundlage der personzentrierten Kernbedingungen kommunizieren können.
  - Kompromisse beim Aufstellen von Regeln des Zusammenlebens in der Familie eingehen und diese durchhalten können.
- *Ziele für die jungen Menschen im Rahmen der Familientherapie:*
  - Die Therapeutenperson nicht als Agenten der Eltern erleben, sondern primär als *ihren* Helfer, der zugleich gegenüber den Eltern loyal ist.
  - Sprachliche Begriffe für das Geschehen im Beziehungsnetzwerk bekommen, für Bewertungsprozesse, für diffuse Motivationen und Gefühle.
  - Selbstwertgefühl und Bereitschaft zum Ausdruck von Kognitionen, Emotionen und Motivationen finden.
- *Ziele bezüglich der Eltern:*
  - *Beziehung zur Therapeutenperson.* Die Eltern sollen *Vertrauen* in die menschlichen und fachlichen Kompetenzen der Therapeutenperson erleben können. Ihre *Motivation*, die Therapie zu Ende zu führen, sollte gestärkt werden. Und sie sollen *durchhalten* können, wenn die Symptome nicht so schnell nachlassen oder sogar zunächst eine Verschlimmerung eintritt; oder wenn sich beim jungen Menschen vermehrtes Selbstbewusstsein in Form von oppositionellerem Verhalten zeigt. Während solche Ziele wohl für jede Therapieform gelten ist empirisch belegt, dass Vertrauen insbesondere durch empathisches und authentisches Therapeutenverhalten entsteht (Tausch, 1990).
- *Beziehung zu sich selber:*
  - *Selbstvertrauen, Selbstsicherheit, Selbstwirksamkeit.* Die Eltern sollen in ihrem Selbstvertrauen gestärkt werden, sodass sie prinzipiell ihren Kindern eine förderliche Beziehung anbieten können. Das Gefühl versagt zu haben mit Scham- und

Schuldgefühlen überlagert oft ihre Stimmung. Ebenso das Bewusstsein, eine gescheiterte Paarbeziehung zu führen, unter der das Kind sichtbar leidet. Ein vermehrtes „Sich-selbst-Verstehen", also mehr Kongruenz, mehr Verständnis für Reaktionsmuster in der Familie und auch mehr Erfolgserlebnisse führen zu adäquaterem Erziehungsverhalten. Mit mehr Selbstbewusstsein können Eltern eher Grenzen setzen und sich nicht so schnell in Frage stellen lassen (Tausch & Tausch, 1991).
  - *Elterliche Selbstexploration.* Um diese Ziele zu erreichen sollen die Eltern zu vermehrter und vertiefter Selbstexploration angeregt werden.
- *Beziehung der Eltern untereinander.* Oft entstehen Ansatzpunkte die Beziehung wie in einer Paartherapie zu thematisieren.
  - *Empathie für den jungen Menschen.* Elterliche Empathie wird von diversen theoretischen Orientierungen, neben der personzentrierten insbesondere auch von der Bindungstheorie (Bowlby, 1969, 1973, 1980) und der neueren Säuglingsforschung (Stern, 1985), als das zentrale Agens einer psychosozial günstigen kindlichen Entwicklung gesehen. Ganze Kataloge empirischer Forschung belegen diese Zusammenhänge.
  - *Beziehung zur Familie: Verständnis für das Beziehungsnetzwerk und die subtilen Bewertungen die darin gelten.* Welches Verhalten und welche Gefühle von Familienmitgliedern erfahren Wertschätzung und was nicht? Womit ist man „unten durch", womit quasi automatisch im Recht? Um Familienregeln und das Verhalten einzelner zu ändern muss so etwas transparent werden.
  - *Adäquates Erziehungsverhalten.* Die Eltern sollen einfühlsamer und kongruenter interagieren. Auf dieser Basis sollen sie unterstützt werden, elterliche Funktionen auszufüllen, vor allem Grenzen setzen, Probleme lösen, die Kinder unterstützen und mit Leistungsanforderungen umgehen.

Fachlicher Hintergrund: Personzentrierte und systemische Ansätze der Familientherapie

Es ist kein Zufall, dass vor allem die Systemtheorie und die personzentrierte Theorie wichtige familientherapeutische Konzepte entwickelt haben; sie überschneiden sich oft im Menschenbild und im therapeutischen Vorgehen. Folgende theoretische Elemente spielen in beiden therapeutischen Verfahren eine Rolle:

- *Konstruktivismus:* Beide Verfahren gründen insofern auf einer konstruktivistischen Position, als sie das Erleben der einzelnen Personen in einer Familie als einen jeweils vollständig subjektiven Prozess verstehen, Jede Person konstruiert ihre Realität aus ihren Wahrnehmungen, ihrer Geschichtlichkeit, ihren Bedeutungsgebungen, Assoziationen und Gefühlen. *Es gibt dabei keine objektive Realität, keine Wahrheit.* Die Ereignisse und Beziehungen in einer Familie werden von den Mitgliedern zumeist unterschiedlich erlebt; es gibt dazwischen nicht das, wie es „wirklich" ist, es gibt nur die verschiedenen subjektiven Perspektiven, Deutungen, Erlebnisse (Schlippe & Schweitzer, 2003).
- *Selbstorganisierende Prozesse:* Mit diesen subjektiven Erlebnissen bilden die Familienmitglieder ein Netzwerk. Systemtheorien haben die Regeln ausgiebig beschrieben, nach denen sich solche Netzwerke entwickeln, teilen oder auflösen. Dabei greifen sie häufig zurück auf physikalische Phänomene, um dann analoge Prozesse

in einem Beziehungsnetzwerk von Personen wie zum Beispiel einer Familie zu identifizieren (Kriz, 2001). Dieses Konzept selbstorganisierender Prozesse findet in der personzentrierten Persönlichkeitstheorie seine Entsprechung in Rogers Konstrukt der Formativen Tendenz: Jeder Organismus bewegt sich immer auch in Richtung auf die Bildung von Strukturen, Ordnungen, regelhaften Abläufen (Rogers, 1980). Auf der Ebene zwischenmenschlicher Alltagskommunikation wurden solche Phänomene von der Kommunikationstheorie sensu Watzlawick analysiert (Watzlawick, Beavin & Jackson 1967; Schulz von Thun, 2007) und in vielen familientherapeutischen Praxiskonzepten übernommen (Satir, 1972). Von überragender Bedeutung ist dabei das Paradigma, das gestörte Erleben und die Symptomatik zum Beispiel eines Kindes nicht linear auf eine Ursache zurückzuführen, sondern als Aufrechterhaltung eines zirkulären Interaktionsprozesses der Familie.

- *Aktualisierungstendenz:* Das Wachstum des Selbst kann aber nur zum Teil als Folge des Beziehungsnetzwerkes in der Familie verstanden werden. Die Analogiebildung zu naturwissenschaftlichen Beobachtungen von selbstorganisierenden Prozessen, wie Kriz (2006, 2007) sie so faszinierend veranschaulicht, erklärt dies nicht vollständig. Die sich selbstaktualisierende, Sinn konstruierende, neue Bedeutungen schaffende und manchmal systemkonträr handelnde Person ist nicht mit elementaren Einheiten physikalischer Prozesse vergleichbar (vgl. hierzu auch Finke, 2002).
- *Personzentrierte Systemtheorie:* Kriz (2004, 2006, 2007) hat darum eine personzentrierte Systemtheorie formuliert, die der Gleichzeitigkeit von naturwissenschaftlichen Regelprozessen, menschlichen Kommunikationskreisläufen und Aktualisierungsprozessen in der Person Rechnung trägt.
- Auf der Ebene der Therapiekonzepte sind systemische Familientherapeuten schon gleichfalls in diese Richtung gegangen. Sie praktizieren zunehmend eine „Familientherapie 2. Ordnung". Das heißt es geht es weniger um den von der Therapeutenperson kunstvoll geführten Kampf gegen ein starres Familiensystem, dies wäre Familientherapie 1. Ordnung. In der Familientherapie 2. Ordnung wird vielmehr die Veränderung von Kommunikationsschemata der Familie beschrieben – genau im Sinne der personzentrierten Interventionstheorie: Die Familienmitglieder lernen kongruent und empathisch zu kommunizieren. So konnten denn auch Bott (2001) und Anderson (2001) kaum einen Unterschied ausmachen zwischen dem „postmodernen" kommunikativen Ansatz „systemischer Familientherapie 2. Ordnung" und dem personzentrierten Ansatz von Rogers (1951, dort insbesondere Kapitel 7 und 8).

Beide Theorien, die personzentrierte mit dem Nicht-Direktivitätsprinzip und den sechs Core-Conditions, die systemische mit dem Wechsel vom linearen zum zirkulären Kausaltitätsprinzip haben jeweils erdbebenartige Paradigmenwechsel in der Welt der Psychotherapie ausgelöst.

3.3.2 Therapiepraxis

Auf der praktischen Ebene des therapeutischen Handelns finden sich bei einer interaktionellen Familientherapie Probleme, die eine Optimierung einiger personzentrierter Prinzipien nahe legen. Rogers hat selbst nie Familientherapie praktiziert. Seine Interventions- und Persönlichkeitstheorie entwickelte er aus der Eins-zu-eins-Counselling-Situation heraus (vgl. auch Cain, 1989). Die wesentlichste Ausweitung erfolgte für Encountergruppen. Für die heutige praktische Arbeit mit Familien und Eltern sehe ich drei wesentliche Modifikationen:

1. Die Therapeutenperson ist *prozess- und interaktionsaktivierend.* Der Begriff prozessaktivierend ist mir fast zu schwach, er entstammt der experimentellen Arbeit mit Einzelnen (zum Beispiel Focusing, Arbeit mit Ego-Parts, Selbst-Configurationen) bei der Hilfen zur Erfahrungsbildung gegeben werden. Wahrscheinlich ist es stärker und treffender zu sagen, die Therapeutenperson ist *interaktionsaktivierend.* Die Therapeutenperson lenkt das Gespräch: Sie erteilt das Wort, unterbricht, stellt viele Fragen, spricht bestimmte Familienmitglieder an, arbeitet mit leeren Stühlen oder mit Stühlen, die bestimmte Rechte oder Funktionen verleihen, setzt in variabler Weise Spielzeug mit ein, etc. Die Therapeutenperson muss aktiv eingreifen, Bewertungen explizit ansprechen und explizit ihre konstruktivistische Position vertreten. Dabei versucht sie aktiv eingreifend, die Kommunikation der Familienmitglieder untereinander zu verändern. Erst dann entfalten empathische Reflexionen auch eine Wirkung, die sie in der Einzelsituation hätten.

Begründung für interaktionsaktivierendes Handeln mit Familien:
Das systemische Konzept selbstorganisierender Prozesse und zirkulärer Kommunikationsschemata reflektiert die Erfahrung, dass Familien und Paare ihre Streitigkeiten immer in recht ähnlicher Weise austragen. Die Argumentationen folgen schematisch aufeinander. Das System und seine Symptome erhalten sich selbst aufrecht. Bei vielen Familien wird das System aber auch dann nur schwach tangiert, wenn die Therapeutenperson gute empathische Reflexionen und kongruent-selbstoffenbarende Äußerungen einbringt, die in der Einzeltherapie bedeutende Veränderungen anstoßen würden. Dies kann mit der personzentrierten Theorie so erklärt werden, dass die subtilen Bewertungen in der Familie aufrechterhalten und die personzentrierten Kernbedingungen innerhalb der Familie zu wenig realisiert werden. Präsenz und Beispiel der Therapeutenperson reichen nicht aus; die Kernbedingungen müssen wahrgenommen werden können, wie Rogers auch stets betonte. Auch erhält jedes Familienmitglied nur einen Teil der therapeutischen Aufmerksamkeit, der in einer Einzeltherapie erfahrbar wäre. Trotz bedingungsfreier Wertschätzung der Therapeutenperson könnten auch ihre empathischen Reflexionen paradoxerweise eine völlig andere Bedeutung in der Perspektive einzelner Familienmitglieder bekommen und zum Beispiel als bloßstellend erlebt werden (vgl. auch Warner, 1989).

2. Die Therapeutenperson arbeitet auch *lösungsorientiert-experientiell.* Die Therapeutenperson greift die Lösungssuche von Familienmitgliedern positiv auf. Sie reagiert auf Lösungsdruck der Familie im Sinne vorhandener Konzepte (Jaison, 2006; Fröhlich-Gildhoff, Hufnagel & Jürgens-Jahnert, 2004; Fröhlich-Gildhoff, 2008a; Shazer, 1985). Zusätzlich wird sie die experimentellen Aspekte von Lösungsideen bei den Familienmitgliedern abfragen und herausarbeiten. Dabei kann sie auch versuchen, im Sinne von Gordons No-loose-Methode (1970) die Ressourcen der Familie zur eigenständigen Lösungen zu aktivieren.

Begründung für lösungsorientiert-experientielles Arbeiten mit Familien:

In der Familiensituation kann sich die Aktualisierungstendenz der Einzelpersonen aufgrund der fehlenden core-conditions zunächst nicht entfalten. Lösungswege, die eine Veränderung im Familiennetzwerk bewirken könnten, sind ausgeblendet. Allerdings reicht die aktivierende Planung von Lösungen in der Therapiesitzung nicht aus. Um die Umsetzung realistisch zu machen, sollte die Familie auch mögliche Erfahrungen, Ängste und Beziehungsveränderungen in der Familientherapiesitzung emotional durcharbeiten. *Zu beachten ist, dass in vielen Familien Probleme nicht auf einem zu festgefahrenen Familiensystem beruhen, welches aufzubrechen wäre, sondern auf einem zu instabilen, in dem Strukturen und Lösungswege noch aufzubauen und zu bearbeiten sind.*

3. *Neutralität versus Parteilichkeit* der Therapeutenperson. Kaum ein Prinzip der Arbeit mit Familien, Paaren oder Gruppen besteht so unverrückbar und unhinterfragt wie das der Unparteilichkeit. Systemisch begründet sich dies mit der Position der Therapeutenperson außerhalb des Systems. Ein Verbünden mit einzelnen Systemmitgliedern manövrierten die Therapeutenperson ins System. Das machte sie zum Opfer der Systemmechanismen und damit therapeutisch handlungsunfähig. Personzentriert begründet sich die Neutralität mit der sonst nicht allseitigen bedingungsfreien Wertschätzung und damit einem Bruch im Beziehungsangebot. Dennoch schlage ich eine Veränderung dieses Prinzips in der Familientherapie vor. *Die Therapeutenperson sei parteiisch mit dem oder den jungen Menschen. Die Beziehung zu den Eltern ist wertschätzend-loyal.* Damit ist nicht etwa gemeint, die Therapeutenperson solle diese Parteilichkeit demonstrativ zeigen. Es ist eher eine Frage der Aufmerksamkeit und Empathie in die Situation der Kinder.

Begründung für Parteilichkeit mit den Kindern in der Familientherapie:

Kinder sind aber in einer Familientherapiesitzung sehr stark von Entwertungen und Ängsten bedroht und sie haben weniger Schutzmechanismen als die Erwachsenen. Als Symptomträger sind sie bereits überfordert. Kinder sind schwächer – auch wenn einem auf der Ebene des ersten Augenscheins gegenteilige Beispiele einfallen mögen, etwa wenn sie von Erwachsenen als „tyrannisch" erlebt werden. Sie können nicht eigenständig leben, und ihre Erfahrung nur begrenzt auf sprachlicher Ebene symbolisieren. In einer Familientherapiesitzung halte ich darum ein kategorisches Neutralitätsprinzip für eine große Belastung der Kinder. Sie benötigen deutlich mehr Aufmerksamkeit, Hilfen, Wertschätzung, Fragen, Vorschläge, Freiheiten, gegebenenfalls auch mehr Grenzsetzungen und Direktiven. Sie benötigen manchmal während der Sitzung eine spielzimmerartige Umgebung (Jürgens-Jahnert, 2002). Familiäre Veränderungs- und Problemlösungsoptionen soll die Therapeutenperson von den Kindern aus denken.

O'Leary (1999) führt zu diesem Punkt keine Grundsatzdiskussion, plädiert theoretisch weiterhin für *multi-directional partiality* (O'Leary & Johns, 2007; O'Leary, 2008), ich erlebe seine Haltung aber so wie beschrieben, etwa wenn er empfiehlt:

> „I have come to think of it as borderline malpractice not to have some small gift for children under the age of seven to take away with them. All of these things come out of me quite naturally when I realize that unless they feel like welcomed guests, the office will be forever a place where grown-ups make them come. – Teenagers ... are another matter, in the respect for them is paramount; and warm greetings, questions and joking are all secondary to responding to their level of receptivity.“ (1999, S. 78)

Gaylin (1990) expliziert die Grundsatzfrage gleichfalls nicht, sieht sich aber als „friend/ally to the children“. Vor den Familientherapiesitzungen spricht er sogar kurz alleine mit dem Kind/den Kindern, um nach den Wünschen und Themen zu fragen und Vertraulichkeit zu klären. Dann erst (!) dürfen die Eltern hereinkommen. Parteilichkeit mit den Kindern schließt allerdings mit ein, zum Beispiel bei hilflos-schwachen Eltern mit externalisiert gestörten Kindern aktiv den Eltern zu helfen. Sie müssen lernen, Grenzen zu setzten, die Generationengrenzen zu wahren und kindadäquate Entwicklungsumgebungen schaffen. Befürchtungen, eine erfahrene und/oder supervidierte Therapeutenperson würde sich durch Kind-Parteilichkeit blind ins System ziehen lassen, halte ich für eine sehr praxisferne Theorie.

3.3.3 Prozessmodell für eine interaktionelle Familientherapie

Die Therapeutenperson arbeitet „im“ System. Dies verlangt eine hohe Präsenz und zum Beispiel auch Umgang mit Ablenkungen wie herumkrabbelnde Kleinkinder, Parallel-Gespräche der Kinder untereinander usw. Im Rahmen eines interaktionellen Ansatzes ist es kaum denkbar, bei solchen Sitzungen im Sinne eines starren Ablaufschemas vorzugehen. Das Konzept muss offen bleiben für die Dynamik des Gesprächsverlaufes, in dem verschiedene Punkte unterschiedlich gewichtet oder auch ausgelassen werden können. Auch deren Reihenfolge ist nur tendenziell vorgegeben. Das Vorgehen besteht darum wesentlich aus „Prozesselementen“ (Esser, 1985). Dies sind Gesprächsteile, die voraussichtlich vorkommen, es ist aber offen, wie ausführlich und wann sie vorkommen; nur eine generelle zeitliche Richtung wird vorgeschlagen. Zur besseren Übersicht gliedern sich die Prozesselemente in fünf Gruppen (vgl. Abb. 5):

- Der Initialbereich,
- Einfühlung der Familienmitglieder in sich selbst und in andere,
- Neuverständnis des familiären Netzwerkes,
- Lösungen finden,
- Selbsteinbringung der Therapeutenperson.

Der Initialbereich

Wertschätzung zeigen und ein symmetrisches Beziehungsangebot machen, Interesse am Kind/an den Kindern zeigen. Es ist vor jeder neuen Sitzung förderlich, dies deutlich zu machen. Wichtig sind Wertschätzung der Klienten als Person, Begegnung auf Augenhöhe, spüren lassen, dass man sich nicht über die Klienten stellt. Den Kindern wird besondere Aufmerksamkeit geschenkt, zum Beispiel ein Kind ansprechen, wenn es etwas mitgebracht hat; um eine vertrauensvolle, authentische Beziehung aufzubauen und zu erhalten. Die Therapeutenperson wird freundlich und offen auf die Klienten zugehen, vielleicht Mineralwasser bzw. Saft anbieten, sich für Terminverzögerungen entschuldi-

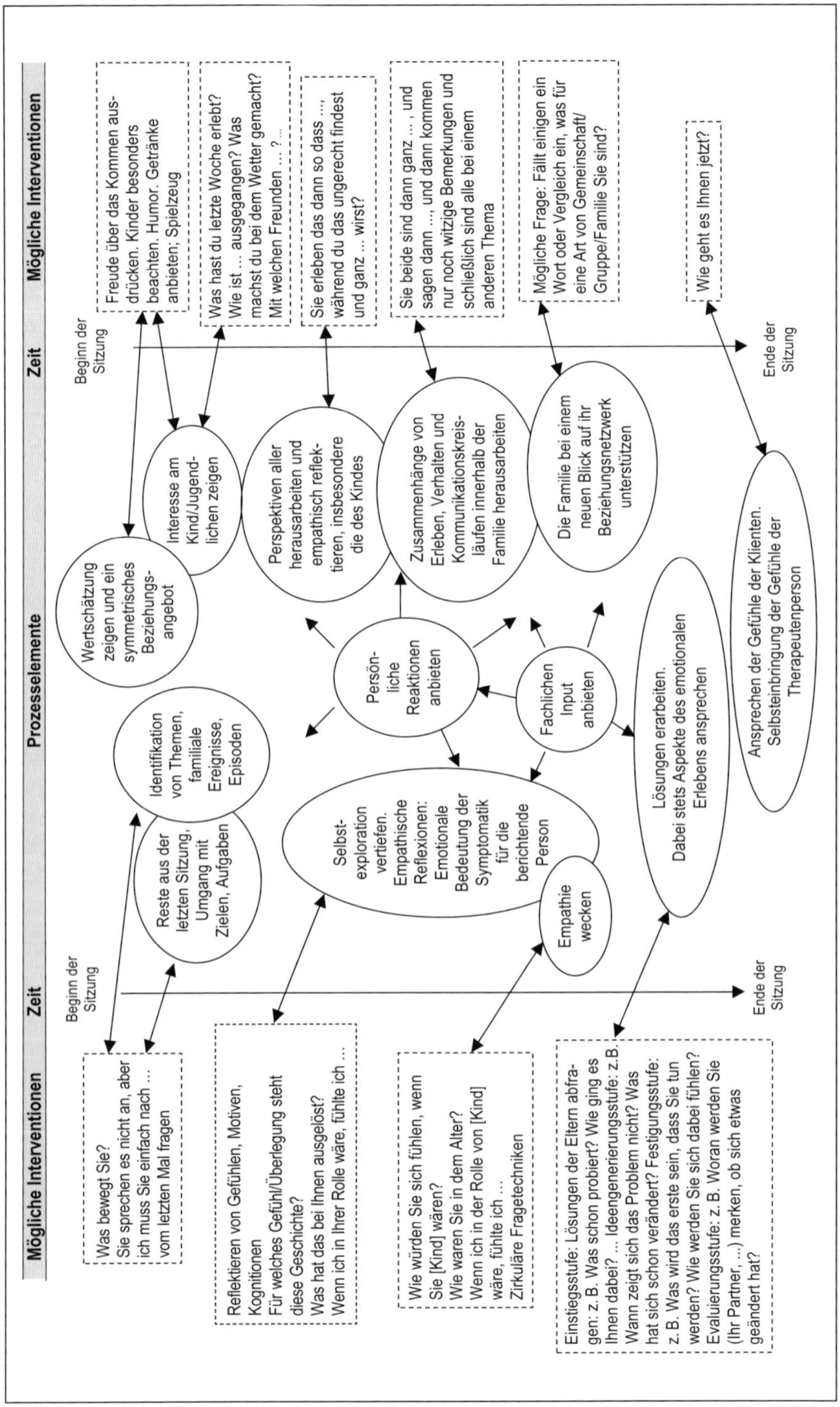

Abbildung 5: Prozessmodell für eine interaktionelle Familientherapie

gen, usw. Es sind viele kleine, aber nicht zu unterschätzende Details, die Klienten gewinnen oder sie irritieren können.

Es bietet sich auch an, für die Vorlieben, Aktivitäten und den Alltag des Kindes deutliches Interesse zu zeigen. Hier liegen die Ressourcen des Kindes. Dies ist von gewissem diagnostischem Wert, vor allem aber spricht die Beraterperson positiv besetzte Themen beim Kind an und gibt ihm Gelegenheit, sich positiv darzustellen. Unabhängig von beraterischen Interventionstechniken fühlt das Kind sich akzeptiert, anerkannt und verstanden, was für den Beziehungsaufbau von großem Wert ist. Der Zeitpunkt von entsprechenden Fragen und Impulsen an das Kind (Was machst du gerne? Hast du Lieblingsfächer in der Schule? Wer sind deine Freunde? etc.) mag der Gesprächsdynamik überlassen bleiben.

Reste aus der letzten Sitzung, Umgang mit Zielen, Aufgaben, Identifikation von Themen, familiären Ereignissen, Episoden. Oft spricht die Familie ein Thema selbst an, zum Beispiel etwas Wichtiges aus der letzten Sitzung, das eine Veränderung ausgelöst hat. Oder die Familie hatte sich etwas vorgenommen und es folgt ein Bericht darüber, wie die Familie damit umgegangen ist. Eine interaktionell vorgehende Therapeutenperson kann so etwas auch gegebenenfalls von sich aus ansprechen, wenn sich die Frage sehr aufdrängt. Mögliche Interventionen:

- „Was bewegt Sie?“
- „Möchte jemand zu dem etwas sagen, was Sie sich letztes Mal vorgenommen hatten?“
- „Sie sprechen es nicht an, aber ich muss Sie einfach nach … vom letzten Mal fragen.“

Die Therapeutenperson unterstützt die Familie ansonsten zurückhaltend, Themen zu finden.

Einfühlung der Familienmitglieder in sich selbst und in andere

Durch empathische Reflexionen die Kommunikation verlangsamen und klären, die emotionale Bedeutung der Symptomatik für die berichtende Person herausarbeiten, Selbstexploration vertiefen. Das Reflektieren von Gefühlen, Motiven und Kognitionen gilt als der Königsweg personzentrierten Vorgehens um Empathie erfahrbar zu machen. Allerdings wird das Ziel der Einzeltherapie zu relativieren sein, hierdurch ließe sich auch in Familiensitzungen oder Elternberatungen die Selbstexploration vertiefen. Wegen der Anwesenheit der anderen Familienmitglieder sind die Kernbedingungen, vor allem bedingungsfreie Wertschätzung, nicht durchgängig gegeben. Die subtilen Bewertungen im Familiensystem können auch durch die bedingungsfrei wertschätzende Therapeutenperson nicht ganz außer Kraft gesetzt werden. Auch gilt nicht mehr das therapeutische Prinzip, wonach das Erleben *eines* Klienten und die dem zugrunde liegende Realitätsdeutung im Mittelpunkt stehen. Vielmehr gibt es hier mehrere konkurrierende Perspektiven. Das Ziel ist eher eine Problemlösung, die die Gesprächspartner auf der Basis ihrer unterschiedlichen Realitätsdeutungen anstreben. Im Konfliktfall haben die Gesprächspartner nämlich zunächst das Ziel, die anderen Personen von ihrer Sicht der Dinge zu überzeugen.

Das Wirkungsmodell von Empathie bei Paar- und Familienarbeit:

In der Einzeltherapie soll Empathie das Erleben und Selbstexploration fördern. In der Paar- und Familientherapie eher die Interaktion fördern: Empathische Äußerungen der Therapeutenperson führen hier zu Kognitionen, mit der eigenen Perspektive verstanden worden zu sein, und zu Gefühlen von Beruhigung und Entspannung, da die Person nicht mehr um die Anerkennung dieser eigenen Perspektive konkurrieren muss. Das Familienmitglied erlebt die Situation so als weniger bedrohlich. Sie ist dadurch besser in der Lage zuzuhören und andere Perspektiven kognitiv zu erfassen. Dies auch, weil sie im Gesprächsprozess, während eine andere Person redet, weniger davon abgelenkt ist, nach weiteren Argumenten für die eigene Perspektive zu suchen. So sind mehr kognitive Kapazitäten frei anderen zuzuhören. Emotional werden weniger bedrohliche Reize erlebt, weil die Erfahrung des Verstanden-worden-seins stets hoch mit der Erfahrung von Wertschätzung korreliert. Das Familienmitglied wird, nachdem sie selbst anerkannt wurde, auch eine Fremdperspektive eher anerkennen.

Für Beratungsgespräche mit einem oder zwei Elternteilen alleine wäre die Vertiefung der Selbstexploration allerdings ein durchaus realistisches Ziel. Neben dem klassischen Ansatz des Reflektierens von Gefühlen, Motivationen und Kognitionen wäre in einem solchen Setting auch noch denkbar, Fragen zum Erleben bei bestimmten berichteten Episoden oder zum Erleben im aktuellen Gesprächsprozess zu stellen. Auch könnten durch die Therapeutenperson Elterngefühle „ausgeliehen“ werden: „Wenn ich in Ihrer Rolle wäre, fühlte ich ...“ Schwierig ist dabei, dass die Eltern häufig über eine dritte Person, nämlich das Kind reden, die empathischen Reflexionen sich aber auf die Emotionen und Bedeutungsgebungen *der Eltern* beziehen sollen (Weinberger, 2005; Means & Thorne, 1996). Die Therapeutenperson lenkt den Fokus um: Vom Verhalten des Kindes auf die Gefühle des Elternteils. Ein Elternteil berichtet beispielsweise über das Nägelkauen des Kindes, woraufhin die Therapeutenperson intervenieren könnte:

- „Das macht Sie dann immer wieder ärgerlich ...?“
- „Bei Ihnen kommt dann immer eine tiefe Sorge ...?“
- „Ihre Ratlosigkeit lässt Sie dann manchmal sogar die Kontrolle verlieren ...?“

Ein Elternteil berichtet von Ausreißversuchen des Kindes, woraufhin die Therapeutenperson zum Beispiel folgendermaßen intervenieren könnte:

- „Der Sinn Ihres Zusammenlebens in der Familie verschwimmt für Sie ...?“
- „Sie stellen sich dann auch in Ihrer Mutter-/Vaterrolle infrage ...?“

Dieses Umlenken lernt zwar jeder personzentrierte Berater, in der Dynamik einer Familiensitzung ist das aber trotzdem oft schwer.

Empathische Reflexionen können auch hilfreich zur Verlangsamung der Gesprächsdynamik sein, für den Schutz des Kindes, um zu viele elterliche Klagen zu unterbrechen, oder zu diagnostischen Zwecken („Bitte einen Augenblick, verstehe ich das richtig, dass Sie sich dann ... fühlen?“).

Mögliche Interventionen:
• Häufiges Reflektieren von Gefühlen, Motiven, Kognitionen. • Auch bei Bericht über das Kind die Gefühle der Eltern reflektieren. • Für welches Gefühl/Überlegung steht diese Geschichte? • „Was hat das bei Ihnen ausgelöst?“ • „Wenn ich in Ihrer Rolle wäre, fühlte ich …“

Empathie der Eltern wecken. Dies ist bei manchen Eltern schwer. Die Beratung der Eltern ohne Anwesenheit des Kindes bietet allerdings auch die Möglichkeit, explizit daran zu arbeiten. Die Therapeutenperson sollte sich nicht zurückhalten, dies zu initiieren.

Mögliche Interventionen:
• Anregen zum Role-taking („Wie würden Sie sich fühlen, wenn Sie [Kind] wären?“) • Kind-Gefühle ausleihen durch die Therapeutenperson („Wenn ich in der Rolle von [Kind] wäre, fühlte ich …“). Gaylin (1990) praktiziert dies auch für nicht anwesende oder verstummte Familienmitglieder und nennt diese Technik „ghosting“. • Die Kindheit der Elternperson ansprechen („Wie waren Sie in dem Alter?“). Gaylin (1990) nennt dies „intergenerational echoing“. • Bei Familiensitzungen bieten auch die in der systemischen Therapie viel beschriebenen zirkulären Fragetechniken gute Möglichkeiten (von Schlippe & Schweitzer, 2003).

Neuverständnis des familiären Netzwerkes

Perspektiven aller herausarbeiten und empathisch reflektieren, insbesondere die des Kindes. Der empathische Fokus der Therapeutenperson muss von Person zu Person springen. Die Beraterperson gibt klar und aktivierend den wechselseitigen Perspektiven Raum, denn damit wird vor allem das Kind geschützt (vgl. auch Kapitel 2.2). Die Sichtweisen aller Familienmitglieder sollen Raum erhalten: Alle Perspektiven sind gleich wertvoll und gleichberechtigt. Es geht nicht ums Rechthaben. Das Kind unterliegt dabei im Familienalltag oft und sollte hier ein gewisses Plus an Aufmerksamkeit erhalten. Mögliche Interventionen:

- „Sie erleben das dann so, dass …, während du das ungerecht findest und ganz … wirst …?“
- „Du hast doch bestimmt auch eine Meinung dazu?“
- „Jetzt interessiert mich aber wieder deine Meinung dazu.“
- „Jetzt habe ich fast den Eindruck, dass alle dasselbe Geschehen ganz unterschiedlich erleben, und zwar Sie …, und Sie …, und du …“

Zusammenhänge von Erleben, Verhalten und Kommunikationskreisläufen innerhalb der Familie herausarbeiten. Auch dies wird bereits im Erstgespräch versucht (siehe Kapitel 2.2). Die Therapeutenperson fragt häufiger und gezielt nach, Familienmitglieder werden auch direkt angesprochen. Welches Verhalten erzeugt welche Gefühle, und wie wird geredet. Mögliche Interventionen:

- „Ich habe verstanden, wenn Vater aufgibt und nichts mehr sagt, reden Sie (Mutter) um so lauter; wie ist das dann für euch beide (an die Kinder gerichtet)?"
- „Wie erleben Sie (Mutter) Ihre Älteste, wenn sie Jan und Fridjof so zurechtweist und danach weint?"
- „Kann es sein, dass niemand sich angreifbar machen möchte, da sagt man lieber nichts, nur Vater ist wütend und zeigt das auch, und hat hinterher ein schlechtes Gewissen?"

Die Familie bei einem neuen Blick auf ihr Beziehungsnetzwerk unterstützen. Die meisten Familienmitglieder können ihre Sicht der Beziehungsstrukturen in der Familie beschreiben. Nach dem Herausarbeiten der Perspektiven und der Kommunikationskreisläufe ist dies aber oft auf tiefere Weise möglich: Es gibt mitunter Nicht-Gewusstes, Überraschendes. Die Beraterperson kann die Aufmerksamkeit der Familienmitglieder auf die Beziehungen lenken. Ein solches Gespräch bietet allen eine wenig bedrohliche Möglichkeit, diese neuen Erfahrungen in Worte zu fassen, und dabei von wertschätzenden und empathischen Interventionen der Beraterperson unterstützt zu werden. (Die Therapeutenperson unterstützt die Familienmitglieder, jeweils ihre Sicht der persönlichen Beziehungen zu formulieren.) Ein solches Vorgehen wurde auch vom systemischen Therapieansatz aufgegriffen und elaboriert (z. B. Schlippe & Schweitzer, 2003). Mögliche Interventionen:

- „Wie viel Nähe und wie viel Distanz gibt es in Ihrer Familie?"
- „Fällt einigen ein Wort oder Vergleich ein, was für eine Art von Gemeinschaft/Gruppe/Familie Sie sind?"

Die Beziehungen können auch symbolisch mit Materialien dargestellt werden: z. B. mit Bauklötzen, Puppenschuhen, Sandspielfiguren oder mit Hilfe des dazu geschaffenen „Familienbrett".

Lösungen finden

Lösungsmöglichkeiten erarbeiten. Klienten kommen in der Einzelarbeit mit zunehmender Symbolisierungsfähigkeit und Kongruenz selbst meist problemlos zu Lösungen. Dies geschieht auch bei Familien, deren Beziehungsnetzwerk in Bewegung gerät, weil die Mitglieder zunehmend die Perspektiven anderer anerkennen können und von Bewertungen ablassen können. Häufig stehen die Familien oder Eltern aber unter einem sehr großen Lösungsdruck und/oder das kreative Verändern von routinierten Abläufen in der Familie erscheint als hilfreich, um eingefahrene Kreisläufe von Erleben, Verhalten, Kommunikation, usw. zu brechen. Lösungsorientierte Interventionen sind sehr gut mit dem personzentrierten Konzept vereinbar, wenn die konkrete Lösung selbst weitgehend von der Familie erarbeitet wird (Non-Direktivität) und wenn das emotionale Erleben dabei angesprochen wird (Fröhlich-Gildhoff, Hufnagel & Jürgens-Jahnert, 2004; Fröhlich-Gildhoff, 2008). Sicher bietet sich eine Unterstützung der Familie an, im Sinne von Gordons „No-loose"-Methode vorzugehen, wie schon weiter oben in Kapitel 3.1.1 beschrieben. Alternativ könnte man sich auch aus dem Fragenrepertoire vorhandener Konzepte zur systemischen Familientherapie und zum lösungsorientierten Arbeiten bedienen (Shazer, 1985; Shazer, Dolan & Korman, 2007). Ein solches Vorgehen und die vielen möglichen Fragen wurden bereits im Kapitel zur Elternberatung beschrieben. Der dort gezeigte Fragenkatalog kann ebenso hier eingesetzt werden. *Da das Hauptproblem nicht im Erdenken, sondern im Umsetzen von Lösungen besteht, ist es von besonderer Bedeutung, stets mit anzusprechen, was die Familienmitglieder bei den Lösungsüberlegungen fühlen und denken.*

Selbsteinbringung der Therapeutenperson

Während der gesamten Sitzung kann die Therapeutenperson als kongruentes Modell persönliche Reaktionen anbieten und fachlichen Input anbieten:

- *Persönliche Reaktionen anbieten.* Wie auch im Erstgespräch (vgl. Kapitel 2.2) sagt die Beraterperson, welche Emotionen und Kognitionen einzelne Verhaltensweisen, Probleme oder Beziehungsstrukturen in der Familie bei ihr auslösen. Zum Beispiel kann sie die Gefühle des Kindes mitfühlen und vielleicht verbalisieren, wenn das Kind dazu nicht in der Lage ist. Familienmitglieder werden ermutigt, sich ähnlich zu äußern, zu widersprechen, zu kommentieren, usw. Nach wie vor darf sie damit aber nicht Partei ergreifen bzw. einzelne Personen oder die Familie als Ganzes verletzen.
- *Fachlichen Input anbieten.* Nicht nur im Erstgespräch, auch später ergeben sich hierfür Gelegenheiten. Familienmitglieder erleben es oft als hilfreich, allgemeine psychologische Informationen zu erhalten. (Beispiel: „Es ist bei Jugendlichen oft normal, dass das Zimmer nicht aufgeräumt ist, ja chaotisch aussieht, darum lohnt sich für Eltern kein Kampf.“)
- *Abschluss.* Für den Schluss der Sitzung sollte man mindestens fünf Minuten vorsehen. Die Therapeutenperson könnte zusammenfassen, was sie für bedeutsam hielt und die Familienmitglieder um ihre Meinungen bitten. Die Therapeutenperson kann ihre Gefühle angesichts der Sitzung mitteilen und die Familienmitglieder gleichfalls fragen, wie es ihnen jetzt geht. Die Therapeutenperson sollte auch Ressourcen der Familie würdigen, oft macht sie manches auch gut oder hat schon etwas verändert. Dies sollte ausdrücklich anerkannt werden.

Nicht jede Familien- oder Elternsitzung berührt alle Prozesselemente. Dies hängt von der Gesprächsdynamik, den Zielen und den Möglichkeiten der Klienten ab. Das Modell der Prozesselemente hilft jedoch der Therapeutenperson, sich im Gesprächsverlauf zu orientieren.

3.3.4 Bedeutung und Probleme

Interaktionelle Familientherapie stellt höhere Anforderungen an die Therapeutenperson. Sie muss die Techniken der Beratung von Erwachsenen beherrschen und diese dann in der Paar- oder Familiensituation anwenden können. Zusätzlich muss sie sich in Kinder und Jugendliche einfühlen können und auch mit den besonderen Interventionsformen mit Kindern und Jugendlichen vertraut sein. Zusätzlich benötigt sie Störungswissen bezüglich Kindern und Jugendlichen, am besten sollte sie auch die Spieltherapie beherrschen. Gut wäre, wenn sie auch Trainingsprogramme kennt und durchführen kann (vgl. Kapitel 3.1).

Zugleich bietet die interaktionelle Familientherapie den Klienten ausgesprochen viel: Familienmitglieder machen neue emotionale Erfahrungen mit sich und erleben neue Interaktionserfahrungen, sie erleben realistische Lernmöglichkeiten für transparente Kommunikation und lernen so Lösungsprozesse auf experientielle und niederlagenlose Weise. Familien erhalten realistische Chancen, sich in Richtung einer fully-functioning-family zu bewegen, in der dann auch gestörtes Verhalten überflüssig wird oder zumindest integriert werden kann.

Die Therapeutenperson muss dazu aktivierender vorgehen als in der personzentrierten Einzeltherapie. Das Paradigma der Nicht-Direktivität passt wenig, weil bedingungsfreie Wertschätzung und Empathie in der Familiendynamik oft zu wenig gegeben sind oder nicht wahrgenommen werden. Die hier dargestellten zusätzlichen Interventionsmöglichkeiten sind nötig um die Familienbeziehungen zu öffnen: Wahrnehmungen und Sichtweisen sollen sich so erweitern, dass die Familienmitglieder wertschätzend, authentisch und empathisch interagieren können. In der Praxis erleben viele Therapeutenpersonen, dass sie Konzepte für aktivierende Eingriffsmöglichkeiten benötigen. Das auf die Einzelberatung hin gedachte nicht direktive Modell wird erweitert. Gegenwärtig offene Fragen sind zum Beispiel:

- Welche Kriterien gibt es für Indikationsentscheidungen zwischen den diversen Möglichkeiten der Eltern- bzw. Familienarbeit?
- Entwicklung von Konzepten für die Sitzungsdurchführung mit zwei Therapeutenpersonen.
- Umgang mit hochstrittigen Paaren, die zum Beispiel nicht gemeinsam kommen wollen oder von denen einer die Therapie hintertreibt, oder die sich gegenseitig nicht zu Wort kommen lassen.
- Umgang mit der Einbindung des Kindes in zwei Familien bei Trennungs- bzw. Scheidungssituationen.

Training – Reflexion – Erfahrungsübungen

Übung A: Streitgespräch ohne und mit Moderation: *Ich bin der bessere Familientherapeut.*

Dreiergruppen, zwei Personen diskutieren *eine* der folgenden Kontroversen:

- Soll im Familiengespräch ausschließlich empathisch kommentiert werden oder interaktionsaktivierend gelenkt werden?
- Soll eine Lösungsfindung mit Verwendung des lösungsfokussierenden Fragenkataloges forciert werden oder sollen Lösungsversuche der Familienmitglieder ausschließlich empathisch kommentiert werden?
- Soll die Therapeutenperson völlig unparteilich sein oder parteilich für das Kind bzw. den Jugendlichen sein?

Lesen Sie noch einmal die Argumentationen auf den Seiten 71–73 und verteilen Sie eindeutige Pro- und Contra-Rollen. Die dritte Person ist Moderator.
Ablauf: Diskutieren sie ca. drei Minuten ohne Moderator (dieser schweigt also). Nach drei Minuten wird das Gespräch für ca. fünf Minuten fortgesetzt, jetzt paraphrasiert der Moderator jede Äußerung mit Gewicht auf den mitschwingenden Gefühlen.
Anschließend Erfahrungsaustausch: Wie hat die Moderation das Gespräch verändert, was war entscheidend? Wie haben sich die Gefühle der Diskutanten verändert?

Übung B: Rollenspiele: *Perspektiven herausarbeiten*

Szenario Vier Planeten: Die Familie berichtet von einem gemeinsamen Sonntagausflug, den sie nach der letzten Familientherapiesitzung geplant hatte, um ihren Zusammenhalt zu fördern. Dieser verlief dann aber ausgesprochen unbefriedigend und chaotisch. Mutter erlebt das Familienleben als sehr anstrengend, weil sie so viel sorgen und versorgen muss, Vater erlebt es als beliebig und zu wenig von Regeln und Grenzen strukturiert, die 13-jährige Tochter erlebt es als elterliche Diktatur und der 9-jährige Sohn hat außerhalb der Familie soziale Ängste und erlebt die Familie als Sicherheit gebend.
Sechsergruppe: Rollenspiel mit vier Familienmitgliedern, einer Therapeutenperson, einer Beobachterperson.
Dauer: Maximal 10 Minuten. Die Therapeutenperson versucht, die Perspektiven und Gefühle aller herauszuarbeiten.
Anschließend Erfahrungsaustausch: Welche Momente waren erhellend, haben etwas bewegt? Wie hat sich die Beziehung verändert? Wo ist Nähe, wo Distanz entstanden?

Szenario Kein Zuhause: Der 15-jährige Jonas lebt bei seiner Mutter, deren neuen Mann und dem Kleinkind der beiden. Sein Vater lebt 500 km entfernt, gleichfalls in einer neuen Familie mit zwei Grundschulkindern. Vater kommt alle drei Wochen zu Besuch, dann bezieht er mit Jonas ein Hotelzimmer fürs Wochenende. Diese Wochenenden sind langweilig und trostlos. Jonas ist still und traurig, ab und zu hat er heftige Wutausbrüche und zerstört Dinge. Er leidet unter der Situation, fühlt sich überflüssig, und will Mutters Familie verlassen und zu Vater ziehen. Der sagt er wolle das auch, jedoch gäbe es im Haus seiner neuen Familie kein Zimmer für ihn. Darum sei seine neue Frau dagegen.
Fünfergruppe: Rollenspiel mit Jonas und seinen leiblichen Eltern, einer Therapeutenperson, einer Beobachterperson.
Dauer: Etwa 10 Minuten. Die Therapeutenperson versucht, die Perspektiven und Gefühle aller herauszuarbeiten.
Anschließend Erfahrungsaustausch: Welche Momente waren erhellend, haben etwas bewegt? Wie hat sich die Beziehung verändert? Wo ist Nähe, wo Distanz entstanden?

Szenario Kinderhüten: Die 14-jährige Mira betreut jeden Nachmittag ihren 8-jährigen Bruder Slatko bzw. nimmt diesen mit, wenn sie irgendwo hingeht. Fast täglich kratzt beißt spuckt und sticht Slatko Mira mit spitzen Gegenständen; Mira ist hilflos und mit dem Kinderhüten völlig überfordert, Mutter schimpft jeden Abend mit beiden – und Vater schimpft ab und zu, schlägt die Kinder auch, er ist dann sehr entnervt und will vor allem, dass alles funktioniert. Mutter arbeitet jeden Nachmittag bis 18 Uhr, das tut sie auch gerne. Sie kann Slatko darum nicht betreuen, Vater findet es nötig, dass Mutter arbeitet, da sonst die Annuitäten des Reihenhauses nicht bezahlt werden können. Die Kinder wollen ihre Freiheit haben und können miteinander nichts anfangen.
Sechsergruppe: Rollenspiel mit vier Familienmitgliedern, einer Therapeutenperson, einer Beobachterperson.
Dauer: Maximal 10 Minuten. Die Therapeutenperson versucht, die Perspektiven und Gefühle aller herauszuarbeiten. Kurze Reflexionsphase. Dann weiter im Rollenspiel, maximal weitere 10 Minuten. Die Therapeutenperson verwendet lösungsorientierte Fragen im Wechsel mit empathischen Interventionen.
Anschließend Erfahrungsaustausch: Welche Momente waren erhellend, haben etwas bewegt? Wie hat sich die Beziehung verändert? Wo ist Nähe, wo Distanz entstanden?

4 Facilitativer und interaktioneller Modus in der Therapie: Erfahrungen organisieren und Beziehungsmuster ändern

In der Spiel- und Jugendtherapie lassen sich zwei Therapieprinzipien und zwei Grundhypothesen unterscheiden.

1. *Das facilitative Paradigma:* Die Therapeutenperson und ihr Zimmer stellen ein Erfahrungsumfeld bereit. Darin kann der junge Mensch seine Erfahrungen organisieren. Er kann seine Gefühle und sein Selbst erleben und ausdrücken, ohne dafür bewertet zu werden. Fragmente des Erlebens können sich so ordnen. Sie können sich zu neuen, klaren und passenden „kongruenten", so der personzentrierte Fachbegriff, Erfahrungen zusammensetzen. Die Person erlebt ihr Selbst vollständiger, eindeutiger und spannungsfreier. Die Therapeutenperson fördert, „facilitiert" diesen Prozess durch ihre bedingungsfreie Wertschätzung und Empathie (Axline, 1947; Landreth, 2002). Der Begriff facilitieren (to facilitate/facilitator) soll die Tätigkeit der Helferperson vom Belehren, Hinführen, Fürsorglichsein abgrenzen und ein bedingungs- und manipulationsfreies Erleichtern, Ermöglichen und Unterstützen betonen.
2. *Das interaktionelle Paradigma:* Die Therapeutenperson bietet sich als realer Beziehungspartner an mit dem der junge Mensch seine Beziehungsmuster ändern kann. Dies geschieht indirekt auch im Rahmen des facilitativen Paradigmas, dort jedoch um eine *Selbsterfahrung* zu ermöglichen. Unter dem interaktionellen Paradigma ermöglicht die Therapeutenperson ein Miteinander tun, Aushandeln bzw. in der Spieltherapie *gemeinsames Spielen* (Behr, 2003). Ziel sind neue, optimale *Interaktionserfahrungen*. Diese modifizieren die vorhandenen Interaktionserfahrungen und damit das Selbst. Theoretischer Hintergrund sind die Bindungstheorie und die Theorie von Stern (1986): Danach gründet das Selbsterleben der Person auf Beziehungserfahrungen bzw. ist mit diesen identisch. Um die Struktur des Selbst konstruktiv zu verändern, bedarf es daher neuer und optimaler Beziehungserfahrungen.

Die klassisch-orthodoxe personzentrierte Spiel- und Jugendtherapie verfolgt ausschließlich das facilitative Vorgehen, bis heute so in der Schule um Gary Landreth (2002). Das interaktionelle Paradigma erweitert diese Methode. Wenn der junge Mensch die Therapeutenperson auf interaktioneller Ebene herausfordert, bedeutet dies nicht, die facilitative Ebene werde verlassen. Kinder und Jugendliche gehen immer wieder auch auf diese Ebene, und auch wenn Kind und Therapeutenperson im interaktionellen Sinn handeln wird die Therapeutenperson weiterhin auch Interventionen anbieten, die den facilitativen Modus kennzeichnen. Beide Vorgehen kommen zum Einsatz abhängig vom Therapieprozess und dem psychosozialen Funktionsniveau. Beide verwenden die Medien Spiel und Sprache um Erfahrungen auszubilden und um Beziehung zu erleben.

4.1 Therapiepraxis: Der facilitative Modus

Bei Spieltherapeuten herrscht heute weitgehende Einigkeit darüber, dass das Spiel des Kindes diesem gegenüber nicht gedeutet werden soll. Anders verhält es sich mit der Frage, ob die Therapeutenperson für sich selbst zu Deutungen gelangen soll. Dies steht bei psychodynamisch orientierten Therapeutenpersonen außer Frage, aber auch eher erlebensorientiert ausgerichtete, personzentrierte Therapeuten suchen für sich selbst oft nach Sinnzusammenhängen im kindlichen Spiel und hoffen, dass dies ihre Orientierung im Therapieprozess verbessert.

Ehrlicherweise müssen wir aber eingestehen, dass wir nicht wissen, was das kindliche Spiel jeweils bedeutet. Es ist nicht einmal klar, welche der in Kap. 5.1.1 unterschiedenen sechs Funktionen jeweils dominiert. Wir können Deutungen bestenfalls als Hypothesen betrachten. Selbst bei eindeutig erscheinenden, sich öfter wiederholenden Szenarien bedürfte es der Abklärung auf anderen Ebenen, zum Beispiel wenn ein Kind immer wieder Szenen des Bedrohtseins oder mit sexuellen Inhalten inszeniert. Die meisten Spielprozesse mit Kindern erscheinen auch nicht so eindeutig oder stellen die Therapeutenperson manchmal vor Rätsel. Landreth (2002, S. 135) formuliert dazu: „Banging two blocks together may represent spanking or intercourse, or it may merely be a test of the therapist's tolerance for noise. Inserting a pencil into a pencil-sharpener may represent intercourse, but it may also mean that the pencil needs sharpening."

Als Therapeutenperson will ich verstehen, was das grundlegende Thema des Kindes ist und was es mir von seiner inneren Welt zeigt. Ich halte jedoch nicht an Bedeutungshypothesen fest und betrachte die Prozesse immer wieder in anderem Rahmen. Für die Orientierung im Therapieprozess ist es ebenso wichtig, wie das Kind die Beziehung zur Therapeutenperson gestaltet und wie sich seine Beziehungen in seiner realen Umwelt entwickeln.

4.1.1 Das klassische Konzept nach Virginia Axline

Das kindliche Spiel soll nicht gedeutet werden. Die Therapeutenperson versucht zu verstehen, was manifest sichtbar ist. Die heilende Kraft liegt im Spielprozess selbst und in dessen bedingungsfrei wertschätzender Begleitung durch die Therapeutenperson. Axline formulierte ein konsistentes, vollständiges Psychotherapiekonzept (1947), das auf einem deutungsfreien und non-direktiven Vorgehen beruht. Dieses klassische Konzept (Axline, 1947; Tausch & Tausch, 1956) kann bis auf den heutigen Tag nicht ausdrücklich genug gewürdigt werden. Obwohl vor deutlich mehr als 60 Jahren erschienen, findet sich in Axlines Buch „Non-direktive Spieltherapie" trotz seines Alters nichts, was nicht auch heute für das Verständnis des Kindes, für seinen Entfaltungsspielraum und für das Beziehungsangebot des Erwachsenen erhellend wäre. Axlines Grundprinzipien, ihr Respekt vor dem Kind und vor dessen nicht manipuliertem Wachstum, faszinieren bis heute, sowohl vom Konzept als auch von der Ethik und der Haltung der erwachsenen Person her. Axline erweist sich als eindeutige Rogers-Schülerin. Noch vor dem Erscheinen seiner Hauptwerke übertrug sie sein Prinzip der *Nicht-Direktivität* und seine Kernbedingungen *Einfühlung, Wertschätzung und Echtsein* für eine helfende Beziehung auf die Spielzimmersituation. Sie formulierte für die Kindertherapie acht Grundprinzipien, die das von Rogers für die Erwachsenentherapie beschriebene personzentrierte Vorgehen eins zu eins weiterführen (siehe Kasten). Ihre konkreten Konzepte faszinieren Kindertherapeuten bis heute aufgrund der tiefen Entschiedenheit, mit der sie die nicht manipulierte Entwicklung und den bedingungsfreien Respekt vor den positiven Wachstumskräften des Kindes zum Paradigma der therapeutischen Beziehung erhebt. Trotz der empirischen Fundierung des Ansatzes erweitert hier, wie auch bei Rogers, eine ethische und philosophische Dimension ein mechanistisches Denken in der Therapie.

Die acht Grundprinzipien der personzentrierten Kindertherapie nach Axline (1947):

1. Der Therapeut muss eine warme, freundliche Beziehung zum Kind aufnehmen, die sobald wie möglich zu einem guten Kontakt führt.
2. Der Therapeut nimmt das Kind ganz so an, wie es ist.
3. Der Therapeut gründet seine Beziehung zum Kind auf eine Atmosphäre des Gewährenlassens, so dass das Kind all seine Gefühle frei und ungehemmt ausdrücken kann.
4. Der Therapeut ist wachsam, um die Gefühle, die das Kind ausdrücken möchte, zu erkennen, und reflektiert sie auf eine Weise auf das Kind zurück, dass es Einsicht in sein eigenes Verhalten gewinnt.
5. Der Therapeut achtet die Fähigkeit des Kindes, mit seinen Schwierigkeiten selbst fertig zu werden, wenn man ihm Gelegenheit dazu gibt, eine Wahl im Hinblick auf sein Verhalten zu treffen. Der Entschluss zu einer Wandlung und das In-Gang-Setzen einer Veränderung sind Angelegenheiten des Kindes.
6. Der Therapeut versucht nicht, die Handlungen oder Gespräche des Kindes zu beeinflussen. Das Kind weist den Weg, der Therapeut folgt ihm.
7. Der Therapeut versucht nicht, den Gang der Therapie zu beschleunigen. Es ist ein Weg, der langsam Schritt für Schritt gegangen werden muss, und der Therapeut weiß das.
8. Der Therapeut setzt nur dort Grenzen, wo diese notwendig sind, um die Therapie in der Welt der Wirklichkeit zu verankern und um dem Kind seine Mitverantwortung an der Beziehung zwischen sich und dem Kind klarzumachen.

4.1.2 Das Wirkungsmodell der facilitativen Beziehung

Für das Kind vollzieht sich im Verlauf solcher Spielprozesse das, was wir bei Erwachsenen *Selbstexploration* nennen (vgl. Kasten).

Beispiel: Deutungsfreies empathisch mitschwingendes Vorgehen der Therapeutenperson
Vera hat eine große Puppenstube eingerichtet. Mannpuppe und Mädchenpuppe sind im Bad. Vera steckt den Mann mit dem Kopf ins Klo und kreischt vor Vergnügen. Die Therapeutenperson sagt: „Jetzt ist der Kopf im Klo. Das macht riesig Spaß."

Selbstexploration im Therapieprozess: Kinder

Im Prozess der Selbstexploration bemüht sich die Person aktiv, Anmutungen, Gedanken und Erleben miteinander in Beziehung zu setzen. Sie werden zu Gefühlen, zu Bildern, zu einer Selbsterfahrung, also zu etwas, das die Person als einen Teil ihres Selbst, als sie selbst jetzt klar erfahren kann.

Wie explorieren Kinder ihre Erfahrungen und Gefühle? Sie handeln im Spiel, sie gestalten etwas oder stellen eine Szene hin: Ein Bild, eine Szenario, eine Handlungs abfolge oder eine Rolle repräsentieren Erfahrungen, die sie im Alltag gemacht haben und in die Therapiestunde mitbringen. Teile davon spielen sie durch, experimentieren damit wiederholt, variieren die Szene leicht. So wie Erwachsene ihre Probleme oft mehrfach in Gesprächen thematisieren, spielen Kinder das was sie beschäftigt immer wieder durch. Damit organisieren sie ihre Erfahrung: Unklare, fetzenhafte mentale Elemente, wie Anmutungen, Handlungsimpulse und Gedankenblitze fügen sich zusammen zu Bedeutungen. Sie nehmen Gestalt an. Sie werden zu einer konturierten Erfahrung, die mehrfach durchgespielt und so erlebt wird.

Theoretisch kann das so gesehen werden, dass kognitive, emotionale und soziale Schemata modifiziert werden. Sie bilden sich um, neue Verbindungen wachsen. So entstehen Schemata höherer Ordnung: Das Kind erlebt sich selbst und seine Umwelt neu (zum Beispiel sich selbst stärker, die Umwelt freundlicher, den Wunsch nach etwas stärker oder nicht mehr, ...). Die Erfahrung findet im Spiel statt, doch die Änderung der Schemata, d. h. das Erleben neuer Bedeutungen wirkt auch im Alltag. Der klare, organisierte und bewusste Teil des Selbst wird so größer (Behr, 2009a).

Gegenwärtiger Hauptvertreter dieser klassischen personzentrierten Psychotherapieauffassung ist der Texaner Gary Landreth, der in seinen Büchern auf dem Boden der Axline'schen Ideen das Therapiekonzept minutiös weiterentwickelte und beschreibt (Landreth, 2001, 2002). Als deutscher Hauptvertreter galt lange Zeit Stefan Schmidtchen (1974, 1976, 1989, 1999; Schmidtchen & Baumgärtel, 1980). Sein Verdienst besteht u. a. in einer extensiven empirischen Forschungstätigkeit. Neben der klassischen Orientierung nach Axline denkt Schmidtchen auch behavioral. Ihm gelang es, das Therapeuten- und Klientenverhalten exakt auf Verhaltensebene zu beschreiben und dafür Kategorien zu finden: Er operationalisierte es. Die so entstandenen Therapeuten- und Klientenvariablen sind sehr hilfreich für die Forschung und auch die Ausbildung von Therapeuten. Die therapeutische Hier-und-Jetzt-Beziehung wurde dabei aber weniger beachtet außer bei einigen Hinweisen im Buch von 1989 (S. 126–133); ähnlich Axline sieht Schmidtchen die Therapeutenperson aber nur als sehr zurückhaltend mitspielend, etwa während 30 % der Zeit (1999, S. 114). Zu den klassischen Vertretern kann man sicherlich noch Clark Moustakas (1953, 1959, 1997) zählen sowie im deutschen Sprachraum Franz Kemper (2002) und Beate Ehlers (1981).

Die klassischen Konzepte gründen auf der Überlegung, das Selbstexploration und Entwicklung in der Person durch bedingungsfreie Wertschätzung und Empathie der Therapeutenperson gefördert wird. Auf das Hier und Jetzt der Beziehungsdynamik wird weniger fokussiert: Die facilitative Beziehung ist grundlegend für den Therapieprozess und die Entwicklung der Person – *die Beziehung wird aber nicht als eigenständiger Wirkfaktor gesehen, sondern als Auslöser der Selbstexploration.*

Kontroverse Debatte:
Soll das Kind am Ende der Spielstunde beim Aufräumen helfen?

Manche Einrichtungen mit eher erzieherischer Grundorientierung geben ihren Therapeuten auf, dies einzufordern. Die dahinterstehende Idee ist, das Kind soll die Konsequenz seines Verhaltens spüren, soll gesittetes Verhalten lernen, und Ähnliches. Axline rät davon ab: Im Spezialfall der Spieltherapie soll das Kind gerade nicht durch das Antizipieren des späteren Aufräumprozesses bei der Entfaltung seines Spielszenarien beeinträchtigt werden. Damit die Therapeutenperson diese Entfaltung nicht subtil behindert, soll – ein halbes Jahrhundert nach Axline freilich eine kuriose Idee – auch die Therapeutenperson nicht aufräumen müssen, sondern eine Hilfskraft. Auch ohne Hilfskraft halte ich es wie Axline: Ihre Grundidee stimmt. Wir erziehen das Kind nicht in der Spielstunde, sondern bieten einen einmaligen Erfahrungsraum. Und: Ohne Kind habe ich den Raum schneller in Ordnung als mit der Hilfe des Kindes, selbst für das größte Chaos benötige ich nie mehr als fünf Minuten.

Das Kind darf allerdings mit aufräumen, wenn es möchte. In den ersten Spielstunden tut es das, weil es das so kennt. Das hört schnell auf, wenn es merkt, dass die Wertschätzung nicht davon abhängt. Gegen Ende der Therapie fangen die meisten Kinder wieder an, der Therapeutenperson beim Aufräumen zu helfen. Es ist eines der Zeichen für das Therapieende.

4.1.3 Die facilitative Beziehung in der therapeutischen Praxis

Die von der Therapeutenperson gestaltete helfende Beziehung gewährt ein hohes Maß an Entfaltungsspielraum. Das Kind zirkuliert im Spielzimmer, es spielt frei *sein* Spiel, und die Therapeutenperson bejaht, gibt Erlaubnis, kommentiert nicht wertend und einfühlsam das Geschehen. Bei vielen Therapeuten, die Axlines Werke und Fallstudien (1964) lesen, entsteht das Bild einer Therapeutin, die das selbstgesteuerte Spiel des Kindes äußerst einfühlsam begleitet, dabei auf einem Stuhl sitzend alles mitstenografiert und nur auf ausdrücklichen Wunsch des Kindes mitspielt. Die Therapeutin ist zugleich intensiv und unmerklich präsent, sie schwingt mit, unterstützt und begleitet das Kind emotional, quasi wie ein *Facilitator* – d. h. durch ein bedingungs- und manipulationsfreies Erleichtern, Ermöglichen und Unterstützen. So begleitet die Therapeutenperson das Kind, das im Spielzimmer seine Themen inszeniert, sie frei ausspielt und darin immer tiefer verstanden wird.

Beim erstmaligen Betreten des Spielzimmers, und wenn nötig auch später wiederholt, sagt die Therapeutenperson dem Kind, dass es hier selbst aussuchen und bestimmen darf, was es tun möchte. Ich sehe es nicht als einen Verstoß gegen die Nicht-Direktivitätsregel, schüchterne Kinder auch explizit dazu einzuladen, sich erst einmal alles anzusehen, Schranktüren zu öffnen, und selbst gleichsam als Modell unspezifisch herumzuschauen.

Schmidtchen schlägt vor, dem Kind die Regel der freien Spielwahl vor Beginn der Spieltherapie mit folgenden Worten zu erklären (1999, S. 113):

> „Du kannst in der Spieltherapie mit allen Spielsachen spielen, die dir Spaß machen. Du darfst bestimmen, was du spielen willst, wie lange du spielen willst und mit wem du spielen willst. Wenn du Lust hast, mit mir zu spielen, so frage mich einfach, dann spiele ich mit. Manchmal habe ich vielleicht keine Lust zum Spielen, dann sage ich es dir und du musst darüber nicht ärgerlich oder traurig sein. – Es kann auch vorkommen, dass ich mit dir ein bestimmtes Spiel spielen will; dann werde ich dich fragen, ob *du* dazu Lust hast. Dann musst du sehen, was du willst. Wenn du nein sagst, dann ist das auch in Ordnung.
>
> Wichtig in der Spieltherapie ist, dass du nur Spiele spielst, die dich wirklich interessieren und die du für wichtig hältst. Im Gegensatz zur Schule bestimmst du hier, womit du dich beschäftigen willst. Du bist hier dein eigener Chef und ich sehe und höre dir zu und stelle manchmal

einige Fragen; vielleicht mache ich dir auch Spielvorschläge und helfe dir bei der Lösung von Problemen. Das tue ich aber nur dann, wenn du mich darum bittest oder wenn ich sehe, dass du alleine nicht weiter kommst.

Bevor ich dich nun bitte, dir die Spielsachen anzusehen und zu überlegen, womit du spielen willst, möchte ich dir noch sagen, dass einige Tätigkeiten verboten sind. Es ist zum Beispiel verboten, Spielzeug mutwillig zu zerstören oder mit nach Hause zu nehmen; außerdem ist es verboten andere Kinder (im Rahmen von Gruppentherapien) zu beleidigen oder anzugreifen. Auch finde ich es unfair und gemein, wenn du mich beleidigst oder beschimpfst, ohne dass ich dir einen Grund dazu gegeben habe. – Wichtig ist es auch, dass du pünktlich zur Spieltherapie kommst und auch pünktlich Schluss machst. Die Spieltherapiedauer beträgt 45 Minuten. 5 Minuten vor Ende der Zeit werde ich dir Bescheid sagen, damit du dir die letzten Minuten richtig einteilen kannst."

Kontroverse Debatte: Was ist im Spielzimmer nicht erlaubt?

Schmidtchen vertritt, dem Kind in dieser Anfangssituation auch gleich zu sagen, was im Spielzimmer alles nicht erlaubt ist (Schmidtchen, 1999, S. 113). Dies gäbe eine weitere Orientierung für das Kind und die Therapeutenperson kann später gegebenenfalls darauf Bezug nehmen. Andere Therapeuten sehen darin eher eine zu massiv wirkende Blockade; in der Anfangssituation sollten die Entfaltungsmöglichkeiten im Vordergrund stehen, Grenzsetzungen können später erfolgen, wenn Grenzüberschreitungen tatsächlich vorkommen.

Im Rahmen einer facilitativen Beziehung spielt die Therapeutenperson während der Aktivitäten des Kindes zunächst nicht mit und später nur nach expliziter Aufforderung. Sie richtet ihr Verhalten an den acht Grundprinzipien nach Axline aus. Was bedeutet dies konkret für die Therapiepraxis? Die folgenden Aspekte greifen auch jüngerer Konzepte auf, insbesondere die Arbeiten von Schmidtchen, welche das Therapeutenverhalten sehr kleinschrittig definieren.

Es lassen sich *vier* basale Prinzipien zur Stiftung einer facilitativen Beziehung unterscheiden. Die Arbeiten von Schmidtchen aufgreifend und würdigend möchte ich eine seiner Kategorisierung zum Teil ähnliche Ordnung der therapeutischen Interventionen vorschlagen. Schmidtchen betrachtet diese Prinzipien nicht nur als eine Einstellung, sondern kategorisiert zusätzlich manifeste therapeutische Verhaltensmöglichkeiten, die er „Techniken zur Beziehungs- und Klimagestaltung" (1978, S. 157), oder später „A-Strategien zur Gestaltung einer heilungsfördernden Beziehung" (1999, S. 93) nennt. Schmidtchen gelang es damit erstmals, die recht allgemeinen und eher als Einstellung der Therapeutenperson zu verstehenden Hinweise zur Wertschätzung der Klientenperson zu operationalisieren. Die von Axline formulierten „Prinzipien" wurden dadurch deutlich besser der empirischen Forschung zugänglich und für angehende Therapeuten lernbar. Sie erleichtern der Therapeutenperson, ihre facilitative Einstellung, ihre Wertschätzung und ihr Angebot von Bindung und Sicherheit auch konkret zu kommunizieren.

4.1.4 Vier basale Prinzipien zur Stiftung einer facilitativen Beziehung

Bedingungsfreie Wertschätzung. Ich nehme das Kind so an wie es ist, in seinem So-sein, mit seinen Gefühlen und auch seinen Problemen. Ich muss nicht alles gut finden, was es tut, doch ich wertschätze die Person als solche. Gutes Elternsein ist so: Ich liebe das

Kind ohne Bedingungen, auch wenn ich manches Verhalten kritisiere. Je kleiner das Kind ist, desto leichter fällt dies, am besten bei Säuglingen, die nichts tun müssen und nicht in bestimmter Weise etwas sein müssen, um ohne Bedingungen geliebt zu werden.

Operationalisierungen auf der Mikroebene können sein:
- die Therapeutenperson hat einen freundlichen Gesichtsausdruck,
- nimmt oft Blickkontakt auf,
- lächelt das Kind öfter an,
- nickt ihm zu,
- und hat eine offene, entspannte Körperhaltung.

Weitere Merkmale für bedingungsfrei wertschätzendes Verhalten:
- Interesse zeigen („Wie hast du das … geschafft!?"),
- Sorge zeigen („Ich sorge mich, wie es dir morgen dabei … auch gut geht."),
- Entwicklungsschritte akzentuieren („Da hast du das … ja ganz allein geschafft! – Da hast du deine Meinung gesagt."),
- Bei Terminvereinbarungen auch die Wünsche des Kindes ernst nehmen.
- Bei Absagen/Verschiebungen einer Therapiestunde dies auch unmittelbar dem Kind am Telefon sagen, nicht nur den Eltern über den Kopf des Kindes hinweg.
- Vor Gesprächen mit Eltern oder Lehrern den jungen Menschen fragen, was ich (nicht) sagen soll, vertreten soll, was ich vermitteln soll, was diese vielleicht nicht verstehen.
- Partei für das Kind ergreifen.

Beispiel: Partei ergreifen
Der 12-jährige Tim kämpft mit seiner Mutter seit langem darum, in ein anderes, entfernteres Gymnasium zu wechseln, in dem er aber alte Freunde wiederfände. Ich spreche mit ihm Schritte durch: die Freunde öfter mal treffen, die Schule besichtigen, den Lehrer einmal sprechen, probeweise am Unterricht teilnehmen, und vertrete seinen Wunsch dann gegenüber den Eltern.

Das Kind ist stets in der zweiten Person anzusprechen (du …), nicht in der dritten Person („Beatrice möchte jetzt wohl noch nicht nach Hause gehen …"), als wäre noch jemand anders im Raum, oder auch nicht mit „Wir …" („Wie geht es uns denn heute?").

Sicherheit vermittelndes Verhalten. Die Therapeutenperson strahlt Ruhe und Zuversicht aus (Schmidtchen, 1978, S. 157). Auf der Mikroebene zeigt sich dies durch
- ihr Körper ist entspannt, zum Beispiel leicht nach vorne geneigt,
- die Hände sind locker,
- es gibt keine heftigen Bewegungen,
- die Stimme ist gut moduliert, sie spricht nicht zu schnell.

Weitere Merkmale: Sie unterstützt das Kind bei seinen Aktivitäten, hilft zum Beispiel etwas zu finden, hält etwas fest, gibt einen instrumentellen Ratschlag, zum Beispiel wie etwas zusammenzustecken oder aufzubauen ist, gibt konkrete Informationen. Beispiele:

- „Die Schere ist in der zweiten Schublade."
- „Das wird bestimmt halten, man muss den Klebstoff kurz antrocknen lassen und dann erst zusammenpressen."

Körperlich-räumliche Nähe-Distanz-Regulierung. Im Konzept von Landreth (2002) sitzt die Therapeutenperson auf einem Stuhl und richtet ihren Körper immer jeweils auf die aktuelle Position des Kindes aus; Faustregel sei, so Landreth: Die Zehen der Therapeutenperson folgen ihrer Nase. Viele Therapeutenpersonen verbleiben allerdings nicht auf ihrem Stuhl, sie variieren sowohl ihre Nähe und Distanz zum Kind als auch insbesondere die Höhe ihrer Position. So wird es häufig als günstig erlebt, sich auf der gleichen Höhe wie das Kind zu befinden, spielt es also z. B. auf dem Boden, gleichfalls auf dem Boden zu sitzen. Dies sehe ich allerdings als eine recht offene Regel, es hängt natürlich auch von der Mentalität der Therapeutenperson, körperliche Möglichkeiten, Alter usw. ab. Entscheidend ist, dass die körperlich-räumliche Relation nicht in Widerspruch gerät zum Prinzip der Achtung vor dem Kind. Ein ständiges physikalisches Herabsehen auf das Kind könnte unfreiwillig als Ausdruck der Beziehung erlebt werden.

Beispiel: Körperlich-räumliche Nähe

Das Kind baut die Holzeisenbahn auf dem Boden auf. Die Therapeutenperson setzt sich auf den Teppich dazu, mit ca. einem 1.50 m großen Abstand, und kommentiert von da aus. Würde die Therapeutenperson auf einem Stuhl in relativer Nähe zum Baugeschehen verbleiben, müsste sie fortwährend auf das Kind von oben herabsehen. Ihre Kommentare könnten dann auch „von oben herab" empfunden werden.

Die Distanz zum Kind sollte in einer Spannweite reguliert werden, die einen guten Entfaltungsspielraum für das Kind lässt und zugleich hinreichende Nähe, Bindung und Beteiligung spüren lässt.

Nicht-Direktivität. Die Therapeutenperson nimmt keinen Einfluss auf die Entscheidung für diese oder jene Aktivität bzw. auf den Fortgang des Spielflusses oder Gesprächs. Sie wartet ab. Gerade auch bei unentschlossenen Kindern oder Jugendlichen macht sie keine Vorschläge.

Beispiel: Nicht-Direktivität

Wird die Therapeutenperson vom Kind gefragt, was es tun soll oder wie es weitergeht, kann sie den vermutlichen inneren Prozess beim Kind verbalisieren: „Da suchst du gerade, wie es weitergehen könnte?" und/oder die Therapeutenperson gibt diese Frage zurück: „Ja, genau, wie jetzt weiter, Hmm! Ja, wie könnte es weitergehen? Tja, was würde jetzt passen, Hmm ... usw."

Dies ist für viele Erwachsene gar nicht so einfach. Oft erleben Erwachsenen eine Spannung an einer solchen Stelle und möchten den jungen Menschen und evtl. auch sich selbst entlasten. Der Erwachsene macht dann „sinnvolle" Vorschläge. Kinder, die häufiger unentschlossen sind, erleben manchmal Erwachsene um sich herum, die ihnen ständig Vorschläge für ihr Spiel machen. Es geschieht häufig in scheinbar nebensächlicher, unmerklicher Weise, dass Erwachsene für das Kind entscheiden, es in eine Richtung weisen, unnötigerweise helfen oder auf den manifesten Inhalt einer Frage richtunggebend beantworten. Dem jungen Menschen soll dagegen in der Therapie stets deutlich werden, dass die *Verantwortung bei ihm liegt.*

Beispiel: Die Verantwortung dem Kind geben

Kind:

- „Was soll ich hier spielen?"
- „Was ist das (Kind hält ein Auto hoch)?"
- „Ist das richtig geschrieben (Schreibt ein Wort grob falsch an die Tafel)?"
- „Können Sie mir helfen?"

Therapeutenperson:

- „In diesem Raum entscheidest du, was du tust."
- „Hier kann immer das sein, was du möchtest."
- „Hier kannst du festlegen, wie etwas geschrieben wird."
- „Zeige mir, wie ich das tun kann."

Die Therapeutenperson sollte darum auch nicht Gegenstände im Spielzimmer benennen, bevor das Kind das getan hat. Also anstelle von „der Kasper, das Krokodil, das Baby, die Spritze, die Armbrust" zunächst immer zum Beispiel „Das, der, die … möchte (ist, hat) …".

Aus der Kunst:

Rogers, der als Student China bereiste, fand in vielen Sinnsprüchen des chinesischen Philosophen Lao Tse tiefe Weisheiten, die für ihn später eigene tiefste Überzeugungen ausdrückten. Ein Beispiel in Korrespondenz zum Nicht-Direktivitäts-Prinzip:

Lao Tse:

- Wenn ich Menschen nicht dazwischenfahre, passen sie auf sich selbst auf.
- Wenn ich Menschen nicht befehle, verhalten sie sich von selbst richtig.
- Wenn ich Menschen nicht predige, werden sie von selbst besser.
- Wenn ich mich Menschen nicht aufdränge, werden sie sie selbst.

4.1.5 Facilitative Interventionen je nach Spielmedium

Die vorstehenden vier Prinzipien stellen Grundlagen zur Beziehungsgestaltung dar, die immer gelten. Im Weiteren bedingt die Wahl der Aktivität und des Spielmediums durch das Kind, wie sich die Therapeutenperson verhält. In den einzelnen Abschnitten des Kapitels 5 (für Kinder) und Kapitels 6 (für Jugendliche) werden die praktischen Prinzipien der facilitativen und der interaktionellen Intervention im Einzelnen konkret dargestellt.

Training – Reflexion – Erfahrungsübungen

Übung A: Stille Reflexion: *Bedingungsfreie Wertschätzung erfahren*

Denken Sie zurück an Ihre Kindheit. Durch welches Verhalten von Erwachsenen haben Sie sich wertgeschätzt gefühlt?
Mögliche Arbeitsform: Zunächst soll jeder für sich während der stillen Reflexion Erinnerungselemente auf Metaplanzettel notieren. Anschließend in der (Klein-)Gruppe Sichtbarmachen aller Zettel und Erfahrungsaustausch.

Übung B: Erfahrungsübung: *Nähe, Distanz und räumliche Position*

Paarübung: Person 1 spielt in der Kindposition auf dem Boden und baut etwas auf, zum Beispiel einen Bauernhof oder Eisenbahn. Person 2 nimmt währenddessen probeweise immer wieder andere Positionen im Raum ein: Auf dem Stuhl; auf dem Boden sitzend, sehr nah am Kind, weiter weg vom Kind. Beide Personen achten darauf wie sie die Beziehung bei der jeweiligen Position emotional erleben. Diese Übung kann zügig durchgeführt werden, ca. 5 bis 10 Sekunden pro Position reichen meist aus, um ein eindeutiges Erleben zu spüren.
Mögliche Arbeitsform: Zunächst schweigend die verschiedenen Positionen durchprobieren, dann Auswertungsgespräch.

Übung C: Mini-Rollenspiel: *Erstbegehung des Spielzimmers*

Dreiergruppe: Kind, Therapeutenperson, Beobachter.
Das Kind sitzt auf einem Stuhl im virtuellen Wartezimmer (in einer Ecke des Spielzimmers). Die Therapeutenperson nähert sich, begrüßt das Kind und bittet es ins Spielzimmer. Die Therapeutenperson vermittelt dem Kind, dass es hier selbst entscheiden kann, was es tut. Gegebenenfalls können Sie auch experimentieren, dem Kind also auch gleich schon sagen, was verboten ist (siehe oben das Beispiel von Schmidtchen). Das Kind sieht sich um, wird dabei von der Therapeutenperson begleitet und wählt dann etwas aus. Ende des Rollenspiels.
Mögliche Arbeitsform: Bitte kein Kind spielen, das sich verweigert. Es geht hier darum, wie sich die Kontaktanbahnung und die Einführung ins Spielzimmer im Erleben des Kindes anfühlen. Welches Verhalten der Therapeutenperson war hilfreich, welches nicht? Welche Gefühle sind jeweils entstanden?
Die Beobachterperson achtet auf die Zeit und auf die Körpersprache. Dauer ca. 1 bis 2 Minuten. Dann Erfahrungsaustausch, dann Rollenwechsel.

4.1.6 Prozessaktivierende Interventionen im facilitativen Modus

Viele Kindertherapeuten sind der Ansicht, dass die übliche Spieltherapiezimmerausstattung sowie ihr Beziehungsangebot den Kindern genügend Erfahrungsanlässe bieten. Die so möglichen Prozesse werden in Kapitel 6 differenziert dargestellt. Auf dem Boden eines orthodox nicht direktiven Vorgehens macht die Therapeutenperson darum keine weiteren Bearbeitungsangebote. Die Spielmaterialien können von den Kindern aus eigenem Antrieb als Ausdruckmedium verwendet werden. Selbstverständlich unterstützt die Therapeutenperson die daraus resultierenden Prozesse mit den hier genannten Interventionsmöglichkeiten. Sie arbeitet so im Rahmen des klassischen Konzeptes einer facilitativen Beziehung.

Andere Kindertherapeuten erleben, dass sie die Arbeit beschleunigen können, wenn sie dem jungen Menschen Vorschläge machen, wie einzelne Fragen, Themen oder Probleme bearbeitet werden könnten. Von einem prozessaktivierenden Vorgehen würde man sprechen, wenn die Therapeutenperson planvoll die Verwendung von bestimmten Medien und Methoden vorschlägt. Sie glaubt, dass so ein vertieftes und differenzierendes Erleben von Inhalten möglich wird, die die Klientenperson eingebracht hat oder die sie derzeit stark bewegt.

Beispiel: Therapiezimmer mit Sandspielausstattung
„Du erzählst gerade so viel, wer in eurer Klasse mit wem befreundet ist und wie schwierig vieles ist. Hättest du vielleicht Lust, hier die Figuren mal so im Sand aufzustellen, wie du das empfindest? Also zum Beispiel nah zusammen, wer sich gegenseitig mag, und voneinander entfernt, wer sich nicht so mag? ...Nimm am besten eine Figur für jede Person, die dir wichtig ist oder die dir auffällt.“ (Gegebenenfalls: „Magst du auch für dich eine Figur nehmen?“)

Vorgeschlagen werden Medien, Materialien, Übungen oder Vorgehensweisen. Autoren mit einem experientiellen (gestalttherapeutischen), hypnotherapeutischen oder systemischen Hintergrund haben hierzu Materialsammlungen vorgelegt, zum Beispiel Geldard und Geldard (2006, 2004), Weinberger (2005), Weinberger und Papastefanou, (2008), Behr, Hölldampf und Hüsson (2009), Oaklander (1978, 1999), aus der Hypnotherapie Mrochen, Holz und Trenkle (2009), aus dem systemischen Bereich Retzlaff (2010), Steiner und Kim Berg (2005) oder Caby und Caby (2009). Beispiele sind Erfahrungsübungen, Metaphergeschichten, Märchen, Bilderbücher, Sachbücher, Fantasiereisen, Focusing, Zeichnen, malen, gestalten, Ton, Plastilin, Sandspiel, Musik, Werkstatt mit Werkmaterial und tiergestützte Therapie.

Eine solche Art von Medieneinsätzen fußt weiterhin auf dem facilitativen Modus des Therapiegeschehens, weil die Therapeutenperson die Helferin für den Explorationsprozess des Kindes bleibt. Das Vorgehen verlässt aber bereits das orthodox nicht direktive Modell nach Axline und Landreth. Die Therapeutenperson bleibt weiterhin nicht direktiv in Hinblick auf Spiel- bzw. Gesprächsinhalte, d. h. sie macht keine Vorschläge zum Thema. Sie wird jedoch aktiv, um Erlebensprozesse im Kind zu vertiefen oder zu differenzieren. Sie aktiviert den Prozess, d. h. regt bestimmte Aktivitäten, Bearbeitungsmodi, Betrachtungsweisen oder die Arbeit mit Medien an, um das Erleben des Klienten zu dem von ihm eingebrachten Thema anzuregen.

Kontroverse Debatte: Erlebensprozesse vertiefen

Ein solches Vorgehen etablierte sich in der Erwachsenenpsychotherapie als „prozess-aktivierend“ bzw. als „experientiell“. Insbesondere sind damit Verfahren gemeint wie das „Focusing“ (Gendlin, 1978, 1996), die „emotionsfokussierte Therapie“ (Greenberg, 2004, 2005; Greenberg, Rice & Elliott, 2003) oder die „Zielorientierte Gesprächspsychotherapie“ (Sachse, 1992) oder die Arbeit mit Partial-Egos (Stinckens, Lietaer & Leissen, 2002; Vahrenkamp & Behr, 2004, 2007).

Vertreter des klassischen Vorgehens stellen die Notwendigkeit und den Nutzen solcher Verfahren infrage (Mearns & Thorne, 1996, 2000). Vielmehr würde die Einzigartigkeit des therapeutischen Beziehungsangebotes gestört, in dem es der Klientenperson möglich ist, gänzlich aus sich heraus und damit besonders nachhaltig zu kongruentem Erleben und Klarheit über Selbstaspekte zu gelangen. Die Macht dieses Prozesses werde durch die Bearbeitungsangebote verwässert, weil diese nicht optimal dem Klientenprozess angepasst sein können und weil der Klient sich nur teilweise als Autor seines Erfahrungsprozesses erleben könne (Bohart, 2004, 2007).

Eine weitere Position: Erweiterungen der Gesprächspsychotherapie seien zwar sinnvoll, jedoch eher mit den Verfahren der kognitiv-behavioralen Therapie (Tausch, 1990).

Während diese Konzepte im Bereich der Erwachsenenpsychotherapie zu erheblichen Diskussionen geführt haben (siehe Kasten oben) erfolgte in der personzentrierten Kinder- und Jugendpsychotherapie die Integration solcher neuen Methoden ohne Grundsatzdebatte, ja geradezu geräuschlos (Goetze, 1981, 2002; Weinberger, 2005; Behr, Hölldampf & Hüsson, 2009; Kaduson & Schaefer 1997, 2001, 2003).

Theoretischer Hintergrund: Prozessaktivierendes Vorgehen

Mit einem prozessaktivierenden Vorgehen vollziehe ich als Therapeutenperson einen Wechsel in der Grundauffassung über Wachstums- und Symbolisierungprozesse in der Person. Ich bleibe insofern personzentriert, als ich keine Themen, Inhalte oder Lösungsprozesse oktroyiere. Ich verlasse jedoch die Auffassung, wonach die Aktualisierungstendenz der Person zusammen mit den sechs notwendigen und hinreichenden Kernbedingungen der therapeutischen Beziehung (Rogers, 1957) die optimale Dynamik für den Erfahrungs- und Wachstumsprozess der Person bereitstellt. Ich glaube in diesem Fall, dass der therapeutische Prozess mit meinem Bearbeitungsangebot schneller geht, oder dass er überhaupt nur so geht.

Wie kann dieses Dilemma auf theoretischer Ebene gelöst werden? Zwei Vorschläge zu weiterführenden theoretischen Grundauffassungen:

- Es könnte argumentiert werden, dass das Konzept der notwendigen und hinreichenden sechs Kernbedingungen nach Rogers überholt ist. In den 1950er Jahren der USA bot es eine notwendige Abwendung von therapeutisch-technizistischen Allmachtsideologien und eine innovative Erkenntnis über das Wesen der therapeutischen Beziehung. Heute existieren jedoch ungleich mehr therapeutische Methoden und eine differenzierte Wirksamkeitsforschung. Darum muss die Relation von nicht direktiven und aktivierenden Konzepten neu bestimmt werden. Sie können gleichzeitig in einer Therapie angewendet werden.
- Es könnte argumentiert werden, dass auch bei hinreichend gegebenen Kernbedingungen in der Therapeut-Klient-Beziehung manchmal andere Faktoren der Problemkonstellation und des Lebensumfeldes mächtiger sind als die Aktualisierungstendenz. Dies könnten insbesondere die sogenannten „conditions of worth" sein, d. h. das subtile System von Bedingungen innerhalb einer Familie, unter denen die Person Wertschätzung erfährt. So wurde in diesem Buch bereits im Kapitel über Familiengespräche argumentiert, dass Eingriffe der Therapeutenperson während einer Familiensitzung nötig sein können, wenn ihr Angebot der Kernbedingungen schwächer ist als die conditions-of-worth der Familie. Ein weiteres Beispiel: Neuere Konzepte zur posttraumatischen Therapie nach sexuellem Missbrauch vertreten, dass die Therapeutenperson den Missbrauch gegebenenfalls direktiv explizit ansprechen soll, da die Klientenperson andernfalls glauben könnte, eine gänzlich nicht direktive Therapeutenperson sei konform mit dem diesbezüglichen Schweigegebot in der Familie. Der Missbrauch wird bei Zuwarten der Therapeutenperson dadurch in der Therapie möglicherweise nie thematisiert (Hüsson, 2008, 2009).

Heute gibt es elaborierte Konzepte für den erlebensaktivierenden Einsatz einer ganzen Reihe von Medien. Dies wirft allerdings zumindest die Forderung auf, dass die Therapeutenperson in Bezug auf jede Klientenperson und jede Situation für sich begründen kann, warum sie das facilitative oder interaktionelle personzentrierte Beziehungsangebot für nicht hinreichend hält. Warum glaubt sie im jeweiligen Moment, die von ihr vorgeschlagene Methode sei effektiver als der sich aus der Aktualisierungstendenz heraus speisende selbstgesteuerte Explorationsprozess? Mit dieser Frage ist den Vertretern der prozessaktivierenden Methoden aufgegeben, *Kriterien* für den Einsatz zu entwickeln. Es besteht die Gefahr, dass diese prozessaktivierenden Methoden zu früh, zu viel oder an falschen Stellen angewendet werden. Damit würde der Therapieprozess qualitativ hinter den Stand zurückfallen, der mit der Entwicklung der personzentrierten Paradigmen erreicht wurde.

Kriterien für den Einsatz liegen derzeit eher für die Arbeit mit *Jugendlichen* als für die mit Kindern vor. Jugendliche können oft nicht so fließend selbstexplorieren wie dies Erwachsene im Gespräch oder Kinder im Spiel tun. In Kapitel 6 wird beschrieben, wie eine aktivere, interaktioneller vorgehende Therapeutenperson Prozesse aktiviert. Jugendtherapie verlangt eine interaktionelle, als reale erfahrbare Therapeutenperson; daneben können gerade prozessaktivierende Methoden die Selbstexploration von Jugendlichen oft sehr begünstigen.

Für die *Spieltherapie* bleibt anzumerken, dass es auf der Ebene der Wirksamkeitsforschung keine Argumente für einen extensiven Einsatz von prozessaktivierenden Methoden gibt. Während die Wirksamkeit der personzentrierten Spieltherapie mannigfach belegt ist (Hölldampf & Behr, 2009; Hölldampf, Behr & Crawford, 2010), liegen etwa für gestalttherapeutische oder hypnotherapeutische Arbeit mit Kindern kaum Wirksamkeitsnachweise vor. Die Therapeutenperson sollte zunächst in der Supervision ihre Beziehung zur Klientenperson durcharbeiten; solange sie im Modus der personzentrierten facilitativen und interaktionellen Beziehungsgestaltung vorgeht, befindet sie sich auf dem Boden empirisch evaluierter und theoretisch erschöpfend begründeter Methoden. Insofern sollte der Einsatz von prozessaktivierenden Methoden im Rahmen einer personzentrierten Spieltherapie:

- in jedem Moment klar und im Rahmen von Supervision begründet,
- ohne Gefährdung des personzentrierten Beziehungsangebotes,
- nur ergänzend zum selbstexplorativen Prozess der Klientenperson, diesen aber nicht ablösend,
- im Sinne eines wirklich offenen Angebotes an die Klientenperson erfolgen.

4.2 Therapiepraxis: Der interaktionelle Modus

Jede Kinder- und Jugendpsychotherapie wird zunächst im facilitativen Modus beginnen, so wie im vorigen Abschnitt beschrieben. Das facilitative Beziehungsangebot der Therapeutenperson vermittelt der Klientenperson Sicherheit. Sie fühlt sich wertgeschätzt und verstanden. Aus einer Position des Gehaltenwerdens kann sie das Spielzimmer erkunden und in einem bedrohungsfreien Raum Spielideen entwickeln. Wird ihr Spiel dann mit Wertschätzung und Einfühlung begleitet – also facilitiert, erleichtert, beweglich gemacht – kann die Klientenperson in dieser bedrohungsfreien Situation ihrer inneren Welt im Spiel Ausdruck verleihen. Ihr Erleben wird kongruenter, ihr Selbst stabiler und damit ihre Selbstwertschätzung höher.

Im Laufe der Zeit fragt die Klientenperson ihre Therapeutenperson zunehmend als *reale Person* an. Sie will mit ihr auf gleicher Ebene interagieren. Sie benötigt weiterhin haltende, Sicherheit gebende, facilitative Qualitäten ihrer Therapeutenperson, doch sie will zunehmend Austausch und Auseinandersetzung. Sie gestaltet Szenarien zunehmend so, dass sie sich auch in einer realen Beziehung zur Therapeutenperson erfahren kann. Darauf reagiert die Therapeutenperson. Sie bietet auf der Grundlage der facilitativen zusätzlich eine interaktionelle Beziehung an. Die meisten Kinder pendeln dann zwischen dem facilitativen und interaktionellen Modus; in der bewegten Mittelphase der Therapie fragen sie beide Beziehungsangebote bei der Therapeutenperson an.

4.2.1 Das interaktionelle Verständnis des Selbst: Selbsterleben gleich Beziehungserfahrung

Das interaktionelle Vorgehen gründet darauf, dass Beziehungserfahrungen als substanziell für die Ausbildung des Selbst gesehen werden. Die Persönlichkeits- und Veränderungstheorie von Rogers (1951, 1957, 1959) stellt schon immer eine höchst interaktionelle Theorie des Selbst dar: Sie sieht das Selbst der Person so, dass es als eine Folge von Beziehungserfahrungen wächst. Das Selbsterleben und Selbstwertgefühl formt sich in der Regel durch Erfahrungen in der Familie. Sie entscheiden, welche Teile des Selbst, welche Emotionalität und welche Gedanken sich voll entfalten dürfen und welche weniger. Wie die erwachsene Person sich selbst erlebt, gründet auf einer Kette von Beziehungserfahrungen: In diesen Beziehungserfahrungen erlebte die Person zu vielen Teilen ihres Selbst wertschätzende und einfühlsame Bestätigungen durch ihre Interaktionspartner – und zu anderen Teilen weniger. Dies prägt lebenslang die Strukturen in denen sie fühlt, denkt und handelt:

- Im klassischen, und damit facilitativen Verständnis der nicht direktiven Spieltherapie erfolgt die optimale Entfaltung des Selbsterlebens beim Kind *durch* die Erfahrung der bedingungsfrei wertschätzenden Beziehung. Die unterstützende, Raum gebende, emotional tragende, facilitative Therapeutenperson bietet diese Beziehung an. Bildlich gesprochen steht die Therapeutenperson neben dem Kind und begleitet es bei seinem selbstgesteuerten Prozess. Sie begleitet das Kind ohne zu manipulieren bei seinen Spielerfahrungen, sie reflektiert und vertieft *durch* ihr empathisches Verstehen das Selbsterleben ohne es in eine Richtung zu lenken. Ungünstige Beziehungserfahrungen, in der Regel aus der Familie, machten das Selbst des Kindes zunächst inkongruent. Günstige Beziehungserfahrungen entsprechend den Kernbedingungen von Rogers wirken dem entgegen und gelten als *Ursache* dafür, dass das Kind aus sich heraus ein kongruenteres Selbst entwickeln kann. Dies charakterisiert den Kern des klassischen Verständnisses der nicht direktiven Spieltherapie: *Durch* das günstige Beziehungsangebot kann das Kind im Spiel explorieren, sein Erleben klären und wachsen.
- Das interaktionelle Verständnis des Selbst betrachtet vor allem die unmittelbaren Beziehungserfahrungen des Kindes. Es stützt sich auf entwicklungspsychologische Überlegungen aus der Bindungstheorie und der Säuglingsforschung. Diese betrachten das Selbsterleben der Person als identisch mit Beziehungserfahrungen. Das Selbst wird *als* ein Cluster von Beziehungserfahrungen erlebt. Therapie soll darum neue Beziehungserfahrungen stiften. Das Verhalten des Kindes im Spielzimmer wird darum vor allem unter dem Aspekt der Beziehungsgestaltung zur Therapeutenperson betrachtet. Das Kind zirkuliert im Spielzimmer und inszeniert seine innere Welt. Darin spiegeln sich nicht ausschließlich die mitgebrachter Erfahrungen von zu Hause oder aus

dem sonstigen Lebensumfeld, die es durchzuarbeiten gilt. Das Kind agiert zugleich sein Selbsterleben innerhalb der unmittelbaren Hier-und-Jetzt-Beziehung zur Therapeutenperson. Es bringt spezifische Tendenzen mit, auf Beziehungsmöglichkeiten zu reagieren. Zum Beispiel gibt es große Unterschiede, wie Kinder zu bedeutenden neuen Personen wie etwa einer Therapeutenperson die Beziehung gestalten: Wie viel Nähe suchen sie? Mit welchen Mitteln? In welchem Maß und wie versuchen sie Kontrolle in der Beziehung zu erlangen? In welche Themen verwickeln sie die Therapeutenperson? usw. Das Kind gestaltet Beziehungen zu anderen Personen nach Mustern, die sich in seinen vorherigen Beziehungserfahrungen herausgebildet haben. Es überrascht darum nicht, dass entwicklungspsychologische Theorien Beziehungserfahrungen und das Selbsterleben in einem engen Zusammenhang sehen.

Theoretischer Hintergrund: Beziehungserfahrungen

Beziehung, Begegnung und in Kontaktsein gehören zum Wesen des Menschen. Ohne Beziehung kann die Person kein Selbst erleben. Zum Personsein gehören sowohl Abgrenzung und Autonomie als auch In-Beziehung-sein und sich durch die Interaktion mit dem anderen definieren. Schon Rogers gründete seine Psychotherapietheorie auch auf die Begegnungsphilosophie von Martin Buber (1974, Orig. 1923). Heute vertreten insbesondere Peter F. Schmid (1997, 2008), Mearns und Cooper (2005), Mearns und Schmid (2006) und Finke (1999) das interaktionelle Verständnis des Personseins. Veränderungsprozesse beruhen demnach auf tiefen Beziehungserfahrungen mit der Therapeutenperson oder in Gruppen.

Aus der Kunst:

Mit dem Libretto für die Strauß-Oper „Ariadne auf Naxos“ beleuchtete Hugo von Hofmannsthal schon 1912 die unlösliche Verbindung des Selbsterlebens und der zwischenmenschlichen Beziehung in der wir leben (Strauß & Hofmannsthal, 1912, Kapitel 3):

Die verlassene Ariadne erwartet auf der Insel Naxos den Tod. In ihrer erwachenden Liebe zu Bacchus erlebt sie eine Verwandlung ihres Selbst:

„Wie wunder-, wunderbar verwandelst du! …
Was hängt von mir in deinem Arm? …
Was bleibt, was bleibt von Ariadne?“

Und des gleichen erlebt sich Bacchus in der neuen Beziehung als verwandelt:

„Ich bin ein anderer, als ich war!“

Während diese Wandlung für Ariadne und Bacchus rigide eine Angelegenheit auf Leben und Tod darstellt, transzendiert Hofmannsthal einen fließenden Erlebensprozess zum selben Thema in der Figur der Zerbinetta:

„Noch glaub’ ich dem einen ganz mich gehörend,
Noch mein’ ich mir selber so sicher zu sein,
Da mischt sich im Herzen leise betörend
Schon einer nie gekosteten Freiheit,
Schon einer neuen verstohlenen Liebe
Schweifendes freches Gefühle sich ein!

Noch bin ich wahr, und doch ist es gelogen,
Ich halte mich treu und bin schon schlecht,
Mit falschen Gewichte wird alles gewogen –
Und halb mich wissend und halb im Taumel
Betrüg' ich ihn endlich und lieb' ihn noch recht!
So war es mit Pagliazzo und mit Mezzetin!
Dann war es Cavicchio, dann Burattin, dann Pasquariello!
Ach, und zuweilen, will es mir scheinen, waren es zwei!"

Doch auch in ihrer Leichtigkeit erlebt Zerbinetta die Wandlung des Selbst:

„Aber sind wir denn gefeit
Gegen die grausamen – entzückenden,
Die unbegreiflichen Verwandlungen? ...
Küsste er mir Stirn und Wangen,
War ich von dem Gott gefangen
Und gewandelt um und um!"

4.2.2 Das Wirkungsmodell der interaktionellen Beziehung

Am konsequentesten postuliert der Säuglingsforscher Daniel Stern (1992) den Zusammenhang zwischen Interaktion und Selbsterleben. Seine Analyse einer Vielzahl von experimentellen Studien mit Säuglingen und Kleinkindern gipfelt in seiner interaktionellen Theorie des Selbst. *Stern setzt Interaktionserfahrungen und Selbsterleben gleich.* Das Selbsterleben der Person ist aus einer Vielzahl von Interaktionserfahrungen additiv zusammengesetzt. Interaktionserfahrungen bilden gleichsam die Bausteine des Selbsterlebens. Dabei unterstützen Experimente mit Säuglingen die Hypothese, dass viele ähnliche Interaktionserfahrungen eines Typs (Beispiel: Das Gestilltwerden, das immer ähnlich aber nie genau gleich abläuft) von der Person zu einer Kategorie gefasst werden. Im Gedächtnis wird ein Durchschnitt dieser Einzelerfahrungen gebildet und als Generalisierung dieses Interaktionstypus gespeichert. Diese, so Sterns Terminologie *„Generalisierte Interaktionsrepräsentation" (RIG)* – man könnte vereinfacht auch von *Beziehungserfahrung* sprechen – beinhaltet zugleich ein Erleben des Selbst. Zum Beispiel wird ein Säugling, der meist einfühlsam und rücksichtsvoll gestillt wird, sich als wertgeschätzt, sein Selbst als wertvoll erleben.

Stern konzipiert so das Selbsterleben *als* Beziehungserfahrung und geht damit noch einen Schritt weiter als die bereits sehr interaktionelle Selbsttheorie von Rogers. Im klassischen Konzept von Rogers entwickelt sich das Selbsterleben *durch* Beziehungserfahrungen, bei Stern *als* Beziehungserfahrungen. Seine Theorie setzt Selbsterleben und Beziehungserfahrung *gleich*.

Ähnliche Überlegungen führten die Bindungstheorie zum Konzept des „Inneren Arbeitsmodells". Bindungserfahrungen erzeugen Interaktionsmuster – sie werden aufgefasst als ein Netzwerk von soziale, emotionale und kognitive Kompetenzen, die das Personsein bestimmen. Es sind Erfahrungen des Selbst, von der Geburt an präsent und unter Umständen lebenslang überdauernd (Ainsworth et al., 1974; Grossmann et al., 1988, 1989; Suess, Grossmann & Sroufe, 1992).

Schon 1969 formulierte Bowlby dafür sein Konstrukt *„inner working model"* (dt. Übersetzungen: „Versuchsmodell" oder „Arbeitsmodell"). Es meint die Vorstellung, die sich die Person vom „Funktionieren" seiner Bindungspersonen, seiner sozialen Umwelt und seiner selbst macht: „Ein Schlüsselmerkmal des Versuchsmodells von der Welt, das sich jeder schafft, ist die Vorstellung von dem, was seine Bindungsfiguren sind, wo es sie finden kann, und wie sie wahrscheinlich reagieren. In ähnlicher Weise ist das Schlüsselmerkmal des Versuchsmodells vom Selbst, das sich jeder schafft, die Vorstellung, wie akzeptabel oder unakzeptabel er in den Augen seiner Bindungsfiguren ist" (Bowlby, 1969, 1973, 1980, S. 247). Dies beschreibt präzise die von Rogers schon 1951 formulierte Vorstellung der Selbstentwicklung. Rogers klingt auch an, wenn die Bedeutung der Bindungserfahrung für die Entwicklung des Selbstbildes („Arbeitsmodell vom Selbst") betont wird.

Ainsworths experimentelle Forschung zum Bindungsverhalten von Kleinkindern hat dieses Modell grandios ausdifferenziert (Ainsworth et al., 1978, siehe Kasten). Es belegt empirisch, wie geradezu schicksalhaft Bindungserfahrungen die Art und Weise beeinflussen, wie das Selbst funktioniert und wie das eigene Selbst von der Person erlebt wird.

Aus der Forschung: Das Experiment „fremde Situation" (Ainsworth et al., 1978)

Das inzwischen klassische Grundexperiment der Bindungsforschung, die von Mary Ainsworth et al. (1978) aufwendig konzipierte „fremde Situation", hat der Bindungstheorie zum internationalen Durchbruch verholfen. Kleinkinder wurden in einem Spielzimmer alltäglichen aber herausfordernden Beziehungserfahrungen ausgesetzt: Begegnung mit einer fremden Person mit und ohne Anwesenheit der Mutter, kurzzeitiges alleine sein, Wiedervereinigung mit der Mutter. Aufgrund von standardisierten Beobachtungen und Faktorenanalysen des jeweiligen kindlichen Verhaltens schlägt Ainsworth vor, drei Grundmuster von Bindungsverhalten zu unterscheiden, d. h. auch drei basale Arbeitsmodelle der Mutterperson und damit drei strukturelle soziale Dispositionen des Selbst, den

- Typ A – unsicher-vermeidend gebundenen Typ,
- Typ B – sicher gebundener Typ,
- Typ C – unsicher-ambivalent gebundenen Typ.

Die zahlreichen Untersuchungen hierzu, auch im deutschen Sprachraum (Grossmann & Grossmann, 2004) konnten zeigen, in welch hohem Maße sich diese Bindungstypen mit allen Konsequenzen für Emotionalität, soziale Wahrnehmung, Selbstbild usw. vom Säuglingsalter an über Jahre in der Entwicklung der Person konstant erhalten und sich auch über Generationen hin fortsetzen können.

Wenn das Kind nun *neue* Beziehungserfahrungen erlebt, verändert dies die Schemata, nach denen das Kind in Beziehungen handelt. Zu vielen Beziehungsthemen hat das Kind bereits Erfahrungen und Reaktionsbereitschaften gesammelt: Erweiterbare Beispiel wären:

- wenn etwas verboten wird, protestiert es oder es weint oder es resigniert oder …,
- wenn eine andere Person rivalisiert, macht es sich groß oder es zieht sich zurück oder es entwertet die andere Person oder …,
- wenn es ausgelacht wird, schämt es sich oder es wird aggressiv oder es wird traurig oder …,
- wenn jemand mit ihm spielen will, wartet es ab oder es will alles bestimmen oder es bekommt Angst oder …

Es reagiert jeweils ähnlich innerhalb eines Interaktionstyps, genannt sind hier nur einige Grundmöglichkeiten. Solche Erlebensformen und Handlungsbereitschaften, man könnte vereinfachend von *Interaktionsschemata* sprechen, bringt das Kind in die Beziehung zur Therapeutenperson mit.

Wir folgen nun der Argumentation der Bindungstheorie und der Säuglingsforschung, wonach Interaktionsschemata und Selbstschemata unmittelbar zusammenhängen. Daraus folgt, dass eine Veränderung von Selbstschemata dadurch möglich ist, dass sich die Interaktionsschemata des Kindes verändern. Inkongruente Selbstschemata beim Kind gehen einher mit dessen in sich widersprüchlicher, ineffektiver oder unangemessener Verhalten in Beziehungen. Wenn wir dem Kind nun andere Interaktionserfahrungen ermöglichen, verändert sich unmittelbar sein Selbsterleben. Das Kind soll also Interaktionen anders erleben können.

- Die Gefühle des Kindes werden zum Beispiel verstanden, obwohl es sich widersprüchlich verhält,
- oder seine Gefühle werden anerkannt und wertgeschätzt, obwohl es Ungewöhnliches fühlt,
- oder es wird an bestimmten Verhaltensweisen konsequent gehindert, obwohl Grenzsetzungen sonst inkonsistent-unvorhersehbar geschehen.
- Vielleicht erlebt das Kind auch, dass man sich streiten kann, ohne zugleich entwertet oder vernichtet zu werden,
- dass es die Therapeutenperson nicht manipulieren kann,
- wie sich die Beziehung zu einer Person anfühlt, die aufrichtig und verlässlich ist,
- dass Wettstreit lustvoll sein kann,
- dass es nichts leisten muss, um gemocht zu werden, usw.

Macht das Kind wiederholt Erfahrungen dieser Art, so verändert sich sein Selbsterleben. Es fühlt zum Beispiel mehr Selbstwert, mehr Klarheit, was es will und wer es ist, es versteht sich selbst besser, es fühlt mehr Sicherheit. Dies leitet sich unmittelbar aus den neuen Beziehungserfahrungen ab.

Theoretischer Hintergrund: Veränderung durch Interaktionserfahrungen

In der Sprache Piagets würden wir diesen Prozess als eine Akkomodation von Schemata bezeichnen: die Interaktionsschemata/Selbstschemata verändern sich durch neue Interaktionserfahrungen. Diese Anpassung erfolgt um so nachhaltiger, je mächtiger die neuen Erfahrungen von außen erlebt werden, je länger diese Erfahrungen möglich sind, oder auch je breiter das Erfahrungsfeld ist, zum Beispiel wenn durch die häuslichen Bezugspersonen oder in der Schule gleichfalls neue Interaktionserfahrungen möglich werden. Das Selbst der Person erfährt eine „Umstrukturierung“, ein Therapieziel, das bei psychodynamischen und personzentrierten Psychotherapien („Partielle Umstrukturierung“) fast immer benannt wird. Assimilation dagegen meint nach Piaget, dass Wahrnehmungen aus der Umwelt an die eigenen Schemata, also Muster nach denen man wahrnimmt, angepasst werden. Zum Beispiel könnte das Kind eine freundliche Erwachsene als unehrlich, ein gestresstes anderes Kind als aggressiv wahrnehmmen. Beide Prozesse, Akkomodation und Assimilation sind not wendig und sollen sich nach Piaget im Gleichgewicht befinden (Äquilibration). Ohne Assimilation, also Einordnung unserer Wahrnehmung in vorhandene Schemata könnten wir uns nicht orientieren. Ohne Akkomodation erstarrten wir.

Kurioserweise hat Rogers (1963) in seinem fast schon humoristischen Beitrag über die „fully functioning person" das Modell einer Person entworfen, deren Selbst sich in einem ständigen Akkomodationsprozess befindet: Je nach Wahrnehmung äußerer Ereignisse und insbesondere ihres Beziehungsgeschehens verändert sich die Person fortwährend. Er hat damit das Therapieziel der „partiellen Umstrukturierung" psychodynamischer, personzentrierter und, weniger explizit, systemischer Psychotherapie ad infinitum übersteigert. Allerdings grenzt sein Modell auch eine bedeutende Zielnuance des personzentrierten gegenüber psychodynamischem und insbesondere narzissmustheoretischem Denken ab: Nicht ein verborgenes „wahres Selbst" soll gefunden werden, sondern die Person soll befreit werden, um unabhängig von Bewertungen der Umwelt immer wieder neue Aspekte ihres Erlebens zu finden und ihr Selbsterleben fortwährend, in einem durchlässigen Fluss des Erlebens neu auszurichten.

Während einer Spieltherapie gehen Kinder fast immer, nachdem sie die Therapeutenperson eine Zeit lang im Sinne einer facilitativen Beziehungsgestaltung angefragt haben, in den interaktionellen Modus über: Sie fragen die Therapeutenperson als reale Person an und wollen mit ihr während der Spielstunden interagieren. Beispielsweise inszenierte das Kind immer wieder seine Interaktionsschemata in Rollenspielen im Puppenhaus, nach einigen Monaten fordert es immer öfter interaktionelle Situationen mit der Therapeutenperson – im interaktionellen Modus agiert das Kind seine Interaktionsschemata direkt mit der Therapeutenperson. Diese Erfahrungen sind besonders prägend und sie wirken unmittelbar auf das Selbsterleben. Sie beschleunigen die Therapie.

Der interaktionelle Modus stellt für die Kinder eine größere Herausforderung dar als der facilitative. Das Kind fragt die Therapeutenperson erst dann interaktionell und als reale Person an, wenn es sich dafür stark genug fühlt. Ein realer, voll präsenter, authentischer Erwachsene ist potenziell bedrohlicher als einer, der „nur" die personzentrierten Kernbedingungen realisiert. Darum ist es wichtig, dass auch im interaktionellen Modus das Grundprinzip der Nicht-Direktivität im therapeutischen Setting gewahrt bleibt. Das Kind soll das Gefühl behalten, dass es den Therapieprozess und seine Intensität selbst steuern kann. Es soll zurückgehen können zur Anfrage des facilitativen Beziehungsangebotes der Therapeutenperson, zum Beispiel doch wieder eine Aktivität wählen, bei der es alleine und allenfalls mit Unterstützung der Therapeutenperson vorgeht. Das Kind kann die Intensität der Beziehung regulieren und Bedrohliches auch abbrechen.

4.2.3 Die interaktionelle Beziehung in der therapeutischen Praxis

Die folgenden Abschnitte zeigen, wie die Therapeutenperson eine interaktionelle Beziehung gestalten und zugleich nicht direktiv sein kann. Dies ist ein ausgesprochen kunstvoller Prozess, der Training und Erfahrungsbildung erfordert und der sich bei jedem Spielmedium anders gestaltet. Kapitel 5 und 6 führen dies praktisch aus.

Wie verhält sich die Therapeutenperson konkret im Rahmen interaktioneller Beziehungsgestaltung? Eine Reihe von bestehenden Praxiskonzepten geben dazu wertvolle Hinweise, begründen die Spiel- und Jugendtherapiekonzepte und machen sie noch besser verständlich.

Das Konzept „Responsivität“ der Bindungstheorie

Bindungserfahrungen bzw. Arbeitsmodelle des Selbst entstehen aufgrund des unterschiedlichen Bindungsverhaltens der Bezugsperson. Um dieses Bindungsverhalten exakt beschreiben zu können, entwickelte Ainsworth u. a. ein Konstrukt, das der personzentrierten „Empathie“ ähnelt: die mütterliche *„Responsiveness“* (dt. Übersetzung: „Feinfühligkeit“ oder „Responsivität“; Ainsworth, Bell & Styton, 1974; vgl. auch Grossmann, 1977, S. 96–107). Sie formulierte hierfür eine neunstufige Skala (vgl. folgender Kasten) mit genauen verhaltensorientierten Beschreibungen, ähnlich den im personzentrierten Konzept bekannten Skalen für die Therapeutenvariablen (vgl. Grossmann, 1977, S. 104–107). Maßgeblich für das Konstrukt und seine Skala waren die Aspekte:

- zugänglich und erreichbar sein der Mutterperson für die Signale des Babys,
- feinfühliges Bemerken der Signale,
- Wahrnehmung oder Verzerrung und damit richtige Interpretation,
- sich in die Lage des Babys versetzen können,
- Angemessenheit, Abgestimmtheit der Reaktion,
- verzögerungsfreie, im zeitlichen Kontakt zu den Signalen des Babys stehende Reaktion.

Responsivität beschreibt sprachfreies empathisches Verhalten gegenüber dem Baby. Man darf annehmen, dass das Baby Bindung und Selbstwertschätzung erlebt, wenn dies gelingt.

Die neunstufige Skala Responsivität nach Ainsworth, Bell und Styton (1974):

Von der neunstufigen Skala wurden die ungeraden Stufen ausformuliert (1 = fehlende Feinfühligkeit, 3 = wenig feinfühlig, 5 = unbeständig feinfühlig, 7 = feinfühlig, 9 = sehr feinfühlig):

Beispiel Stufe 7 – „feinfühlig“: „Auch diese Mutter interpretiert die Kommunikation des Babys richtig und reagiert auf sie prompt und angemessen, aber mit geringerem Einfühlungsvermögen als Mütter mit einem höheren Punktwert. Sie ist nicht ganz so gut auf die subtileren Verhaltensweisen des Babys eingestimmt als die sehr feinfühlige Mutter. Oder vielleicht, weil sie nicht so gut in der Lage ist, ihre Aufmerksamkeit zwischen dem Baby und anderen Anforderungen zu teilen, mögen ihr manche Signale entgehen. Die klaren und eindeutigen Signale des Babys werden allerdings weder übersehen noch falsch interpretiert. Diese Mutter kann sich in die Lage des Kindes hineinversetzen und die Dinge von seinem Standpunkt aus betrachten. Ihre Wahrnehmungen des kindlichen Verhaltens sind nicht verzerrt. Ihre Reaktionen sind nicht in gleicher Weise beständig, prompt und in feinfühliger Weise angemessen, wie die von Müttern mit höherem Punktwert, vielleicht weil ihre Wahrnehmung etwas weniger empfindlich ist – aber obwohl es gelegentliche ‚Missverständnisse‘ geben kann, sind die Eingriffe und Interaktionen der Mutter niemals ernsthaft ohne Beziehung zum Tempo, Zustand und den Kommunikationen des Babys“ (Grossmann, 1977, S. 105).

Das Konzept „Affektabstimmung“ der Säuglingsforschung

Sterns Experimente zielen in weiten Teilen auf ein Widerlegen des Mahler'schen Symbiose-Paradigmas der Säuglingsentwicklung. In Abgrenzung dazu sieht er den Säugling als von Geburt an interaktionsfähiges Wesen. Der Säugling fantasiert zu keinem Zeitpunkt eine Symbiose zur Mutterperson, sondern kann Selbst und andere stets unterscheiden. In der Interaktion mit „dem anderen“ erlebt er sein Selbst, wie sein Selbst vom anderen in seinem Gefühlszustand reguliert wird und wie er umgekehrt den anderen zu regulieren vermag. Es sind Beziehungserfahrungen, welche der Säugling von Anfang an macht, und diese konstituieren sein Selbsterleben.

Wenn unser Sein, unser Selbsterleben also aus Beziehungserfahrungen besteht, warum sind Menschen verschieden? Weil sie, abgesehen von den Genen, von Geburt an verschiedene Beziehungserfahrungen machen. Das Selbsterleben hängt von den Interaktionserfahrungen ab, insbesondere von der Art, in der die Mutterperson ihr Interaktionsverhalten auf das Erregungsniveau und die Affekte des Säuglings abstimmt. Stern (1992) benutzt für dieses Verhalten den Terminus Affektabstimmung. Über die Affektabstimmung erfolgt die Formung des Selbst. Die Mutterperson kann auf spezifische Arten innerhalb von Toleranzgrenzen des Säuglings treffend abstimmen, sie kann aber auch z. B. unterstimulieren, überstimulieren, fehlabstimmen, selektiv abstimmen, authentisch und unauthentisch abstimmen. Stern differenziert dies spezifisch zu den Entwicklungsschritten des Selbst.

Beispiel: Affect Attunement (Affektabstimmung) zwischen Mutter und Kind nach Stern (1992)
Zwei Beispiele für gelungene Affektabstimmung:
- „Ein neun Monate altes Mädchen gerät beim Anblick eines Spielzeugs in helle Aufregung und streckt die Hand nach ihm aus. Als sie es ergreift, lässt sie ein verzücktes, stolzes ‚Aaaah!‘ vernehmen und blickt ihre Mutter an. Die Mutter erwidert den Blick, zieht die Schultern hoch und führt mit dem Oberkörper einen prächtigen Shimmy auf, wie eine Gogotänzerin. Der Shimmy dauert nur etwa so lange wie das ‚Aaaah‘ des Mädchens, ist aber von der gleichen Erregung, Freude und Intensität erfüllt.
- Ein neun Monate alter Junge haut auf ein weiches Spielzeug los, zuerst ein bisschen wütend, allmählich aber mit Vergnügen, voller Spaß und Übermut. Er entwickelt einen stetigen Rhythmus. Die Mutter fällt in diesen Rhythmus ein und sagt, ‚kaaaaa-bam‘, ‚kaaaaa-bam‘, wobei das ‚bam‘ auf den Schlag fällt und das ‚kaaaaa‘ die vorbereitende Aufwärtsbewegung und das erwartungsvolle Innehalten des Arms vor dem Schlag begleitet“ (Stern, 1992, S. 200 f.).

Die Nähe dieses Konzeptes von Affektabstimmung mit dem personzentrierten von Empathie ist evident, ebenso die zu Rogers’ Vorstellung von der Entwicklung des Selbst. Affektabstimmung führt zu einer Interaktion, einem lustvollen Spiel und wohl auch zum Erleben von Bindung.

Die Konzepte „Immediacy“ (Unmittelbarkeit) und „Self Disclosure“ (Selbstöffnung)

Rogers’ Mitarbeiter Curkhuff (1969a, 1969b) formulierte diese beiden Konzepte als Präzisierung der Kernbedingung „psychologischer Kontakt“ – bezogen auf die Arbeit mit Erwachsenen. Sie lassen sich allerdings auch gut auf die Arbeit mit Kindern übertragen und besitzen in der Jugendtherapie eine überragende Bedeutung (vgl. Kapitel 6):
- *Unmittelbarkeit (Immediacy):* Die Therapeutenperson bezieht Äußerungen des Klienten darauf, wie dieser die Beziehung erlebt und was im Moment in der Beziehung geschieht. Er spricht dies in einer nicht wertenden und offenen Weise an („Es scheint Ihnen viel zu bedeuten, ob ich diese Erfahrung persönlich kenne und Sie auch von daher verstehen kann?“).
- *Selbstöffnung (Self-disclosure):* Die Therapeutenperson teilt eigenes Erleben, Wünsche oder Sachverhalte über seine Person mit („Anders als bei dir ließen sich meine

Eltern nicht scheiden, aber es gab dadurch immer Streit und auch ziemliche Probleme für mich"). Das Konzept geht über das Kongruentsein hinaus, das „nur" ein widerspruchsfreies, aufrichtiges Kommunizieren meint.

Unmittelbarkeit und Selbstöffnung beschreiben ein Therapeutenverhalten, bei dem der Therapeut seine Wahrnehmungen, Erfahrungen bzw. sein Erleben über Klient oder Beziehung an passender Stelle in das Gesprächsgeschehen einbringt. Dadurch wird er als reale Person noch konturierter und greifbarer. Die Beziehung vertieft sich (Means & Cooper, 2005).

Die „contact reflection" der Pretherapy nach Garry Prouty

Prätherapie stellt eine Sammlung von Interventionen dar, die bei bestimmten psychotischen, schizophrenen und retardierten Patienten zunächst einen psychologischen Kontakt zum Therapeuten herstellen. Wenn Patienten sich so in sich abkapseln, dass alltagsübliche Beziehungsangebote wie Blickkontakt, Zunicken, Anlächeln, Begrüßen sie nicht zu erreichen scheinen und eine Therapie nicht beginnen könnte, geben sogenannte „contact reflections" der Therapeutenperson (vgl. Kasten) einen Anker für minimale Interaktionen und einen Beziehungsaufbau (Prouty, van Werde & Pörtner, 2002; van Werde & Prouty, 2007).

Contact reflections nach Prouty (2002):
Die Therapeutenperson benennt etwa eine Situation „Sie sitzen auf dem Boden" (situationale Reflexion), beschreibt minimalistisch den Gesichtsausdruck oder körperliches Verhalten „Es sind Tränen da" (faciale Reflexion), wiederholt als „word-for-word reflection" einzelne verständliche Wörter, oder spiegelt durch ihr Verhalten das Patientenverhalten (Körperreflexion). Zum Beispiel setzt sie sich in gleicher Körperhaltung auch auf den Boden, möglichst gegenüber ins Blickfeld des Patienten. Hält der Patient zum Beispiel den Arm in der Luft, tut sie dies auch.

Auch mit den „contact reflections" der Prätherapie geben Therapeutenpersonen Antworten auf Verhalten, das die üblichen sprachlichen Dekodierungen und Bedeutungsgebungen überschreitet. So kontaktiert die Therapeutenperson den Klienten in besonderer Weise. Die deutsche Hauptvertreterin dieses Konzeptes ist Marlies Pörtner.

4.2.4 Das Konzept Interaktionsresonanz

Die Konzepte Responsivität, Affektabstimmung, Unmittelbarkeit oder „contact reflection" beschreiben Ähnliches. Sie realisieren meist nonverbale und sehr beziehungszentriert die personzentrierten Kernbedingungen Empathie und Authentizität. Sie beleuchten die Interaktion. Sie konzipieren therapeutische Interventionen, die die Therapeutenperson direkt erfahrbar machen. Sie zeigen die Therapeutenperson als präsent, konturiert und interaktionsbereit, zugleich nicht direktiv, wertschätzend und empathisch.

Im Spielzimmer beantwortet die Therapeutenperson die Spielhandlungen des Kindes nach diesen Grundsätzen. Dort inszeniert das Kind Beziehungsmuster. Dies sind Reaktionsweisen, ja Interaktionsschemas, die frühe Beziehungserfahrungen im Kind ausgebildet haben. Diese Schemata vertiefen sich bei der weiteren Entwicklung des Kindes. Sie laden gleichsam wie ein Netzwerk von Bachläufen und Flussbetten dazu ein, dass sich Interaktionsverhalten in sie ergießt. Das Verhalten einer anderen Person aktiviert eines der Netzwerke bzw. Schemata, und schon erlebt und verhält sich das Kind wie vorprogrammiert: frühere Interaktionserfahrungen prägen sein aktuelles Erleben und Verhalten.

Das Kind tritt intensiv über das Spielen in Kontakt zur Therapeutenperson. Es bedient sich dazu der verschiedenen Spielmedien (vgl. Kapitel 5). Die Therapeutenperson interagiert nun mit dem Kind in dem von ihm gewählten Medium. Wie in den oben beschriebenen Konzepten macht sie sich als reale und zugleich nicht lenkende Person erfahrbar.

Das Konzept Interaktionsresonanz:
Auf das Spielhandeln des Kindes gibt die Therapeutenperson gleichfalls spielhandelnd Antwort. Sie tut etwas darauf Bezogenes, Analoges mit ähnlicher Energie und Richtung, aber *nicht* dasselbe, wie es etwa die „contact reflections" vorsehen. Sie zirkuliert, vibriert, agiert wie ein Körper, der durch die kindliche Aktivität zum Schwingen gebracht ist. Dies ist Resonanz. Sie folgt der Vorgabe zwar, drückt sie aber mit anderer Tönung, Gestalt, Ausprägung aus. Sie gibt Resonanz in der Interaktion, Resonanz durch ihr Handeln im Medium. Dabei ist sie auf verbaler Ebene empathisch und responsiv. Sie stimmt sich auf Affekte ein, reflektiert zuweilen, allerdings nicht „wörtlich", das kindliche Handeln – wenn die Therapeutenperson all dies tut, gibt sie durch ihre Interaktion *Resonanz* auf das Handeln des Kindes.

Für dieses Interventionsprinzip verwende ich den Terminus *„Interaktionsresonanz"* (interactive resonance; Behr, 2003). Ein solcher übergreifender Begriff erscheint sinnvoll, weil die bestehenden Konstrukte wie Responsivität, „contact reflection", Affektabstimmung, Unmittelbarkeit, Spiegeln, „saying back" (Gendlin), asoziale Reaktion (Baumgärtel) oder Verstärkung stets nur Teilaspekte jener spieltherapeutischen Interventionen benennen, für die Interaktionsresonanz eine komplettere Umschreibung darstellen kann. Sie stellt eine Erweiterung der personzentrierten Kernbedingung Empathie dar. Interaktionsresonanz hat aber auch viel mit dem Authentischsein der Therapeutenperson zu tun. Sie reagiert mit Verhalten und als präsente, klare Person die sich innerhalb der Beziehung in die Waagschale gibt.

4.2.5 Der Übergang vom facilitativen Begleiten zur Interaktionsresonanz

Das Kind macht im Spielprozess meist deutlich, inwieweit es die Beteiligung der Therapeutenperson beim Spielen wünscht. Dies können selbst wenig erfahrene Spieltherapeuten an den Ausdruckssignalen des Kindes und der Art der Spielinitiative ablesen. Ein häufiger Fall zu Beginn der Spieltherapie ist, dass das Kind zwar irgendwie die Beteiligung der Therapeutenperson am Spielprozess wünscht, dabei aber eher die klassische, rein wertschätzend-einfühlsame Beziehung bevorzugt. Die Therapeutenperson kann sich auch, wie bei Landreth beschrieben, auf ihren Stuhl setzen und von da aus kommentieren. Meist ist eine solche Facilitatorbeziehung für eine ganze Reihe von Sitzungen angemessen. Die Vorzüge der personzentrierten Beziehung entfalten sich: Das Kind kann selbstgesteuert, bedrohungsfrei explorieren; und das Vertrauen zur Therapeutenperson vertieft sich.

Im Verlauf der Therapie kommen dann Hinweise vom Kind, so dass eine interaktivere Beziehung angeboten werden könnte. Im Kasten werden einige Beispiele kurz benannt. Dies erfordert manchmal Klärungen in der Supervision:

Beispiele für den Übergang in den interaktionellen Modus:

Das Kind sucht kompetitive Erfahrungen:
- Wer baut den höheren Turm?
- Kampf mit Plastikschwertern: Das Kind verzichtet zum Beispiel darauf, der Therapeutenperson die Rolle zuzuweisen, es sei bereits ein Arm und ein Bein abgehackt.
- Das Kind begrüßt beim Konstruktionsspiel, dass die Therapeutenperson auch eigene Ideen umsetzt.
- Das Kind will mit der Therapeutenperson einen Ring- oder Boxkampf machen.

Das Kind interessiert sich für den Alltag und die Person des Therapeuten an sich:
- Haben Sie Kinder?
- Wo wohnen Sie?

Die Spielstunde wird langweilig, die Therapeutenperson bekommt Müdigkeitsattacken:
- Das Kind sortiert „endlos“ Bauklötze nach Farbe und Größe.
- Das Kind malt geometrische Muster an der Staffelei.

Die Spielinszenierung des Kindes wiederholt sich so häufig und intensiv, dass die Therapeutenperson die Situation nur schwer aushalten kann:
- Das Kind stoppt nicht, Allmachtsfantasien zu inszenieren: Die Therapeutenperson muss in jeder Sitzung im Rollenspiel ins Gefängnis (unter den Tisch), dort die ganze Zeit verharren und hämische Kommentare anhören.

Es ist dann möglich, vorsichtig im Sinne von Tests Interaktionsresonanz zu zeigen. Dabei ist es nicht so entscheidend, ob das Kind protestiert oder wütend wird. Die Frage ist, ob es das aushält, genauer, ob es in Kontakt zu einer voll präsenten, realen Erwachsenenperson gehen kann und Wettbewerb oder Konflikte aushalten will. Wie reagiert es auf eine Person, die nicht scheinbar schwächer ist als gleichaltrige Peers? Viele Spieltherapie-Kinder können dies anfangs nicht. Ihr Selbst ist so schwach und fragil, als wenn sie keinen emotionalen Schutz haben. Sie können es zum Beispiel nicht ertragen, ein Regelspiel zu verlieren. Aufschlussreich ist auch das folgende Beispiel.

Beispiel: Ekelsuppe
Mia kocht am Spielzeugherd Suppe aus zermatschten Insekten, Würmern, Schlangengift, Krokodilpisse, Dinosaurierkot usw. Nun soll die Therapeutenperson das essen. Tut sie dies (im Rollenspiel)? Ja, im Fall des schwachen Kindes, und drückt schauspielerisch aus, wie sehr sie leidet („Oh Gott schmeckt das schrecklich, mir wird schlecht, iiiiiihhhh“). Nein, im Fall des schon stärkeren Kindes („Niemals! Das finde ich ekelhaft, so was esse ich gewiss nicht. Da muss ich mich ja schütteln.“). Oder die Therapeutenperson kocht in einem anderen Topf eine ähnliche Suppe. Es kann konkurriert werden, welche Suppe ist schrecklicher, wer isst welche Suppe o. Ä. Hier wird das Kind mit realen Verhaltensmöglichkeiten konfrontiert – und jetzt kann es sich zum Beispiel im Verhandeln erproben und erfahren.

Gegenindikationen für manche Formen der Interaktionsresonanz bestehen bei schwer gestörten Kindern und Jugendlichen. Dies sind Fälle, bei denen die Selbststruktur in sich brüchig ist, Kinder und Jugendliche, die sich schnell und oft übergangslos bedroht fühlen und dann mit heftigen Aggressionen antworten. Interaktionsresonanz im Sinne einer unmittelbaren und dynamischen Auseinandersetzung provozierte hier eine Überforderung und gefährdet die Selbststruktur.

Training – Reflexion – Erfahrungsübungen

Übung A: (Klein-)Gruppendiskussion: *Interaktive Erfahrungen*

Sammeln Sie Beispiele aus dem Zusammensein von Erwachsenen und Säuglingen/ Kleinkindern, in denen das Kind bereichernde interaktive Erfahrungen macht.

Übung B: (Klein-)Gruppendiskussion: *Suche nach Resonanz*

Woran erkennt man im pädagogischen Alltag mit Kindern, ob sie jetzt gerade Resonanz von mir als realen voll präsenten Erwachsenen suchen? Tragen Sie Beispiele und verbale und non-verbalen Zeichen zusammen.

5 Kindertherapie

5.1 Das Spiel als Medium des Kindes: Spiel und Spielzimmer

Für Experten gleich welcher fachlichen Orientierung gilt das Spiel als das zentrale Medium des Erfahrens, des sich Zeigens und des Interagierens bei Kindern, zum Teil auch noch bei Jugendlichen. Es existiert dabei eine Vielzahl von Theorien über Ursachen, Phänomene, Funktionen und Bedeutungen des Spiels (Mogl, 2008). Auch bei der Einrichtung des Raumes, in dem die Spieltherapie stattfindet, sind zahlreiche Aspekte zu berücksichtigen.

5.1.1 Bedeutungen des Spiels

Mit der folgenden Auflistung versuche ich Funktionen des Spiels herauszustellen, die für die Spieltherapie eine Bedeutung besitzen. Das Spiel kann im Rahmen der Spieltherapie auf sechs Arten verstanden werden:

1. Als *implizite Mitteilung*. Analog zu impliziten sprachlichen Mitteilungen des Erwachsenen: Das Kind zeigt Aspekte seines Erlebens der Welt.

   Beispiel: Bauernhof
   Tim konnte mit der Wohngruppe Ferien auf einem Bauernhof verbringen. In der Spielstunde baut er eine Szene mit Stall, Zäunen, Weiden, Tieren, Kindern, Bauern, usw. auf.

   Für irreführend halte ich die häufig genutzte Formulierung, das Spiel sei die Sprache des Kindes. Das Kind spielt jedoch nicht, um anderen etwas mitzuteilen. Es spricht nicht via Spiel mit uns. *Wir, die Erwachsenen,* verstehen das Spiel vielleicht als Mitteilung, aus der Perspektive des Kindes hat es aber nicht diesen Zweck. *Die Sprache des Kindes ist die Sprache.* Tim ist durchaus willens und in der Lage, via Sprache über die Ferien zu erzählen. Was er aber nur im Ansatz kann, ist, auf einer Metaebene über emotionale Erfahrungen, interaktionelle Schlüsselerlebnisse oder persönliche Entwicklungsschritte zu berichten.

2. Als *Fragmente unbewussten Materials*. Analog zum Traum, zur freien Assoziation oder zu alltäglichen Fehlleistung: Das Kind spielt in einer Art Trancezustand und Versatzstücke des Erlebens scheinen auf.

   Beispiel: Krokodilangriff
   In Mias Spielszenen greift das Krokodil friedliche Tiere in einer Wohnburg an. Diese flüchten oder verstecken sich.

   Im psychodynamischen Denken besitzen tranceähnliche Bewusstseinszustände eine große Bedeutung, da sich für die Person unbewusste Inhalte versatzstückartig zeigen können, die dann durch Deutungsversuche eine Sinngebung erfahren sollen. Im Spielzimmer werden auch gestalterische Prozesse, zum Beispiel das Malen an einer größeren Staffelei mit eher breiten Pinseln in dieser Analogie gesehen.

3. Als *Rahmen zum Erleben von Gefühlen und Bedürfnissen*. Das Kind inszeniert bedeutende eigene Gefühle und Bedürfnisse aus seinem Alltag.

   Beispiel: Kochen
   Am Spielzeugherd bekocht und bewirtet Karin viele kleine Kinderpuppen und junge Tierfiguren.

Im Spiel verschafft sich das Kind Gefühlszustände und befriedigt Motivationen, hier Näheerlebnisse und Versorgungswünsche. Es sucht Erfahrungen auf.

4. Als *Inszenierung von Konfigurationen des Selbst.* Aspekte des Selbst-Erlebens, Teile des Selbst und ein Ideal-Selbst werden inszeniert.

Beispiel: Ritter
Gerd kämpft mit zwei Schwertern gegen die Therapeutenperson, für die er die Regieanweisung gibt, sich immer wieder abstechen zu lassen und zu sterben, während Gerd der unbesiegbare omnipotente Triumphator ist.

Omnipotenz-Szenarien als Ideal-Selbst-Erfahrung werden häufig von Kindern inszeniert. Aber auch bei allen anderen Spielen, so die alte psychoanalytische Faustregel, sollen Deutungsversuche stets die Möglichkeit berücksichtigen, dass auftretende Figuren für Teile des Selbst stehen können.

5. Als *Ausdruck des Erlebens der sozialen Umwelt.* Aspekte des Erlebens seiner sozialen Umwelt, also bedeutende Personen und ihre Interaktion zum Kind werden inszeniert.

Beispiel: Familienleben
Kai inszeniert in der Puppenstube Vater-Mutter-Kind-Szenen eines Familienlebens.

Die andere Möglichkeit des Deutens betrachtet auftretende Figuren als Repräsentationen von Personen in der sozialen Umwelt des Kindes. Sie werden freilich nicht eins zu eins abgebildet, sondern in der Weise, wie das Kind sie erlebt, bzw. nur mit Teilaspekten ihrer Persönlichkeit.

6. Als *Träger eines Beziehungsprozesses.* Das Spiel ist Träger eines Geschehens, in dem Interaktion und Beziehung erlebt werden kann.

Beispiel: Turmbau
Jens wetteifert mit der Therapeutenperson darum, einen möglichst höher und kühner konstruierten Turm aus Holzbausteinen aufzustellen als diese.

Auch Regelspiele oder Kampfspiele kann man oft so verstehen, Verstecken und Fangen, Doktorspiele. Es entfaltet sich ein Spiel um Macht und Nähe. Ständig kann sich die Konstellation verändern, die Beziehung wird spielerisch immer wieder angefragt.

Diese *Funktionen des Spiels,*
- als Erlebensraum (das Kind erfährt und ordnet sein Erleben indem es spielt),
- als Ausdrucksmedium (das Spiel des Kindes macht das Erleben für sich und anderen sichtbar) und
- als Träger des Beziehungsgeschehens (die Beziehung zur Therapeutenperson ereignet sich vor allem im Spielprozess)

verleihen diesem Medium in der Kinder- und Jugendpsychotherapie eine überragende Bedeutung.

Bis ins frühe Jugendalter hinein unterliegt das Medium Sprache deutlichen Begrenzungen, wenn junge Klienten Symbole für ihr Erleben und ihr Selbst kreieren. Im Spiel vollzieht sich dies vollständiger, ganzheitlicher und unmittelbarer. Da Kinder nicht aus einer Metaposition heraus mit Sprache über ihr Erleben kommunizieren können, muss eine Kindertherapie, die neben dem Lernen und Verlernen von Verhalten auch psychostrukturell angelegt ist, im Medium des Spiels stattfinden, in einem Spielzimmer und mit einer Therapeutenperson, die in diesem Medium kommunizieren kann.

5.1.2 Einrichtung des Spielzimmers

Ein optimales Spieltherapiezimmer sollte ca. 18 bis 30 m² groß sein. Dies gibt genug Raum auch für Spiele mit Bewegung (Tanzen, Kämpfen, Verstecken, Rollenspiele). Noch größere Spielzimmer sind möglich, das Kind kann sich darin aber verloren vorkommen. Auch kann es schwieriger sein, den intensiven Kontakt zum Kind zu halten, wenn dieses sich viel bewegt oder zu sportlich ausgerichteten Aktivitäten neigt. So entstünden weniger Selbstexploration oder auch weniger bzw. nur sehr einfache Interaktionen mit der Therapeutenperson. Für kleinere Gruppen von drei bis vier Kindern sollten mindestens 30 m², für größere deutlich mehr Raum vorhanden sein.

Das Spielzimmer sollte
- einladend, ästhetisch ansprechend, Kinder willkommen heißend gestaltet sein,
- sauber und leicht zu säubern sein, Kinder sollten nicht irreversible Verschmutzungen fürchten müssen.
- Im Spielzimmer muss Lärm möglich sein. Nachbaren im Haus sollten sich zum Beispiel nicht gestört fühlen. Auch umgekehrt sollte der Spielprozess des Kindes nicht durch Lärm von außen gestört werden.
- Das Spielzimmer sollte visuell abgeschirmt sein. Es sollte keine Durchsichtmöglichkeit in der Tür vorhanden sein, es sollte Gardinen an den Fenstern geben.

Möblierung des Spielzimmers

Grundlegende Möblierungen bestehen aus:
- einem Tisch mit Stühlen, bei Gruppenarbeit mehrere Tische, und
- einer Kuschelecke mit Teppich, Matratzen und Kissen.
- Leicht zu säubernder Kunststoffboden, helle freundlich gestaltete Wände.

Kontrovers wird diskutiert, ob das Spielzeug in offen Regalen oder in Schränken mit Türen aufbewahrt werden soll (vgl. Tab. 3).

Tabelle 3: Argumente für und gegen offene Regale

Argumente pro Regal	Argumente pro Schrank
• Unmittelbare Zugänglichkeit. • Kind sieht immer alles, geringere Schwelle, etwas zu probieren. • Ästhetische Ausstrahlung des Materials animiert zum Spiel. Kind fühlt sich eingeladen, mit allem zu spielen.	• Raum ist reizärmer und erlaubt mehr Konzentration. • Weniger Ablenkung für das Kind, mehr Strukturgebung. Wichtig für Kinder mit Aufmerksamkeitsstörung. • Material verstaubt langsamer.

Kompromiss: Regale enthalten Größeres, nicht zu dicht gepackt und in einer nicht chaotisch wirkenden Anordnung. Kleinteile, Autos, Miniplastiktiere, Bastelmaterial usw. kommt in Schränke, praktisch und Ordnung stiftend sind dafür Boxen. Regalbrettbeschriftungen oder Piktogramme markieren den Platz der Dinge. Verkleidungsmaterial, größere Bauklotzmengen, usw. kommen in Tonnen oder Container.

Optimierte Spielzimmer haben z. B. zudem
- einen oder besser zwei Sandkästen (nass und trocken) und ein Regal mit Figuren und Gegenständen in der Nähe,

- einen hängenden Sandsack zum Dagegenboxen,
- eine Hängematte und/oder Schaukel,
- eine Art Klettergerüst bzw. Kinderhaus,
- ein Waschbecken,
- eine Feuerstelle,
- eine Werkbank,
- große Schaumstoffwürfel,
- untypisch große Materialien: lebensgroße Kinderpuppen, große Tierstoffpuppen, sehr große Bauklötze bzw. Schaumstoffteile etc.

Ausstattung mit Spielmaterial

Wichtigster Grundsatz ist, dass ein Spielzimmer so mit Spielzeug und Mobiliar ausgestattet sein sollte, dass jede Spielform in jeder Altersstufe möglich ist. Weitere Prinzipien, die bei der Einrichtung beachtet werden sollten:

- Die Spielmaterialien sollten alle keine Spezialkompetenzen erfordert, das Kind sollte ohne Unterweisung sofort mit dem Spielen beginnen können. Eine Ausnahme wäre die Werkbank mit ihren besonderen Werkzeugen.

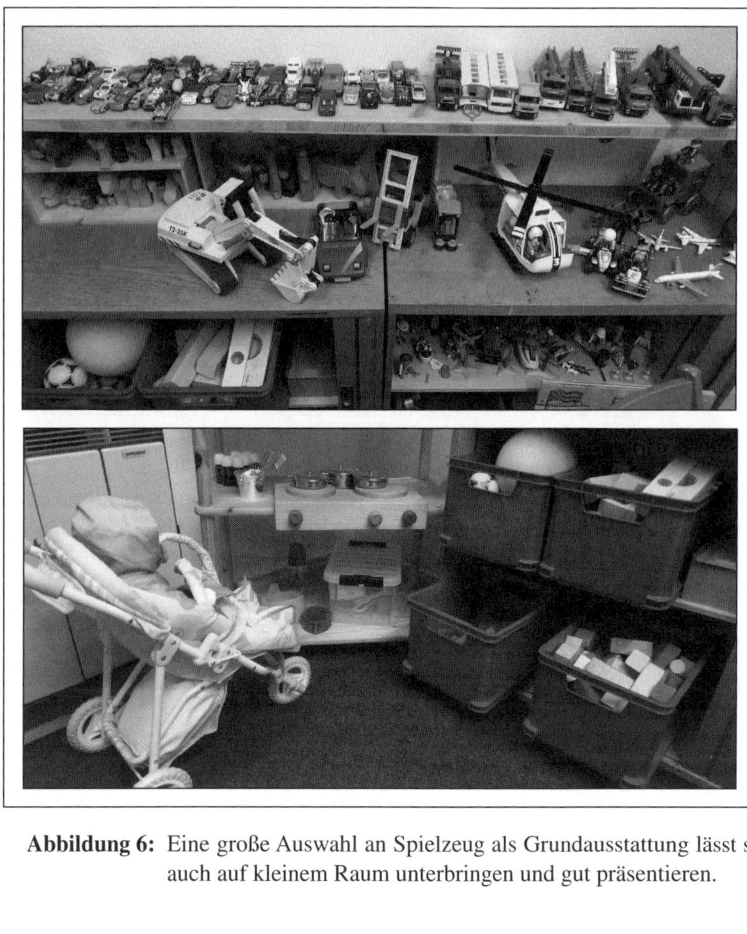

Abbildung 6: Eine große Auswahl an Spielzeug als Grundausstattung lässt sich auch auf kleinem Raum unterbringen und gut präsentieren.

- Beschädigtes Material sollte am Ende einer Spielstunde sofort entfernt und möglichst schnell ersetzt werden. Wenn ein Kind unbeabsichtigt etwas kaputt macht, sollte nicht dabei verweilt und eher bagatellisiert werden („Das macht nichts"), damit der Spielprozess schnell wieder in Gang kommt.
- Spielmaterial, insbesondere bestimmte Brettspiele, die die Therapeutenperson selbst nicht mag, müssen nicht im Spielzimmer sein. Die Unlust der Therapeutenperson wiegt schwerer als die fehlende spezielle Erfahrungsmöglichkeit für das Kind.

Tabelle 4 listet Materialien für die Spielzimmereinrichtung auf drei Optimierungsstufen auf. Die „Grundausstattung" passt in ein oder zwei Reisetaschen. Sie ist gedacht für Spieltherapeuten, die in besonderen Fällen mit einem mobilen Spielzimmer das Kind in spielzeugarmen Räumlichkeiten aufsuchen müssen, z. B. in Kinderkliniken. Grundsätzlich gilt, dass alle Spielformen (Regel-, Konstruktions- und Rollenspiele, Kämpfen, Gestalten) in verschiedenen Altersstufen spielbar sein sollten.

Das Spielzimmer sollte am Beginn der Stunde aufgeräumt und im immer gleichen Zustand sein. Am Ende der Stunde wird das Kind *nicht* gebeten beim Aufräumen zu helfen. Wie in Kapitel 4.1.2 bereits erwähnt, tun dies viele Kinder bei den ersten Stunden automatisch, hören dann aber damit auf, wenn sie erlebt haben, dass die Wertschätzung der Therapeutenperson nicht davon abhängt. Viele Kinder nehmen das Mit-Aufräumen am Ende der Therapie wieder auf, dies ist geradezu ein Indikator für das Therapieende.

Tabelle 4: Vorschläge für die Spielzimmereinrichtung

	Grundausstattung	Bessere Ausstattung	Optimierte Ausstattung
Regelspiele	• Ein ganz einfaches: z. B. Tempo kleine Schnecke • Spielesammlung, Uno, Würfel, Mikado, Spiele für etwas ältere wie zum Beispiel Verrücktes Labyrinth, Café International	• Memory, Rommékarten, Quartett • Mehr Spiele wie Malefitz, Igelspiel, Europareise, Scotland Yard, Alaska • Tier auf Tier (Haba), Zicke Zacke Hühnerkacke, Hexentanz, Carcassonne, Schokohexe	• Billardtisch • Tip-Kick, Kicker • Risiko, Monopoly, Dame • Dartspiel • Carrom • Siedler • Kegeln
Konstruktionsspiele	• Knete • Legosteine • Autos (auf jeden Fall: Polizei, Krankenwagen, Feuerwehr; Militärfahrzeuge, ansonsten Pkws, Lastwagen etc.)	• Bauklötze, Duplosteine, Fimo, Ton, Eisenbahn • Bauernhof mit Tieren • Ritterburg mit Rittern • Kran, Eisenbahn	• Schaumstoffwürfel, Matratzen, Decken, Kinderhaus, Indianerzelt • Sandkasten mit Sandspielmaterial • Wasserbahn, Murmelbahn • Baukonstruktionskästen (Metall, Holz, Kunststoff) • Werkbank mit Materialien

Tabelle 4: Vorschläge für die Spielzimmereinrichtung (Fortsetzung)

<table>
<tr><th></th><th>Grundausstattung</th><th>Bessere Ausstattung</th><th>Optimierte Ausstattung</th></tr>
<tr><td rowspan="2">Rollenspiele</td><td rowspan="2">• Kasperpuppen, Babypuppe, Barbie, Hartgummitiere (z. B. Haus- und Hoftiere, Dinos usw., auch ekelige Gummitiere wie Spinne und Schlangen)
• Tücher
• Arztkoffer
• Telefon
• Geldbörse und Spielgeld
• Schulranzen
• Waffen</td><td>• Puppenhaus mit Einrichtung
• Stielpuppen (Handpuppen, Tiere etc.), Biegepuppen, Playmobil (div. Themen)
• Babypuppen, -flasche, Kinderwagen
• Kissen, Decken
• Material zum Kochen (Topf, Herd, Rührlöffel etc.)
• Zweites Telefon
• Verkleidungskiste
• Spiegel</td><td>• Kaspertheater
• Marionetten
• Perücken
• Schminkutensilien
• Wandtafel mit Kreide
• Kasse, Kaufladen
• Sandkasten
• Kinderpost</td></tr>
<tr><td colspan="2">• Bei speziellen Störungsbildern (z. B. Kinder von alkoholkranken Eltern, sexuell missbrauchte Kinder): leere Schnapsflaschen, Puppen mit Geschlechtsteilen, Arztpuppe, Mannpuppe (Opa etc.), Polizei</td></tr>
<tr><td>Kampfsituationen</td><td>• Schwerter, Pistolen
• Blasrohre mit Pfeilen</td><td>• Kriegsspielzeug (Panzer, U-Boot, Kriegsschiff …)
• Boxhandschuhe
• Armbrust mit Gummipfeilen, Zielscheibe</td><td>• Sandsack,
• Batakas
• Dartspiel
• Dinge, die das Kind kaputt machen kann: Eierkartons, Pappe …</td></tr>
<tr><td>Kreativer Bereich</td><td>• Malutensilien (Buntstifte, Wachsmalkreide)
• Schere, Kleber, Papier</td><td>• Wasserfarben, Fingerfarben, Tapeten oder großes Papier zum Malen, Krepp, Spezialpapiere
• Jahreszeitliches Material
• Seifenblasen</td><td>• Staffelei (mögl. 2)
• Ton, Brennofen
• Musikinstrumente</td></tr>
<tr><td>Zum Ausruhen/ Stille/ Konzentration</td><td>• Kinder- und Bilderbücher
• Mandalas zum Ausmalen</td><td>• Kuschelecke mit Kissen, Decke und Schmusetieren</td><td>• Evtl. Musik</td></tr>
<tr><td>Wahrnehmung</td><td>• Schaumstoffbälle
• Musikinstrumente</td><td>• Balancierteller, -wippe
• Stelzen
• Gymnastikkball
• Massagebälle/Igelbälle</td><td>• Bohnen-, Kastanienkiste
• Schaukel
• Hängematte
• Kletterseil</td></tr>
</table>

Training – Reflexion – Erfahrungsübungen

Übung A: Gruppendiskussion: *Spielzimmermöblierung*

Welche der Empfehlungen für die Möblierung eines Spieltherapiezimmers erscheinen Ihnen besonders wichtig, welche als weniger wichtig oder überflüssig, welche fehlen ihrer Ansicht nach?

Übung B: Stille Reflexion: *Spielzimmerentwurf*

Stellen Sie sich vor, Sie dürften nur die Hälfte der Empfehlungen für Möblierung und Spielmaterialausstattung umsetzen. Wie würden Sie nun Ihr Spielzimmer entwerfen? Fertigen Sie eine Zeichnung an. Sie können von der Raumskizze in Abbildung 7 ausgehen (vier Meter breit, 6 Meter lang) oder eine eigene Raumvorgabe benutzen.
Anschließend stellen Sie Ihre Entwürfe in der (Klein-)Gruppe gegenseitig vor.

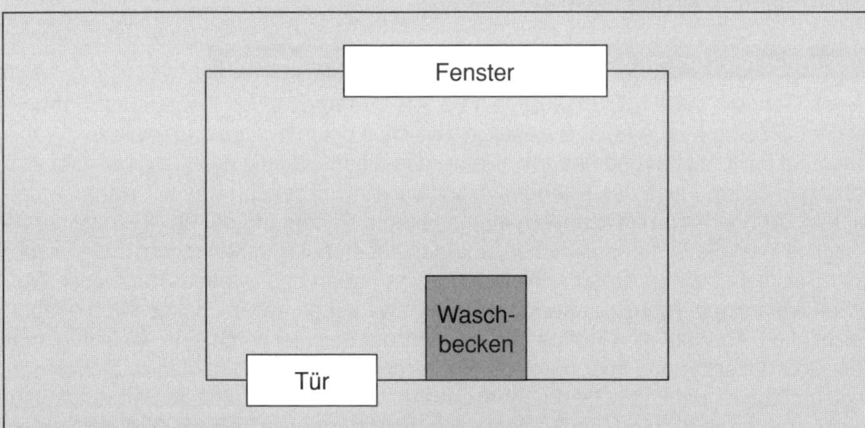

Abbildung 7: Vorlage für Übung B – Spielzimmerentwurf

Übung C: Stille Reflexion: *Spielzimmeroptimierung*

Vergleichen Sie ein von Ihnen benutzbares Spielzimmer mit den hier skizzierten Optimalbedingungen. Welches wären die wichtigsten drei Veränderungen, die Sie vornehmen könnten? Was wird der erste Schritt sein, den Sie dazu tun? Wer könnte Sie dabei unterstützen?
Erfahrungsaustausch in der (Klein-)Gruppe.

5.2 Sprache

Im klassischen Konzept von Axline (1947) stellt das sprachliche Kommentieren der Spielhandlung die dominierende Intervention der Therapeutenperson dar. Besonders anschaulich und berührend hat Axline das in ihrem Fallbeispielbuch „Dibs“ (1964) erfahrbar gemacht. Wie kann die Therapeutenperson das Geschehen im Spielzimmer sprachlich begleiten? Axline hat selbst dazu 1947 viele beispielhafte Erläuterung zu ihren Prinzipien gegeben. Dieses Kapitel gibt Präzisierungen, Erweiterungen und Übungen für ein Basisrepertoire von sprachlichen Interventionstechniken in der Kinder- und Jugendpsychotherapie.

5.2.1 Die Bedeutung der Sprache für Kinder und Jugendliche

Säuglinge und Kleinkinder erleben die Welt und sich selbst zunächst nicht in Verbindung mit sprachlichen Begriffen. Es sind zum Beispiel Bilder, Geräusche, Körperempfindungen oder Gerüche, die ihr Erleben repräsentieren. Diese ganzheitliche Art, zu erleben, bleibt im Prinzip lebenslang erhalten. Auch als Erwachsene finden wir manchmal wenige Worte für das, was wir erleben, andere Symbole wie zum Beispiel visuelle Eindrücke, Musikstücke, Körperempfindungen, Farben, Gerüche oder Metaphern stellen unser Erleben zunächst präziser dar. Wir können vielleicht später, oft mit Hilfe einfühlsamer Gesprächspartner, auch Worte dafür finden.

Theoretischer Hintergrund: Der Begriff der Symbolisierung

Eugen Gendlin (1961, 1978, 1996), ein früherer Mitarbeiter von Rogers und Entwickler der Focusing-Methode, unterscheidet zwischen der impliziten und expliziten Wahrnehmung der Dinge in und um uns. Die Person nimmt ständig wahr und befindet sich ständig in einem Fluss des Erlebens. Doch nur ein Teil dessen was wir wahrnehmen wird im Bewusstsein repräsentiert, indem wir ihm Bedeutung geben. (Der weinende Säugling lässt die Mutter aufwachen, stundenlanger lauter Verkehrslärm zuvor nicht.) Zum Beispiel erfahren wir eine Bedrohung von außen und erleben Angst oder Wut; wir erleiden einen Verlust und erleben Trauer; wir sehen etwas Lustiges und erleben Leichtigkeit. Anderes bleibt diffus: Wir spüren zum Beispiel durch eine schlechte oder heitere Grundstimmung oder durch ein Körpergefühl wie Druck im Magen, Schmetterlinge im Bauch oder kalte Gliedmaßen, dass es Wahrnehmungen von Bedeutung gibt (einen „felt sense", wie Gendlin sagt). Wir haben dafür noch kein Bild oder keine sprachliche Benennung, kein „Symbol" in unserem Bewusstsein, wir spüren nur irgendwie: Da ist irgendwas. Wir können uns aber auf diese gefühlte Bedeutung konzentrieren: „Fokussieren", wie Gendlin sagt, und erspüren und nachdenken, mit welchen Bildern, Wörtern, Formulierungen, Metaphern usw. das Gefühl zusammenhängt. Dabei finden wir oft plastische Symbole, insbesondere Wörter, die nun eine sprachliche Bedeutung erschaffen. Uns wird etwas klar, wir verstehen uns selbst ein wenig besser, dies erzeugt oft auch eine innere Bewegung, zum Beispiel der Druck im Magen ist weg (ein „felt shift" nach Gendlin). Zum Beispiel spüren wir nach dem Antritt einer Reise, dass wir vergessen haben, etwas Wichtiges zu erledigen, erst später fällt uns ein, was wir vergessen haben; eine zuvor spürbarer diffuse körperliche Empfindung fällt ab.

Schon Rogers (1951, 1959) hat diesen Prozess als „Symbolisierung" beschrieben. Wir finden ein zumeist sprachliches Symbol, das unsere Erfahrung kennzeichnet. Zum Beispiel beschreibt eine Klientenperson länger eine komplizierte Beziehung zu einer anderen Person und ihre Erfahrungen damit. Schließlich findet sie ein Wort für ihr dominierenden Gefühl „Ja, genau, Ekel ist das Gefühl, dass ich eigentlich immer habe." Dieses Wort war vorher nicht da, nur Teilaspekte, lose Fäden des Erlebens, einzelne Episoden, die sich nun zusammenfügten zu einer Bedeutung, die Person fand in diesem Moment ein Wort (Ein „Symbol") für ihre Erfahrungen. Grundsätzlich könnte die

Person zum Beispiel auch eine visuelle Vorstellung, ein Bild für ihre emotionale Erfahrung oder eine neue Seite, Vorliebe, Fähigkeit in ihrem Selbst finden. Rogers verwandte darum den offenen Begriff „Symbol", bzw. „Symbolisierung" für den Prozess der Bedeutungsfindung für zuvor diffuse Erfahrungen. In der Beratungspraxis mit Erwachsenen ist damit zumeist gemeint, dass die Klientenperson neue Worte für ihr Erleben bzw. für ihr So-sein findet.

Kinder und Jugendliche lernen erst im Laufe der Jahre, für ihr ganzheitliches, man könnte vielleicht sagen, „analoges" Erleben Begriffe zu finden. Sprache, Wörter, Text könnte man geradezu als „digitale" Zeichen betrachten, die ein zuvor ganzheitliches und vollständig individuelles Erleben in ein neues Zeichensystem übertragen. Diese Zeichen stimmen nicht vollständig mit dem analogen Erleben überein, aber der Vorteil ist, die Person kann nun mit anderen über ihr Erleben kommunizieren. Das Kind lernt im Laufe seiner Entwicklung das Zeichensystem, also die Sprache und die Bedeutungen seiner Kultur. Dies bedeutet für die Entwicklung des Kindes einen Einschnitt. So sehr sich auch die Erwachsenen über das Sprechenlernen des Kindes freuen, von diesem Punkt an ist das Erleben des Kindes gespalten. Abbildung 8 visualisiert diese beiden Erlebensformen durch zwei übereinander liegende Kreise. Der vordere, leicht nach rechts versetzte Kreis, das digitale Repräsentationssystem des Erlebens, stimmt mit dem ganzheitlichen Erleben nicht voll überein. Es gibt wohl weitgehende Bezüge, doch das Erleben ist verfremdet. Vom Zeitpunkt des Sprechenlernens an wird die Person ihr ganzes Leben lang mit diesen zwei Ebenen umzugehen haben. Sie erlebt weiterhin ganzheitlich, zum Beispiel als Körperempfindung, beim Bilder malen, tanzen, musizieren; und sie kann ihr Erleben in Worte fassen bzw. darum ringen.

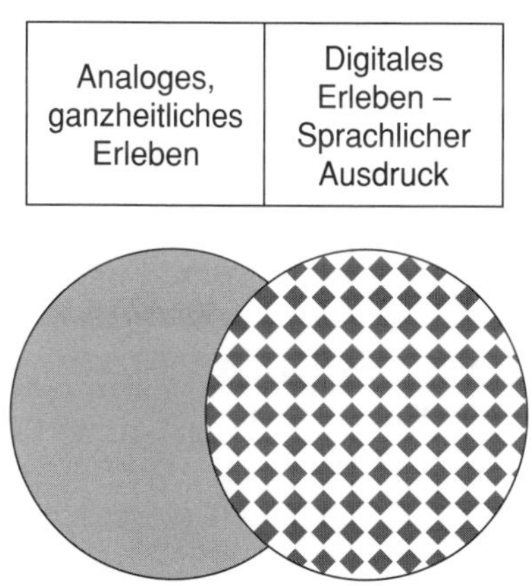

Abbildung 8: Inkongruenz von ganzheitlichem, nicht sprachlichem analogem Erleben (linker Kreis) und der digitalen Repräsentation von Erleben durch Sprache (rechter Kreis)

Das digitale, auf sprachlichem Ausdruck basierende Erleben ist keineswegs nur negativ. Durch die Möglichkeit der Teilhabe mit anderen kann sich das Erleben der Person ausdifferenzieren. Insbesondere kann die Person sich über das Medium der Sprache von ihrem Erleben distanzieren, es also von außen betrachten und es operativ beeinflussen. Darum ist es ein ganz bedeutende Entwicklungsschritt, wenn ein Kind, das zuvor nur einfach zu weinen begann, sagen kann: „Ich bin traurig".

Es ist darum ein prominentes Ziel in der Kinder- und Jugendtherapie, dass die Klientenperson Symbole für ihre Erfahrungen findet. Symbole können Spielszenen, etwas Konstruiertes, etwas aus kreativen Medien Gestaltetes usw. sein. Ein ganz wichtiges Symbolsystem ist dabei auch die Sprache. Während der Spielstunden schafft die Therapeutenperson eine Verbindung der Handlungen und der Erfahrungen des Kindes mit Sprache. Darum verbalisiert sie nicht nur Emotionales, also Gefühle oder Motive des Kindes, sondern sie begleitet den ganzen Prozess mit Kommentaren.

Beispiele

- Das Kind baut einen Bauernhof auf und lässt dann die Tiere miteinander interagieren. Die Therapeutenperson verbalisiert nicht nur Gefühle („Das Fohlen ist traurig, weil es in den Stall muss"), sondern auch das äußere Geschehen („Aha, der Zaun kommt hier rum, jetzt baust du den Stall gleich neben dem Teich").
- Auf dem Straßenteppich: „Alle Autos müssen sich anstellen, bevor sie in das Parkhaus dürfen", „Jetzt jagt das Polizeiauto den ...", „Jetzt sind sie zusammengestoßen, das hat geknallt."

Die Begründung für dieses Vorgehen ist, dass es für das Kind einen Unterschied macht, ob es dies einfach nur tut oder ob es zugleich auch das in Sprache gefasst bekommt, also auf einer Metaebene ein Symbolsystem angeboten bekommt, was aus seinem Spielprozess heraus entsteht. Wir verstehen den Spielprozess des Kindes als einen Ausdruck von Erlebensprozessen; für diesen bietet die Therapeutenperson Symbolisierungen auf sprachlicher Ebene. Sie *parallelisiert* den Spielprozess mit Sprache.

Training – Reflexion – Erfahrungsübungen

Übung A: (Klein-)Gruppendiskussion: *Felt Sense im Alltag*

Tauschen Sie sich aus über Situationen, in denen Sie in Ihrem Alltag diffuse Zeichen, insbesondere Körperempfindungen, gespürt haben, und Sie erst später eine seelische Bedeutung dessen erschließen konnten.

Übung B: Stille Reflexion: *Kleine Selbsterfahrungen (= Symbolisierungen) im Alltag*

In vielen Situationen im Alltag oder auch in den Ferien machen wir neue Erfahrungen mit uns Selbst, entdecken plötzlich neue Seiten an uns, Gefühle oder Bewertungen oder Selbsteinschätzungen, die wir zuvor an uns nicht kannten. Versuchen Sie sich zu erinnern:

- Welche unter Umständen kleinen, „unwichtigen" Symbolisierungen gab es in der Vergangenheit?

Mögliche Orte/Situationen: in den Ferien, Umzug, Geburt des Kindes, neue Arbeitsstelle, neuer Freundeskreis, Partnerschaft, neues Hobby.
Beispiele für Veränderungen: eine Motivation, ein Gefühl zu einer anderen Person, ein Lebensziel, eine Orientierung im Alltagsleben, ein Grundgefühl im Alltag, ein Gefühl bei einer Routinetätigkeit, Gefühle nach einer Belastungssituation, Gefühle nach einem Erfolg, Gefühle in einer Gruppensituation.
Bitte notieren Sie Stichworte und tauschen Sie sich anschließend in der Kleingruppe darüber aus.

5.2.2 Sprache im facilitativen Modus: Einfühlen und Mitschwingen

Die Therapeutenperson unterstützt den Spiel- und Selbstexplorationsprozess der Klientenperson wie soeben beschrieben. Sie realisiert die drei Kernbedingungen nach Rogers bzw. die acht Prinzipien der Spieltherapie nach Axline. Damit schafft sie dem jungen Menschen einen Raum, im dem er selbstgesteuert und frei von Bewertungen bedeutende Alltagserfahrungen thematisieren und Erfahrungen im Spiel aufsuchen kann. Zwei Formen der Sprachverwendung im facilitativen Modus lassen sich unterscheiden:

- *Kommentare zum Spielprozess.* Die Therapeutenperson kommentiert das kindliche Spiel und schafft so begleitend zum Spiel parallel die Symbolisierungsebene der Sprache wie oben ausgeführt (und mit den im folgenden beschriebenen Techniken).
- *Personzentrierte Beratung.* Vor allem ältere Kinder und Jugendlichen berichten zuweilen auf der Real-Ebene bedeutsame Erfahrungen aus ihrem Alltag oder sie reden direkt über ihre Probleme. Hauptinterventionsform ist hier das empathische Zuhören: Die Therapeutenperson sucht mit der Klientenperson nach emotionalen und motivationalen Klärungen, zumeist im Sinne des Verbalisierens Emotionaler Erlebnisinhalte (VEE). Die Therapeutenperson handelt nach den Prinzipien der personzentrierten Beratung, da es sich um ein Problemgespräch auf Real-Ebene handelt. In Kapitel 6 werden die Besonderheiten bei der Arbeit mit Jugendlichen ausführlich dargestellt.

Die im Folgenden beschriebenen Interventionen bilden das sprachliche Standardrepertoire der Therapeutenperson, sowohl auf der Grundlage des hier beschriebenen facilitativen Modus als auch beim später erläuterten interaktionellen Modus. Sie definieren die Techniken der verbalen Begleitung des kindlichen Spiels und oft auch beim Gespräch mit Jugendlichen. Die Therapeutenperson fasst Verhalten, Gedanken, Gefühle und Motive des jungen Menschen in Worte; so bietet sie sprachliche Symbole für ganzheitliches Erleben. Schmidtchen nennt Interventionen dieser Art „Techniken zur Handlungsdiagnose und Verständnisdemonstration“ (1978, S. 158) bzw. später „B-Strategien zur generellen Förderung von Selbstheilungsprozessen“ (1999, S. 99 ff.). Die Darstellung ist hier nicht ausschließlich aber eher auf die Arbeit mit Kindern im Spielzimmer ausgerichtet (Interventionen für Jugendliche finden sich vor allem in Kapitel 6).

Paraphrasieren des Verhaltens und Spielgeschehens

Die Therapeutenperson fasst wesentliche Elemente des kindlichen Verhaltens bzw. des Spielgeschehens in Worte, ohne dies zu bewerten. Dies demonstriert positives Interesse und Beteiligung. Sie verdeutlicht ihre Aufmerksamkeit und vermittelt so bedingungsfreie Wertschätzung. Konkret heißt das: Die Therapeutenperson beschreibt jeweils kurz das Spielgeschehen und die Handlungen des Kindes. Sie beschreibt sprachlich was sie sieht oder hört.

Beispiele

- „Ah, du stellst die Figuren alle im Halbkreis um das Haus auf, alle haben den gleichen Abstand.“
- „Der Ritter schlägt ihn immer wieder, der macht immer weiter.“
- „Du streichelst den und gibst ihm zu essen.“
- Das Kind inszeniert in der Puppenstube ein Zurücklassen der Kinder, deren Eltern fortgehen: „Die gehen fort, da sind die jetzt ganz allein da oben im Bett.“

Man könnte sagen, die Therapeutenperson paraphrasiert das Verhalten des Kindes und das Geschehen im Spiel, sie ist gleichsam im Hintergrund vokal präsent, bekundet ihre Aufmerksamkeit, sie bietet aber durch das Paraphrasieren zugleich eine zusätzliche Ebene der Symbolisierung für das Kind. Wenn das Kind eine Szene aufbaut wissen wir oft nicht, wie konturiert es den Prozess wahrnimmt. Mit den Kommentaren der Therapeutenperson hört das Kind sprachliche Symbole für das was es tut. Dies könnte zusätzlich ordnend für das Erleben des Kindes sein. Es könnte dem Kind für seinen inneren Prozess, der in diesem Verhalten ganzheitlich symbolisiert wird, eine zusätzliche Ebene der Symbolisierung anbieten.

Die Therapeutenperson sollte sich auch von ihrer Intuition leiten lassen, wie viel sie paraphrasiert: Wenn sie zu viel redet, könnten sich manche Kind zu sehr beobachtet fühlen, wenn sie zu wenig oder gar nicht redet, könnten manche irritiert sein.

Paraphrasieren und Akzentuieren von Äußerungen

Sprachliche Äußerungen des Kindes werden in den wesentlichen Aspekten inhaltlich wiedergegeben. Besonders wichtige bzw. emotionale Momente werden akzentuiert.

Beispiele:
- Das Kind berichtet, wie sich zwei andere Kinder auf dem Schulhof geschlagen haben, eines wurde so verletzt, dass es blutete: „Die haben sich heftig geschlägert, geblutet hat der sogar!"
- Das Kind kündigt an, den Bauernhof mit einem Platz zum Spielen für die jungen Tiere aufzubauen: „Einen richtigen Platz zum Spielen willst du bauen."

Die Therapeutenperson hält ihren Kontakt zum Kind, sie demonstriert ihre Aufmerksamkeit und Beteiligung. Das Kind bekommt Rückmeldungen und spürt die Präsenz der Therapeutenperson. Durch das Akzentuieren wird in unaufdringlicher Weise bereits emotional Bedeutendes beleuchtet. Möglicherweise ist es für das Kind so leichter, die eigenen Äußerungen und ihre Bedeutungen innerlich zu sortieren und das Wesentliche besser zu erfassen.

Lautmalerisches Begleiten von Spielvorgängen

Die Therapeutenperson gibt Geräusche oder lautmalerische Untermalungen von sich, die den Charakter eines Spielvorganges oder den Schwung einer Handlung auf einer akustischen Ebene lebendiger, reicher, vollständiger erlebbar machen.

Beispiele:
- Das Kind fährt mit Autos auf dem Straßenteppich umher: „Brrrrrrm, brrrrrm, ..."
- Das Kind schleudert mit einem Mikadostab einen anderen Stab hoch durch die Luft: „Huuuiiiiii ..."
- Das Kind lässt ein Plastikpferd zum Bauernhof galoppieren: „Kli – klo – kli – klo – kli – klo ..."

Die Therapeutenperson hilft dem Kind so, die Spielhandlung lebendiger und seine Spieltrance tiefer werden zu lassen. Sie ist nah am Kind. Die Macht dieser Interventionen liegt in der unmittelbaren Erfahrbarkeit der Nähe und emotionalen Beteiligung der Therapeutenperson. Die Therapeutenperson sollte allerdings auch aufmerksam bleiben, ob das Kind so viel Nähe in diesem Moment möchte. Wenn das Kind nach solchen Interventionen sein Spiel mit einem gewissen Bruch verändert, könnte dies der Fall sein.

Verbalisieren von kognitiven Prozessen

Gedankliche Abläufe, wie sie vermutlich im Kind aktuell ablaufen oder unmittelbar zuvor abgelaufen sein könnten, werden von der Therapeutenperson in Worte gefasst. Sie kann dabei zum Beispiel auf Problemlösungen, Verstehensprozesse zu berichteten Episoden oder Wissensthemen eingehen.

Beispiele:

- „Ja genau, wenn du hier eine Brücke baust, müssen sie nicht immer diesen Umweg gehen.“, „Ah ich sehe, da hast du überlegt, wenn das vorher hier wegkommt kann man besser fliehen.“
- „Da ist dir klar geworden, warum die alle auf die Klassenarbeit vorbereitet waren?“
- „Diese Hunderassen kennst du inzwischen alle und könntest sagen was für eine Rasse ein Hund ist?“

Diese Interventionen intensivieren nicht unbedingt das Erleben. Sie wollen jedoch dem Kind helfen, auch auf kognitiver Ebene eine Metaposition zu den eigenen inneren Vorgängen zu gewinnen. Es soll auch hinsichtlich seiner kognitiven Operationen mehr Abstand zu sich einnehmen lernen und sich selbst so vielleicht besser verstehen. Auch bedingen sich Kognitionen und Emotionen gegenseitig, wie eine ausgiebige Debatte der grundlagenwissenschaftlichen Psychologie in den 1970er und 1980er Jahren zeigte.

Aus der Forschung:

Tausch (1988) fand bei der Analyse der einzelnen therapeutischen Interventionen die Rogers in seinen Therapiegesprächen anwandte, dass nahezu ebenso viele Kognitionen wie Emotionen von ihm reflektiert wurden.

Benennen von Motivationen

Sowohl Motivationen, die das Kind unmittelbar erkennen lässt, als auch solche von Spielfiguren sollen in Worte gefasst werden.

Beispiele:

- „Du möchtest wirklich noch genug Zeit haben, um mit der Wasserbahn zu spielen?“
- „Aha, der Ritter möchte die Tiere beschützen?“

Die Gründe sind dieselben wie die zuvor genannten. In Motivationen stellen Gefühle eine Komponente dar. Das Benennen mit Sprache verdeutlicht Motivationen, die vielleicht sonst eher nur körperlich-ganzheitlich für das Kind erfahrbar waren.

Reflexion von Gefühlen: Verbalisierung Emotionaler Erlebnisinhalte (VEE)

Wenn das Kind etwas sagt oder tut, schwingen meist Gefühle mit. Diese werden nicht direkt ausgedrückt. So gibt es zwei Ebenen: der Text des Gesagten, also die manifeste Bedeutung,– und darunter die Ebene der Gefühle, Motive und Bewertungen. Die Therapeutenperson versucht, diese zweite Ebene, die Gefühle „zwischen den Zeilen“ anzusprechen. Emotionale Prozesse im Kind, oder, bei Rollenspielen, von Spielfiguren, werden einfühlsam reflektiert. Das heißt, die Therapeutenperson fasst die gefühlsmäßige Bedeutung einer Äußerung oder Handlung in eigene Worte. Dabei kann es sich zum Beispiel um affektive Zustände handeln, um länger andauernde Gefühle, um Bewertungen, um ein Erleben zu einer berichteten Episode oder zum aktuellen Spielgeschehen.

Beispiele:
- „Uuuh, das findest du ekelig?“
- „Die Prinzessin weint und ist traurig, wo der Prinz schon so lange weg ist?“
- „Das findest du richtig ungerecht?“
- „Den Ausflug fandest du langweilig?“
- „Das ist spannend sich jedes Mal besser zu verstecken?“
- „Du schämst dich, wenn du das nicht schaffst?“
- „Da bist du stolz, dass du da nicht weinen musstest?“

Einfühlung und das In-Worte-fassen von wahrnehmbaren Inhalten des Erlebens gelten als der Königsweg personzentrierter Therapie. Die Rückmeldung an die Klientenperson, welche Gefühle die Therapeutenperson wahrgenommen hat, wird im deutschen Sprachraum „Verbalisierung Emotionaler Erlebnisinhalte“ (VEE) genannt (Tausch, 1990). Einfühlung ist so nicht nur eine grundlegende Einstellung dem Klienten gegenüber, sondern auch als VEE eine dazu korrespondierende Kommunikationstechnik. Sie ist komplexer als es auf den ersten Blick erscheint. Sie erfordern Training und Erfahrungsbildung.

Wichtige Regeln sind:
- Die VEE-Formulierungen der Therapeutenperson sollten im *Stil eines alltäglichen Sprachgebrauchs und dem Kind angemessen* erfolgen. Die Kommunikation mit dem Kind sollte nicht irgendwie künstlich, kompliziert oder gar therapeutisch anmuten. (Ein Indikator dafür wäre, wenn das Kind sagt „Du redest aber komisch.“ oder „Du sagst mir ja alles nach.“) Goetze (2002, S. 185) rät, dies gegebenenfalls einfach zu akzeptieren und zu antworten „Du meinst, was ich rede, hört sich für dich anders an, als das, was die meisten Leute zu dir sagen; ich will dir nur zu verstehen geben, dass mich alles, was du sagst, tust, denkst, sehr interessiert; und das hört sich dann für dich so anders an.“
- *Innerhalb jeder Form des Rollenspiels müssen sich die empathischen Reflexionen auf die Spielfigur beziehen*, nicht auf die Person des Kindes. Dies wäre zu nah für das Kind und brächte es aus dem Erlebensprozess heraus in ein Nachdenken oder Irritiertsein. („Das Pferd ist ganz vorsichtig und achtet auf alles …“).
- Der Inhalt der empathischen Reflexion soll dicht am Gesagten oder Beobachteten, also *nicht interpretierend* sein. Das Erleben, das zum Ausdruck gekommen ist, soll berührt werden. Die VEE-Intervention soll stets auf manifest Gehörtem oder Gesehenem gründen. Andernfalls wären es Interpretationen, abgekoppelt von der Erlebensebene. Dies führt das Kind weg vom Erlebensprozess in kognitive Prozesse oder auch in Irritation und Frustration.

Kontroverse Debatte: Bedeutung gebende vs. „deutungsfreie“ Spieltherapie

Goetze (2002, S. 192 ff.) schlägt vor, in einer späteren Phase des Therapieprozesses bei einer gewachsenen Beziehung auch verknüpfende, Bedeutung gebende empathische Reflexionen anzubieten:
- „*Reflexion von … Verhaltenspatterns:* … ‚Bisher hast du die Puppe immer verdroschen, Heute hast du sie zum ersten Mal richtig lieb gehabt.‘“
- „*Reflexion von Verhaltenspatterns … mit Gefühlen des Kindes* … ‚Ich sehe, das klappt nicht so gut mit dem Aufbauen der Eisenbahn und das macht dich wütend und du willst alles hinschmeißen. Immer, wenn’s ein bisschen kompliziert wird, dann magst du daran nicht weiterarbeiten, wirst wütend und gibst auf.‘“

- *„Verbalisierung von wiederkehrenden Metaphern und deren Realbedeutungen für das Kind …* ‚Ich sehe, dass du die Autos ganz schön zusammenknallen lässt. Immer, wenn die Autos zusammenknallen, hast du mir vorher erzählt, dass es mit Mama und Papa zu Hause Streit gegeben hat.'"

Die orthodoxe personzentrierte Spieltherapiekonzeption nach Axline (1947) und Landreth (2002) vertritt demgegenüber die „deutungsfreie" Spieltherapie, die den Selbstexplorations- und Symbolisierungsprozess dicht am manifest sichtbaren belässt.

Fragen des Kindes auf zwei Ebenen beantworten

Auch Fragen können zwei Bedeutungsebenen haben: Neben der manifesten Informationssuche werden Fragen oft von emotionalen und motivationalen Hintergründen bedingt. Die Therapeutenperson sollte versuchen, angepasst auf den jeweiligen Ebenen zu antworten. „Wird man immer wieder gesund, wenn man krank ist?" Dies ist sehr wahrscheinlich eine Frage, bei der beide Ebenen präsent sind. Neben der Suche nach biologischen Informationen kann hier Sorge um eine andere Person oder sich selbst mitschwingen. Dies sollte empathisch reflektiert werden, dann aber auch der manifeste Inhalt beantwortet werden.

Fallbeispiel:
„Wie alt werden Menschen denn so?" – Der fragende Klient, der 9-jährige Jörg, lebt bei seinen Großeltern, die leiblichen Eltern können ihre Aufgabe nicht erfüllen. Wie sich im Gespräch zeigt, sorgt sich Jörg, ob er noch während der wahrscheinlichen Lebenszeit der Großeltern erwachsen werden kann. Die manifeste Informationsanfrage ist relevant und sollte auch beantwortet werden, doch erst über die Entfaltung des emotionalen Hintergrundes der Frage entsteht ein bedeutsames Gespräch.

Auf Fragen mit zwei Ebenen sollten also auch auf beiden Ebenen reagiert werden: Neben der Reflexion der emotionalen Ebene sollte also auch die Informationsebene beantwortet werden. Würde dies fehlen, könnte das Verhalten der Therapeutenperson vom Klienten als mangelnde Wertschätzung und als verquaste Therapeutensprache erlebt werden. Auf Fragen mit offenkundig nur einer relevanten Ebene sollte natürlich auch nur auf dieser Ebene reagiert werden.

Beispiel:
Kind: „Wo ist die Bastelschere hin?"
Therapeutenperson: falsch: „Du möchtest das gerne sauber durchschneiden?"
richtig: „In der 2. Schublade."

Das Aufgreifen von emotionalen Bedeutungsebenen in Klientenfragen birgt allerdings eine relativ große Gefahr der Interpretation. Wenn man sich unsicher ist, könnte man manchmal auch nachfragen, etwa wie: „Ich überlege gerade, warum dir die Frage wichtig ist."

Gefühle präzisieren lassen

Die Therapeutenperson fragt nach, wenn die Klientenperson in einer Äußerung etwas Wichtiges offen lässt. Insbesondere bei Gefühlen kann sie zu Differenzierungen anregen, oder sie kann nach Bewertungen von Vorgängen, Verhalten, Personen usw. fragen, auch nach anklingenden Selbstaspekten der Klientenperson.

Beispiele:
- „Du sagst ‚und dann liegt die Sache schräg in mir' – wofür steht das?" („Was ist das für ein Gefühl? Was meint das?")
- Nach einem Klientenbericht über eine hilflose Klassenkameradin: „Und dass die sich nie wehrt, wie findest du das?"
- „Ach so, das Krokodil lauert denen hier auf, und was hat das vor?" („Wie geht's dem?")
- „Das hört sich ja so an, dass der Lars dich irgendwie langweilt? ... Wann ist das so, oder immer?"
- „Geht dir ‚nicht so'? – Magst du mehr sagen?"
- „Du sagst, ‚hast das schon wieder mal nicht geschafft' – Findest du dann, dass du oft irgendwas nicht schaffst?"

Diese Interventionen wollen mit der Aufforderung zum Präzisieren einen emotionalen, motivationalen oder kognitiven Moment des Klientenerlebens vertiefen. Sie wollen die Richtung des Selbstexplorationsprozesses aber nicht verändern, sie wollen das Thema der Klientenperson nicht in eine andere Richtung lenken. Fiktives Negativbeispiel nach einem Bericht über Probleme mit Klassenkameraden: „Magst du nicht lieber schauen, wo du außerhalb der Schule Freunde findest?". Dies wäre ein Bearbeitungs- und fast schon Lösungsvorschlag, der möglicherweise völlig am Problem des Klienten vorbeigeht.

Gefühlsinkongruenzen im Ausdrucksverhalten der Klientenperson ansprechen

Klienten widersprechen sich häufiger in dem was sie sagen, oder ihre Körpersprache teilt anderes mit als das, was sie formulieren. Dies sind wertvolle Hinweise auf nicht integrierte Erlebensanteile die angesprochen werden können.

Beispiele:
- Das Kind reißt sich die Kleidung auf, sagt erschrocken „Oh, das ist mein Lieblingspulli" und lacht dann laut: „Dein Lieblingspulli und du lachst dabei?"
- Das Kind erzählt mit leiser bedrückter Stimme, dass es in der Schule geärgert und verhauen wurde und danach gleich, dass es ihm nichts ausmache und die anderen Kinder ihm egal seien: „Es macht dir nichts aus und die sind egal, und zugleich fühlt es sich schade und traurig an?

In der Person laufen mehrere kognitiv-emotionale Schemata ab: zeitgleich, unverbunden und zum Teil widersprüchlich. Das Erleben ist inkongruent. Indem die Therapeutenperson ihre Wahrnehmung mitteilt, will sie der Klientenperson helfen, auf ihre Gefühle zu fokussieren und die verschiedenen Aspekte ihres Erlebens zu integrieren.

Emotionale Perspektivübernahme anregen

Die Klientenperson wird aufgefordert, sich in eine andere Person oder Figur einzufühlen.

Beispiel:
„Stell dir vor, du wärst die Moni (der Bär, der Polizist), wie würdest du dich da fühlen?" (Was würdest du da denken? Wie würde es dir da gehen? Was wolltest du dann?)

Diese Intervention soll die Empathiefähigkeit erhöhen. Dem Kind sollen mehr Aspekte eines Szenarios klar werden. Es soll das kommunikative Geschehen besser nachvollziehen können. Die Hoffnung ist auch, dass es quasi mehr innere Distanz zu einer Situation und zu seinen Wahrnehmungen einnehmen und sich dann auch anders verhalten kann. Allerdings verlässt diese Intervention bereits das Nicht-Direktivitäts-Prinzip.

Aus der Kunst:

Im Kinderroman „Momo“ von Michael Ende (1973) wird die Hauptfigur Momo als wunderbare Zuhörerin beschrieben, die gerade nicht dazwischen fragt oder Ratschläge gibt, sondern empathisch mitschwingt und so Menschen zu ihren eigenen Lösungen kommen lässt.

> „... Was die kleine Momo konnte wie kein anderer, das war: Zuhören. Das ist doch nichts Besonderes, wird nun vielleicht mancher Leser .sagen, zuhören kann doch jeder. Aber das ist ein Irrtum. Wirklich Zuhören können nur ganz wenige Menschen. Und so wie Momo sich aufs Zuhören verstand, war es ganz und gar einmalig. Momo konnte so zuhören, dass dummen Leuten plötzlich sehr gescheite Gedanken kamen. Nicht etwa weil sie etwas sagte oder fragte, was den anderen auf solche Gedanken brachte, nein, sie saß nur da und hörte einfach zu, mit aller Aufmerksamkeit und aller Anteilnahme. Dabei schaute sie den anderen mit ihren großen dunklen Augen an, und der Betreffende fühlte, wie in ihm auf einmal Gedanken auftauchten, von denen er nie geahnt hatte, dass sie in ihm steckten.
>
> Sie konnte so zuhören, dass ratlose und unentschlossene Leute auf einmal ganz genau wussten, was sie wollten. Oder dass Schüchterne sich plötzlich frei und mutig fühlten. Oder dass Unglückliche und Bedrückte zuversichtlich und froh wurden. Und wenn jemand meinte, sein Leben sei ganz verfehlt und bedeutungslos und er selbst nur irgendeiner. unter Millionen, einer, auf den es überhaupt nicht ankommt und der ebenso schnell ersetzt werden kann wie ein kaputter Topf – und er ging hin und erzählte alles der kleinen Momo. dann wurde ihm, noch während er redete, auf geheimnisvolle Weise klar, dass er sich gründlich irrte, dass es ihn, genauso wie er war, unter allen Menschen nur ein einziges Mal gab und dass er deshalb auf seine besondere Weise für die Welt wichtig war ...“

Training – Reflexion – Erfahrungsübungen

Übung A: (Klein-)Gruppendiskussion: *Zuhörzeichen*

An welchen verbalen und non-verbalen Zeichen erkenne ich, dass mir jemand aufmerksam zuhört. Bitte notieren Sie Stichworte und tauschen Sie sich anschließend mit anderen Kleingruppen darüber aus.

Übung B: Paarübung: *Paraphrasieren und Akzentuieren von Äußerungen* (vgl. oben *Reflexion von Gefühlen*)

Person 1 ist die Redende, Person 2 die Zuhörende. Mögliche Gesprächsthemen:

- Bei welcher Art von Kindern/Jugendlichen fällt es mir schwer, diese bedingungsfrei zu akzeptieren? An welchen Stellen gelingt mir dies, wo nicht so? Wie helfe ich mir dann? Was bräuchte ich?
- Wie wünsche ich mir ein geeignetes Spielzimmer? Was fehlt mir derzeit dazu? Was hindert mich, es wunschgemäß einzurichten?
- An welchen Stellen kommen mir Zweifel, dass ich stets nicht direktiv dem Kind/Jugendlichen gegenüber sein sollte? Wie gehe ich dann damit um? Was macht es mir besonders schwer?

Person 2 hört aufmerksam zu und versucht, jeweils nach ein paar Sätzen, das Gehörte akzentuierend zusammenzufassen. Darüber hinaus sagt sie nichts. Wenn nötig verbessert Person 1 jeweils das Zusammengefasste und redet danach weiter, oder, wenn es korrekt war, redet sie gleich weiter.
Dauer: ca. 5 Minuten.

Anschließend Auswertungsgespräch: Welche Gefühle entstanden in mir wenn ich korrekt wiedergegeben wurde? ... wenn nicht? Hat dies meinen Gedankenfluss oder mein Erleben unterstützt? Wie schwer/leicht ist das akzentuierende Paraphrasieren für den Zuhörer? Anschließend Rollentausch.

Übung C: Stille Reflexion *Verstanden-werden*

In der Vergangenheit haben Sie sich vielleicht manchmal von anderen Personen gut verstanden gefühlt. Welche Personen waren das? Woran spürten Sie, dass Sie gut verstanden wurden? Bitte machen Sie sich Notizen. Anschließend Erfahrungsaustausch in der Gruppe.

Übung D: Paarübung: *Wege in die kommunikative Sackgasse*

Erwachsene Helfer versuchen manchmal – eigentlich in bester Absicht – Kinder durch Äußerungen zu unterstützen, die aber doch in Sackgassen führen und die Beziehung beschädigen.
Sackgassen-Intervention: Solche Äußerungen möchten das Kind entlasten, etwas gerade rücken, Werte vermitteln, etwas deutlich machen, eine Lösung geben, doch genau dies wird durch solche Äußerungen nicht erreicht (vgl. Tab. 5).
Beispiel: Ein 10-jähriges Mädchen sagt: „Die Miriam lässt einen einfach nicht in Ruhe, andauernd kneift sie oder schuckt sie mich und kichert dabei so blöd."

Tabelle 5: Sackgassen-Interventionen

Interventionsformen	Erwachsenenäußerungen
1. Bagatellisieren (Gefühle wegnehmen, ausreden, abtun, schnelles Trösten)	• Ist doch nicht so schlimm • Das macht die wohl nur so. • Habt Ihr keine ernsteren Sorgen?
2. Diagnostizieren/interpretieren (Eigenschaften zuschreiben, bewerten, nicht manifeste Sinnzusammenhänge konstruieren, erlebensfernes Vermuten)	• Ihr seid schon zwei echte Streithennen. • Du bist eine Petzliese • Das sieht nach einem tiefen Konflikt aus. • Aber es hat wohl auch was Reizvolles, sich so zu balgen und zu necken.
3. Examinieren (ausfragen, Detektiv sein)	• Wo kneift sie dich denn, wann immer, richtig feste? Blaue Flecken? Zeig mal. • Warum macht sie das? Was machst du zuvor?
4. Dirigieren (Lösungen abnehmen, Partei ergreifen, Chef oder Schiedsrichter spielen, drohen)	• Das darf sie nicht. Du musst ihr dann ausweichen oder dich wehren. • So etwas kenne ich, du Arme, ich werde dafür sorgen, dass sie das sein lässt.
5. Schwach sein (unklare Grenzen setzen, als Person unklar oder schwach sein, auch: unrealistische Sanktionen androhen)	• Es soll hier eigentlich keiner den anderen kneifen oder vielleicht auch nicht rumpetzen. • Wenn nicht sofort Frieden ist, dürft ihr beide morgen nicht mitfahren.

Tabelle 5: Sackgassen-Interventionen (Fortsetzung)

Interventionsformen	Erwachsenenäußerungen
6. Vorwerfen/beschuldigen/moralisieren (Werte als allgemein setzen, Gut-Böse-Spaltungen vornehmen)	• Du wirst schon deinen Teil dazu beitragen. • So etwas ist ganz schlimm, ja gemein, ich hoffe allerdings, du trägst nicht auch dazu bei.
VEE: Verbalisierung emotionaler Erlebnisinhalte	• Du bist da inzwischen ratlos? • Dich empört das richtig? • Du willst dir von mir mal Rat holen?

Es folgen drei Beispiele mit jeweils einer Reihe von möglichen Äußerungen von Erwachsenen. Bitte überlegen Sie zu zweit und schätzen Sie ein, ob und in welche Sackgasse die Erwachsenenäußerung jeweils führen könnte:

Übung D-1: Ein 11-jähriger Junge sagt: „Als ich gestern beim Fahrradfahren hingefallen bin, hat mein Knie vielleicht geblutet. Alle haben einen Schreck gekriegt, dabei hat es gar nicht weh getan."

Erwachsenenäußerung:

1. So schlimm wird es dann ja auch wieder nicht gewesen sein.
2. Im ersten Moment sind Verletzte manchmal so geschockt, dass sie den Schmerz nicht spüren.
3. War es denn abgeschürft, oder eine tiefe Wunde, eher über dem Knochen oder wo? Hat sich noch jemand verletzt? Hat dir jemand geholfen?
4. Das nächste Mal würde ich mich einfach sofort verarzten lassen und nicht den Helden spielen.
5. Wenn du nicht vorsichtiger Rad fährst, wird dir das Rad weggenommen.
6. Warum lässt du dir auch nicht helfen.
7. Man fährt auch nicht wie ein Irrer, wenn so viele andere unterwegs sind.
8. Wenn du so cool bist, willst du zeigen, dass dir nichts etwas anhaben kann.
9. Da warst du selbst verwundert?

Übung D-2: Ein 8-jähriges Mädchen sagt: „Wenn wir so basteln, dann kommt die Martina immer an, so komisch (mit verstellter Stimme) ‚Helf mir doch mal du, helf mir doch' – (wieder normal) ehrlich, so kommt sie immer an."

Erwachsenenäußerung:

1. Es ist schön, anderen zu helfen.
2. Du weißt dann nicht recht was tun.
3. Die ist dann so hilflos und braucht dich. Sie kann doch nichts dafür.
4. Du kannst mir ihr dann nichts anfangen.
5. Ich find irgendwie, du solltest ihr trotzdem immer helfen.
6. Du magst sie auch sonst nicht.
7. Ich versteh dich ja. Überall soll man helfen und selbst ist man allein, die Welt ist undankbar.
8. Das ist doch kein Grund, anderen nicht zu helfen.

Übung D-3: Ein 13-jähriger Junge sagt: „Ham'se am Sonntag das Rennen gesehen, als der Michael Schumacher den am Start gleich überholt hat, voll der Beinahe-Crash, da ist er ganz ober-cool vorbei gezogen."

Erwachsenenäußerung:
1. Den bewunderst du.
2. Mir würden, glaube ich, andere Dinge imponieren.
3. Da bist du ja jetzt noch ganz aufgeregt.
4. Dieser Mann ist kein Vorbild für die Jugend.
5. Ich versteh dich ja, aber so darf man normalerweise nicht Auto fahren.
6. Willst du dich nicht lieber mit vernünftigen Sportarten beschäftigen wie Schwimmen oder Leichtathletik?
7. Soviel Mut begeistert dich.
8. Wer so einen Fahrstil braucht, hat Minderwertigkeitskomplexe und du wohl auch.

Im Anschluss an die drei Übungen erfolgt ein Austausch in der Gesamtgruppe mit Vergleich der Einschätzungen und Herausarbeiten von Kriterien für die Kategorien.

Aus der Forschung:

Carkhuff (1969a, 1969b), ein Schüler von Rogers, entwickelte eine Einschätzskala dafür, wie vollständig eine Therapeutenäußerung den Gefühlsgehalt der Klientenäußerung trifft. Diese Skala wird häufig in der Forschung verwendet, um die Güte der therapeutischen Empathie zu messen. So können Zusammenhänge mit anderen Faktoren herausgearbeitet werden, zum Beispiel mit dem Therapieerfolg oder mit dem Selbstwertgefühl der Klientenperson. Die Skala ist 12-stufig, aber nur jede 2. Stufe ist umschrieben. Wenn man unsicher ist, kann man die Zwischenstufe nehmen.

Verbalisierung emotionaler Erlebnisinhalte (VEE) durch die Therapeutenperson:
- Stufe 1
- Stufe 2: Keine Verbalisierung der vom Klienten ausgedrückten persönlich-emotionalen Inhalte des Erlebens durch den Psychotherapeuten. Auch keine Äußerungen des Psychotherapeuten über die vom Klienten vorgebrachten Sachverhalte. Die Äußerung besteht etwa aus einer Belehrung oder Ermahnung.
- Stufe 3
- Stufe 4: Keine Verbalisierung der vom Klienten ausgedrückten persönlich-emotionalen Inhalte des Erlebens durch den Psychotherapeuten. Jedoch Äußerungen über irgendwelche vom Klienten vorgebrachten äußeren Sachverhalte.
- Stufe 5
- Stufe 6: Verbalisierung eines oder einiger nebensächlicher vom Klienten ausgedrückten Erlebnisinhalte. Es werden nicht diejenigen Erlebnisinhalte vom Psychotherapeuten verbalisiert, auf die der Klient in seiner Äußerung das Hauptgewicht legte; z.B. bezieht sich der Psychotherapeut ausschließlich auf einen Inhalt, den der Klient nur als Beispiel für den Hauptinhalt des Erlebens brachte.
- Stufe 7
- Stufe 8: Verbalisierung eines Teils der wesentlichen, vom Klienten ausgedrückten persönlich-emotionalen Inhalte des Erlebens durch den Psychotherapeuten. Es fehlen aber andere wesentliche Erlebnisinhalte.

- Stufe 9
- Stufe 10: Verbalisierung des überwiegenden Teiles der wesentlichen, vom Klienten ausgedrückten persönlich-emotionalen Inhalte des Erlebens durch den Psychotherapeuten; es sind aber noch nicht alle wesentlichen Erlebnisinhalte berücksichtigt.
- Stufe 11
- Stufe 12: Verbalisierung in genauer Form aller wesentlichen vom Klienten geäußerten persönlich-emotionalen Inhalte des Erlebens durch den Psychotherapeuten.

Beispiel: 11-jähriger Junge
Wo ist mein Anorak, verdammt wo ist … – Ach hier, Mensch, immer ist der woanders, immer hängt den einer um, find ich gar nicht mehr lustig."

Erwachsenenäußerung:
- Stufe 2: Du musst dir eben gut merken, wo du ihn hingehängt hast.
- Stufe 4: Es hängen viele Jacken hier im Flur.
- Stufe 6: Du suchst nicht gerne rum.
- Stufe 8: Wenn du ihn nicht findest, wirst du wütend.
- Stufe 10: Immer musst du suchen, dir wird das langsam zu viel.
- Stufe 12: Immer musst du wegen der anderen suchen, das ärgert dich mehr und mehr.

Training – Reflexion – Erfahrungsübungen (Fortsetzung)

Übung E: Paarübung: *Empathie-Einschätzung*

Heute wird mit dieser Skala auch oft in Ausbildung und Training gearbeitet, weil sie so klar operationalisiert, was mit der Verbalisierung Emotionaler Erlebnisinhalte (VEE) gemeint ist. Bringen Sie die Erwachsenen-Äußerungen in eine Reihenfolge von wenig bis viel Empathie entsprechend der Carkhuff-Skala VEE.

Übung E-1: Ein 11-jähriges Mädchen sagt: „So wenn wir so Wettkämpfe machen, das ist ja eigentlich schön, aber das gibt immer Streit, die wissen immer alles besser."

Erwachsenenäußerungen:
- Kinder streiten eigentlich immer, vor allem bei Wettkämpfen.
- Du könntest es schon genießen, wenn sich nicht immer irgendwer die Regeln auslegen will.
- Jedes Mal der Streit, das ist so ermüdend für dich.
- Du findest Wettkämpfe anstrengend.
- Du verlierst dann irgendwie die Lust zum Spiel.
- Du solltest dir Mühe geben dann zu schlichten.

Übung E-2: Ein 9-jähriger Junge sagt nach einem Wettspiel im Wald: „Und dann bin ich den Weg darunter gelaufen hinter den Hügel und hab die Kiste unter son' Busch versteckt und ich mich zehn Meter weiter oben und der Gerd und der Jens sind ganz dicht da vorbei und haben nichts gesehen."

Erwachsenenäußerungen:
- Da freust du dich jetzt noch diebisch darüber.
- Hoffentlich hast du später nicht zu sehr damit geprahlt.

- Da hast du dich mächtig gefühlt.
- Du bist richtig stolz über deinen Trick.
- Da bist du froh, dass das so geklappt hat.
- Ja, wenn man sucht, sieht man nur das, was man sehen will.

Übung E-3: Ein 15-jähriger Junge sagt: „Viele da, und in meiner Klasse, ... dann sehe ich, also die lehnen mich ab, das merke ich, ich bin ja neu da und wir kennen uns nicht, das ist komisch."

Erwachsenenäußerungen:
- Die Ablehnung tut dir weh.
- Wenn man neu ist in der Klasse, ist es immer erst mal schwer.
- Du fühlst dich neu da in der Klasse.
- Wie wenn du suchst, ob du was an dir hättest, dass du grübelst was strahle ich aus wo sie doch noch nichts von dir wissen.
- Verabrede dich doch mal für nachmittags für irgendwas mit denen, oder erst mal mit einem.
- So unverständlich ist das, abgelehnt werden, obwohl sie dich nicht kennen.
- Du wünschtest dir, sie besser kennenzulernen.

Anschließend Austausch in der Gesamtgruppe und Diskussion über die Kriterien.

Übung F: *Paararbeit: Synonyme und Umschreibungen finden*

Es fällt manchmal schwer, Gefühle oder Motivationen in einer für Kinder oder Jugendliche verständlichen Sprache in Worte zu fassen. Oft helfen dabei sprachliche Bilder. Ein Beispiel für Wut (Synonym: „Ärger") ist das sprachliche Bild „An die Decke gehen." Arbeiten Sie zu zweit und versuchen Sie, für folgende Gefühle jeweils mehrere kindangemessene Synonyme und vor allem sprachliche Bilder zu finden.
froh – wütend – enttäuscht – interessant – sich ausgeschlossen fühlen – sich verachtet fühlen – langweilig – traurig – hoffnungsvoll – neidisch – schadenfroh – eifersüchtig – hinterhältig – hämisch
Tauschen Sie sich in der Gruppe mit anderen aus und erstellen Sie ein Register.

Übung G: Einzelübung: *Erlebnisinhalte verbalisieren*

Formulieren Sie empathische Antworten auf die folgende Äußerung des Kindes/Jugendlichen. Notieren Sie Ihre Antwort. Diskutieren, vergleichen und begründen Sie anschließend die jeweiligen Ideen in der Gesamtgruppe.

11-jähriges Mädchen: „Meine Lehrerin ist ganz toll, die mag ich, die ist unheimlich lieb."

VEE: ______________________________

13-jähriger Junge: „Unsere Schule ist ein Scheißladen, alles verboten; das mach ich nicht mit, da hau ich ab."

VEE: ______________________________

6-jähriger Junge (beim Basteln, kreischt): „Ich will die Schere, ich will die Schere, ich will die Schere!!!"

VEE: ______________________________

9-jähriger Junge (beim Ringwerfen): „Au, schon wieder vorbei (lacht).“

VEE: ____

16-jähriges Mädchen. „ Die kriegt so viel, vorn und hinten reingesteckt, ich bin halt eifersüchtig auf meine Schwester.

VEE: ____

8-jähriges Mädchen (fällt beim Spielen sehr böse hin und blutet): „Was war das? (lacht).“

VEE: ____

9-jähriger Junge (hat ein Vierkantholz mit dem Holzmeißel zu feste bearbeitet): „Mann, das ganze Holz, alles ist ganz gespalten!“

VEE: ____

10-jähriges Mädchen „Wenn mein Bruder wieder einen verkloppt hat und meine Mutter hört das, dann kricht er se' wieder so richtig mit dem Kleiderbügel (strahlt dabei), manchmal sogar von meinem Vater, dann schreit er erst richtig.“

VEE: ____

16-jähriges Mädchen: „Dieses ganze Gerede immer, wir sind eine Clique, und dann weiß ich nichts von der Verabredung, die haben doch einen Splitter im Hirn.“

VEE: ____

7-jähriger Junge (flüstert leise mit dünner Stimme): „Herr X, ich hab heute wieder ins Bett gemacht.“

VEE: ____

17-jähriger Junge: „Geh immer am Sonntag auf den Platz, bei jedem Wetter, auch wenn nur Freundschaftspiel ist, ist manchmal öde, aber ich geh immer.“

VEE: ____

12-jähriges Mädchen: „Sie sind viel netter, Frau X mochte ich nicht. Ich freu mich, dass ich Sie jetzt hab.“

VEE: ____

Übung H: Paarübung: *Decodierung non-verbaler Ausdruckssignale*

Teilübung H-1: Was fühlt das Kind bzw. der/die Jugendliche? Schließen Sie vom Gesichtsausdruck auf wahrscheinliche Gefühle in der Person. Erschließen Sie im Gespräch zu zweit, welche Elemente des Gesichtsausdrucks ihre Überlegungen stützen (vgl. Bieg & Behr, 2005, S. 140).

Beispiel 1:	Beispiel 2:	Beispiel 3:
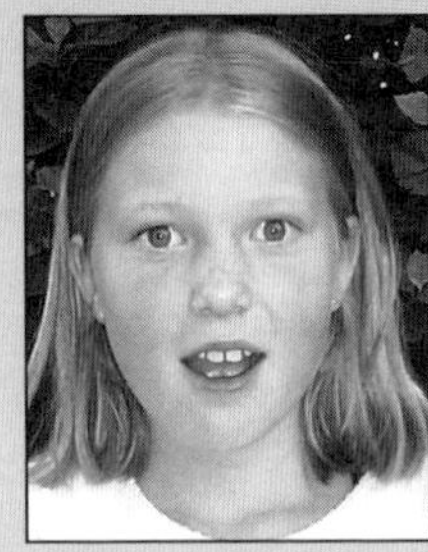	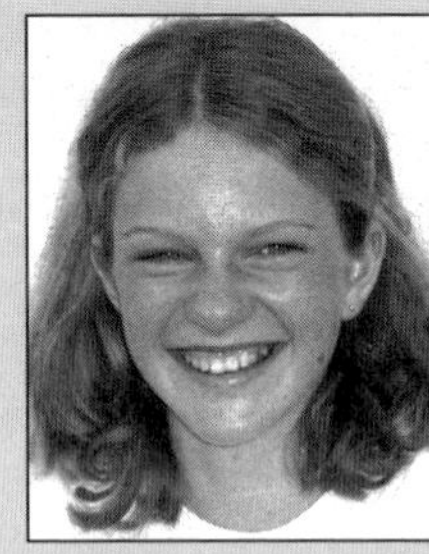	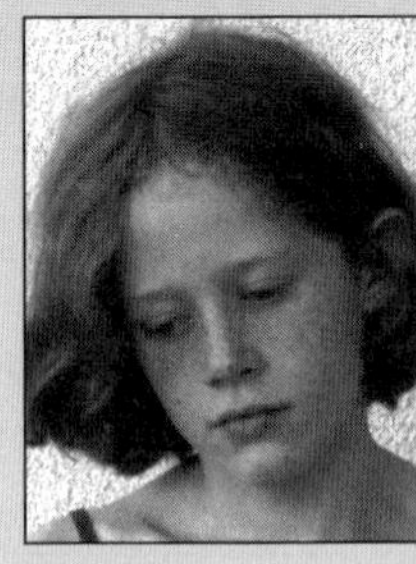
Gefühl:	Gefühl:	Gefühl:
Begründung:	Begründung:	Begründung:

Beispiel 4:	Beispiel 5:	Beispiel 6:
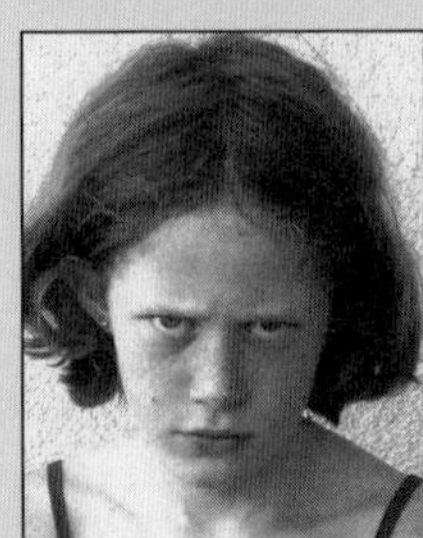	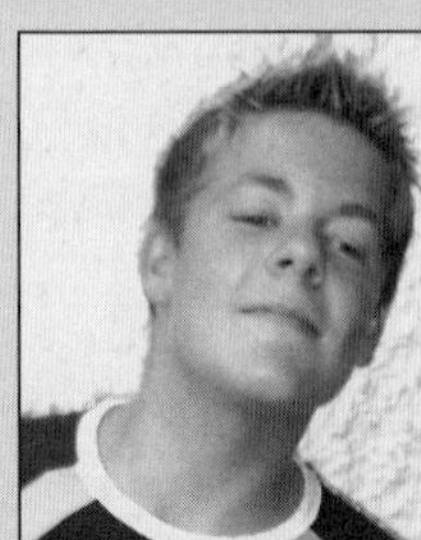	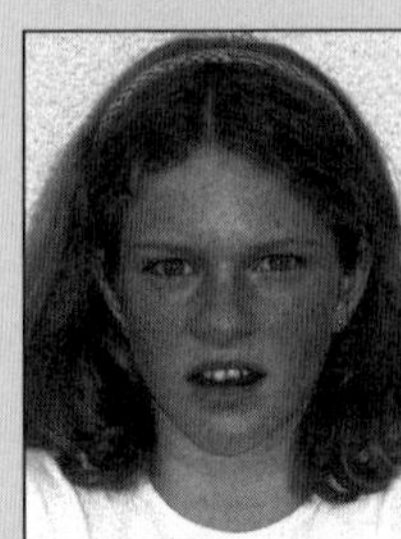
Gefühl:	Gefühl:	Gefühl:
Begründung:	Begründung:	Begründung:

Teilübung H-2: Diskutieren Sie in der (Klein-)Gruppe, welche Gesichtsausdrucks- und körpersprachliche Signale auf welche Gefühle schließen lassen. Machen Sie sich Notizen und Erstellen Sie ein kleines Hinweisregister.

5.2.3 Sprache im interaktionellen Modus

Im interaktionellen Modus fordert die Klientenperson die Therapeutenperson als real präsente Person heraus; dabei interagiert sie oft sprachlich mit ihr. Hier lassen sich drei Grundarten der therapeutischen Interventionen unterscheiden:

1. Interaktionsresonanz

Allgemein heißt das, auf die Handlung des Kindes in ähnlicher Weise antworten. Auf sprachlicher Ebene verhält sich die Therapeutenperson ähnlich wie das Kind: lautmalerisch, beim Kommentieren oder auch bei einem sprachlich-inhaltlichen Wettkampf.

Lautmalerische Resonanz geben, wenn das Kind seine Aktionen lautmalerisch begleitet.

Beispiele:
Beim Bauen mit Klötzen drückt das Kind seine Stimmung oder eine innere Spannung mit rhythmisierten Vokalisationen aus „a – aha aha aha a – aha a a a – a aha a – ahaaaaaa". Die Therapeutenperson, insbesondere wenn sie ebenfalls baut, wird nicht genau so, aber ähnliche Vokalisationen ausführen. Dies kann zum Beispiel auch bei lautmalerischen Geräuschgebungen zu Kung-Fu-Aktionen des Kindes (uh! – Ah! – uh! ...) oder zu Pistolenschüssen (pau! – pau!) erfolgen.

Parallel-Kommentare zum eigenen Tun geben. Dies kommt zum Tragen, wenn Kind und Therapeutenperson aufeinander abgestimmte Handlungen ausführen. Die Therapeutenperson kommentiert ihr Handeln in ähnlichem Stil.

Beispiele:
Kind und Therapeutenperson bauen ergänzend an einer gemeinsamen Eisenbahnlandschaft. Das Kind beschreibt sein Tun, seine Überlegungen und Absichten, die Therapeutenperson macht das dann so ähnlich.

Beim Malen beschreibt das Kind sein Tun („Jetzt kommt noch hier der Mond dazu und der Vogel schaut von hier ..."). Wenn die Therapeutenperson gleichfalls parallel dazu ein Bild malt, wird sie in ähnlicher Weise ihr Bild kommentieren.

Im Duett singen, wenn das Kind sein Handeln singend begleitet. Dies tun Kinder manchmal, es entstehen geradezu kleine Opern.

Beispiele:
Im Rollenspiel lässt das Kind seine Figuren singen. Die Therapeutenperson lässt ihre Figuren dann auch singen.

Das Kind bastelt eine Waffe und besingt wie mächtig es damit sein wird. Insbesondere wenn die Therapeutenperson gleichfalls parallel dazu eine Waffe bastelt wird sie in ähnlicher Weise ihr Tun besingen.

Konkurrenzieren: Kind und Therapeutenperson „streiten" sich. Hier geht es oft um Selbsterhöhung und Macht.

Beispiele:
Ekelsuppe: Das Kind hat – in Fiktion – eine äußerst ekelhafte Speise gekocht und will dass die Therapeutenperson diese nun isst. Die Therapeutenperson wehrt sich und fordert das Kind auf,

sie zu essen („Niemals ess ich das, da hast du ja Gift und Pisse rein getan, iss es doch selbst!"). Die Therapeutenperson kocht etwas ähnlich Grausliches und am Ende wird mit viel Spaß verhandelt wer was und wie viel isst.

Zauberuhr: Das Kind zeigt eine neue digitale Armbanduhr mit vielen Knöpfen und prahlt und übertreibt was damit alles geschehen kann. Die Therapeutenperson schreibt ihrer Armbanduhr ähnliche Funktionen zu, das Prahlen eskaliert in einem kreativ-lustigen Hin-und-Her ins Fantastische, bis beide Uhren sogar Funkkontakt zu Außerirdischen aufnehmen und ihre Besitzer beamen können.

2. Selbstoffenbarung eigener emotionaler, motivationaler und kognitiver Prozesse

Beim gemeinsamen Spielprozess fasst die Therapeutenperson eigene mentale Prozesse in Worte. Sie verbalisiert natürlich weiterhin die Handlungen und mentalen Prozesse des Kindes, wie im facilitativen Modus oben beschrieben. Dem fügt sie im interaktionellen Modus hinzu, wie sie selbst innerlich funktioniert, oft in der Art eines Selbstgesprächs.

Beispiel:
Beim Mikadospiel fasst die Therapeutenperson in Worte, was sie selbst überlegt und fühlt, zum Beispiel „Wenn ich riskiere, den hier runter zu schleudern, kann ich diesen Bereich abräumen, ob ich das wohl riskieren soll? Mhm. Ja, ich trau mich mal, so, jetzt ganz ruhig bleiben …"

Beim interaktiven Rollenspiel führt die Therapeutenperson eine Gruppe von bedrohten und wenig wehrhaften Tieren und verbalisiert ihre Überlegung: „Ich mach mir so Sorgen um die, ich glaube, ich lasse die mal eng zusammenrücken, da fühlen die sich mehr als Gruppe und haben weniger Angst."

Die Therapeutenperson macht sich transparent. Das Kind kann daran teilnehmen, wie eine erwachsene Person innerlich funktioniert. Sie ist wie ein Modell für das Kind. Eine Botschaft ist, dass eine Person alle möglichen Gefühle und Gedanken haben kann und dass all diese Gefühle und Gedanken erlaubt sind.

3. Beziehung klären auf realer Ebene

Die Therapeutenperson führt Gespräche mit der Klientenperson, bei denen es oft um Grenzverletzungen oder den Charakter des therapeutischen Angebotes geht. Die Therapeutenperson verdeutlicht ihre Grenzen und fordert deren Einhaltung oder sie wirft die Frage auf, ob die Klientenperson das therapeutische Angebot optimal nutzt.

Beispiele:
- Am Ende der Stunde will das Kind nicht gehen.
- Die Jugendliche kommt immer zu spät zur Therapiestunde.
- Das Kind will am PC der Therapeutenperson arbeiten, die Spielzimmer und Büro im gleichen Raum unterbringen muss.
- Die Klientenperson hat die Privatadresse der Therapeutenperson herausgefunden und kommt sie besuchen.
- Der Jugendliche stellt ausschließlich Fragen und will Ratschläge.

Das Klären der Beziehung wird im Kapitel 6 zur Jugendtherapie näher erläutert. Das Thema Setzen von Grenzen wird im Kapitel 5.4 behandelt.

Training – Reflexion – Erfahrungsübungen

Übung A: Paararbeit: *Lautmalerei*

Legen Sie fest, wer die Erwachsenen- und die Kind-Rolle spielt.
Beginn: Das Kind begleitet seine Aktionen lautmalerisch. Spielen Sie zwei Versionen der therapeutischen Begleitung:

a) Kommentieren Sie die Handlungen des Kindes durch paraphrasieren bzw. empathische Äußerungen.
b) Führen Sie ähnliche Handlungen wie das Kind aus und begleiten Sie Ihre Handlungen in ähnlicher Weise lautmalerisch.

Dauer: Jede Version ca. 20 bis 30 Sekunden, nach der ersten sogleich zur anderen Version wechseln.
Mögliche Szenarien: Das Kind fährt mit einem Spielzeugauto umher und macht Motorengeräusche. Oder: Das Kind liebkost eine Babypuppe und macht dabei zärtliche Geräusche.
Erfahrungsaustausch: Wie haben sich die jeweiligen Versionen der therapeutischen Begleitung auf die Energie im Spielprozess und auf das Erleben der Beziehung zur Therapeutenperson ausgewirkt? – Dann *Rollentausch.*

Übung B: Rollenspiel in Dreiergruppen: *Konkurrenzieren.*

Auf Seite 131/132 finden Sie zwei Beispiele zum Thema „Konkurrenzieren": Ekelsuppe und Zauberuhr. Spielen Sie je eines der Beispiele nach Wahl.
Vorgehen: Legen Sie fest, wer die Erwachsenen- und die Kind-Rolle spielt und wer die Beobachterposition einnimmt. Verwenden Sie, wenn vorhanden, reales Spielmaterial entsprechend dem Szenario, ansonsten können Sie Gegenstände wie Suppentopf oder ein technisches Gerät auch durch Bauklötze, Legos usw. darstellen. Das Kind beginnt. Die Therapeutenperson gibt Resonanz auf die verbalen Aktionen. Dazu beantwortet sie die Äußerungen des Kindes mit ähnlichem Text und emotionaler Energie, ohne jedoch „vor das Kind zu geraten". D. h. sie wird nicht erdrückend, bzw. stärker als das Kind. Sie sollte auch nicht zu weit „hinter das Kind geraten", d. h. im Vergleich zu wenig, zu langsam, zu schwach agieren, sodass es für das Kind langweilig würde.

Dauer: 1 bis 2 Minuten. Die Beobachterperson bricht das Rollenspiel spätestens nach 2 Minuten ab.
Kurzer Erfahrungsaustausch mit den Themen: War die Therapeutenperson
- zu langsam vs. zu schnell?
- zu schwach vs. zu mächtig?
- Was hat Spaß, Energie, Kreativität gebracht – was nicht?
- Worin lagen Schwierigkeiten für die Therapeutenperson?

Rotieren Sie die Rollen zu zwei weiteren Durchgängen.

5.3 Regelspiele

Regelspiele beinhalten eine durch ein Regelwerk bestimmte Interaktion mehrerer Spielpartner, die zu einem Ziel führen soll. Bei den meisten Spielen soll die Person das Zielkriterium schneller oder besser erreichen als die Spielpartner, diese Spiele sind kompetitiver Natur; kooperative Spiele zielen auf die gemeinschaftliche konkurrenzfreie Lösung eines Problems oder die Erstellung eines Ergebnisses. Eine Auswahl möglicher Spiele findet sich in Tabelle 6.

Tabelle 6: Auswahl von Regelspielen für Vorschul- und Schulkinder

Spiele für Vorschulkinder	Bauernhofspiel, Memory, Raupe, Uno, Zwergenspiel, Schokoladenhexe, Domino, Halli Galli, Plitsch Platsch Pinguin, Zicke zacke Hühnerkacke, HABA-Spiele (z. B. Tier auf Tier)
Spiele für Schulkinder	Elfenland, Sagaland, Das verrückte Labyrinth, Mikado, Hexentanz, Jenga, Mensch ärgere dich nicht, Halma, Malefiz, Cafe International, Villa Paletti, Obstgärtchen, Monopoly, Scottland Yard, Zauberberg, 4 gewinnt, Superhirn, Ligretto, Auf Achse, Risiko, Schweinerei, Monstermix, Scrabble, Denk fix/Rate fix, Tabu, Tic tac bumm, Tippkick, Kartenspiele, Wissensspiele, Blasrohre/Armbrust mit Zielscheibe

Kooperative Spiele werden von Kindern und Jugendlichen selten bis gar nicht gewählt, sie wurden in den 1970er und 1980er Jahren aus pädagogischen und sozialpolitischen Gründen als Alternative zu kompetitiven Spielen erfunden. Wahrnehmungsspiele wie das „Gefühle-Quartett" oder „Ich-Kann-Hasen-Hühner-Hunde"-Spiel schulen den Blick auf eigene Gefühle, Stärken und Möglichkeiten, es handelt sich um ein prozessaktivierendes Vorgehen. Puzzles zählen nicht zu den Regelspielen, werden hier nicht betrachtet, und von den meisten Spieltherapeuten und auch von mir nicht für das Spielzimmer empfohlen. Dies gilt auch für elektronische Spiele bzw. Computerspiele, da sie wenig Interaktion zwischen Kind und Therapeutenperson ermöglichen.

5.3.1 Die Bedeutung von Regelspielen für Kinder und Jugendliche

Regelspiele geben Kindern Strukturen und Gewissheiten, was zu tun ist. Sie können innerhalb des Regelsystems mit anderen in eine Interaktion treten. Diese ist durch die Regeln ritualisiert und bietet dadurch Sicherheit. Zugleich besteht eine beachtliche Herausforderung im Messen von Kräften, Geschicklichkeit, Denk- und Strategiefähigkeit oder Umgang mit Zufall und Glück. Darin wohnt Regelspielen eine ausgesprochene Realitätskomponente inne: Die Spieler erhalten Rückmeldungen über reale Fähigkeiten. Dies verleiht ihnen Faszination, macht aber Erfahrungen damit manchmal so verletzend.

Beispiele: Mögliche Realbedeutungen von Spielen

- Poker als Symbol für verschlagen-draufgängerische Männlichkeit.
- Schach als Streben nach intellektuell-strategischer Macht.
- Fußball als Erfahrung von Körperlichkeit und Gemeinschaft.
- Strategie- und Verhandlungsspiele wie Siedler oder Monopoly stehen für Finanz- und Besitzerfolge.
- Würfelspiele stehen für Glück- und Schicksalsbegünstigung.

Vor allem zu Beginn von Therapien haben Regelspiele zwei wichtige Funktionen: Sicherheit und Kontakt. Sie geben dem Kind im Spielzimmer einen ritualisierten Rahmen sich zu verhalten. Es ist klar, was zu tun ist, das Kind kennt meist die Regelspielsituation von zu Hause oder aus dem Heim, es wählt ein ihm bekanntes Regelspiel, und es hat so kaum Angst, etwas falsch zu machen. Zugleich ist es dem Kind möglich, innerhalb dieses sicheren Rahmens mit der Therapeutenperson in Kontakt zu treten. Es kann die Interaktion gestützt durch ein Gerüst von Ritualen erproben. Es kann die Therapeutenperson gefahrlos kennenlernen. Dies beides erleichtert dem Kind nicht nur die Ankunft im Spielzimmer, es ebnet einen günstigen Beziehungsaufbau. Zwar ist die Grundstrategie des Kindes mit der Regelspielwahl eher defensiv, aber innerhalb der damit verbundenen Rituale kann es recht bedrohungsfrei agieren und seine Wahrnehmung auf die Therapeutenperson richten.

Kontroverse Debatte: Regelspiele im Spielzimmer ja oder nein?

Landreth (2002) vertritt, Regelspiele grundsätzlich nicht im Spielzimmer anzubieten. Sie bieten dem Kind kaum Möglichkeiten zur Selbstexploration. Das Verhalten des Kindes wird durch die Spielstruktur kanalisiert, Spieltherapie möchte das Gegenteil: Die Entfaltung der inneren Welt des Kindes, insbesondere in Gestaltungs- und Rollenspielen. Klärungen, Durcharbeiten und Entlastungen treten für das Kind ein, wenn es seine innere Welt inszeniert, dies leistet die Kommunikation mit der Therapeutenperson beim Regelspiel nicht. Weinberger (2005) beschreibt das Regelspiel nicht als Kindertherapiemethode und erwähnt es nur en passant.

Bellinson (2000, 2002) arbeitet heraus, wie Kinder und Jugendliche beim Regelspiel die gleiche Psychodynamik entfalten wie bei anderen Spielformen. Ihre Gefühle, Motivationen, die Art mit Frustrationen, Beziehungen und Kompetenzen umzugehen, der Umgang mit und das Loslassen von Regeln, all dies kann beim Regelspiel durchgearbeitet werden. Bellinson führt viele Beispiele aus ihrer Therapiepraxis dafür an. Dabei sieht sie Regelspiele nicht als diagnostisches Mittel bei Therapiebeginn, sondern als wesentliche Aktivitätsform im Therapieprozess, in der das Kind über Selbstklärungen Heilung erlebt.

Im Weiteren hängt die Bedeutung des Regelspielens für die Klientenperson vor allem

- davon ab, ob die Therapie gerade im facilitativen oder im interaktionellen Modus abläuft.
- vom Alter der Klientenperson ab, insbesondere an der Pubertätsgrenze.

Diese Faktoren bestimmen dann auch das Interventionsrepertoire der Therapeutenperson.

5.3.2 Die Bedeutung von Regelspielen für die Therapeutenperson

Die meisten Erwachsenen haben Erfahrungen mit Regelspielen in ihrer Kindheit gehabt. Diese sind sehr unterschiedlich. Manchmal wurde die familiäre Regelspielsituation als ausgesprochen gemeinschaftsstiftend, vergnüglich und positiv erlebt. Andere haben belastende Erfahrungen damit gemacht und meiden Regelspiele als Erwachsene. Beispiele: Das jüngste Geschwister verliert nicht nur jedes Strategiespiel, die älteren verbünden sich jedes Mal gegen es und überschütten es anschließend mit Häme. Elternteile bestrafen Regelübertretungen moralinsauer. Elternteile sehen Regelspiele als Schule fürs Leben und erzwingen eine dem Kind unangemessene Frustrationstoleranz, oder sie erwarten komplexe Denkoperationen. In manchen Familien endet jedes Regelspiel mit Tränen und Wut, was zum Beispiel vom Geschwisterkind sadistisch provoziert wurde.

Erwachsene haben meist unterschiedliche Erfahrungen mit einzelnen Spielen gemacht. So verbinden sich unter Umständen spezifische Verletzungen mit bestimmten Spielen und so mit lebenslangen Vorlieben oder Abneigungen. Für die Therapeutenperson können solche Erfahrungen im Therapieprozess hinderlich sein, wenn sie unreflektiert bleiben. Sie beeinflussen so das therapeutische Handeln. Das Handeln der Therapeutenperson könnte zum Beispiel nur zum Teil durch das gegenwärtige Spiel des Kindes und zum anderen Teil von alten Verletzungen der Therapeutenperson bedingt werden. Damit wäre ihr therapeutisch optimales Intervenieren infrage gestellt. Zum Beispiel spielt das Kind lustvoll auf hohem Aktivitätsniveau, die Therapeutenperson kann darauf keine Resonanz geben und ist eher defensiv-langsam. Oder die Therapeutenperson kann dreiste Regelübertretungen des Kindes nicht aushalten obwohl es vielleicht an diesem Punkt therapeutisch sinnvoll wäre.

Zwei Wege helfen:

- Die Therapeutenperson arbeitet eigene Verletzungen in Selbsterfahrung durch, zumindest soweit, dass sie belastende Gefühle und dysfunktionale Handlungstendenzen in Therapiestunden bei sich bemerken kann. Sie kann dann wieder konzeptgeleitet handeln, da sie durch die Metaposition Distanz zu den belastenden Erfahrungen bekommen hat.
- Zum anderen empfehlen erfahrene Kindertherapeutinnen immer wieder, kein Spielmaterial und insbesondere keine Regelspiele im Spielzimmer vorzuhalten, die sie selbst zu sehr hassen oder lieben (Weinberger, 2005; Bellinson, 2002).

5.3.3 Das Regelspiel im facilitativen Modus

Eine Spieltherapie beginnt nicht selten so, dass das Kind ein ihm bekanntes Regelspiel wählt und die Therapeutenperson den Spielprozess in zurückhaltender Weise begleitet. Die Therapeutenperson kommentiert das Geschehen mit empathischen Einwürfen („Jetzt bist du ganz erleichtert, dass du nicht auf dieses Feld gekommen bist" – „Gell, das ist schwer jetzt, so kurz vor dem Ziel zurück zu müssen.") oder sie paraphrasiert („Du lässt deine Figuren immer eng beisammen."). Die Interventionen der Therapeutenperson folgen den in Kapitel 5.2 dargestellten Prinzipien zur verbalen Begleitung des Spielprozesses. Die Grundidee des facilitativen Vorgehens bleibt: Das Handeln, Denken, Wollen und Fühlen des Kindes wird mit Worten parallelisiert.

Anders als im interaktionellen Modus profiliert sich die Therapeutenperson beim facilitativen Vorgehen nicht als konturierte, voll präsente Person. Sie bemüht sich vor allem, das Kind bedingungsfrei wertzuschätzen, sein Verhalten und seine Äußerungen empathisch zu reflektieren und lässt ihm alle Entscheidungen zum Spielprozess (Welches Spiel, wer fängt an, wer nimmt welche Farbe, etc.). Die Therapeutenperson fordert diese Entscheidungen auch ein, wenn das Kind sie der Therapeutenperson nicht geben will („Hier im Raum entscheidest du, wie wir spielen." „… welche Farbe du nimmst." „… welche Regeln gelten.").

Regeln, Mogeln und Gewinnen. Diese Prinzipien gelten auch bei den Fragen, wie „gut" die Therapeutenperson spielen soll, ob sie das Kind gewinnen lassen soll und wie mit Regeln und Regelübertretungen umzugehen ist. Die Therapeutenperson ist sowohl Beobachterin als auch Mitspielerin. Trotz des Prinzips des Echtseins bei den therapeutischen Kernbedingungen spielt die Therapeutenperson im facilitativen Modus aber nicht besonders gut, d. h. sie tut nichts, um sich selbst und ihre Spielweise zu konturieren. Sie konzentriert sich vielmehr darauf, dass das Kind Reflexionen seines Verhaltens und seiner Äußerungen erhält. Nicht immer umzusetzen aber optimal ist es, wenn Kind und Therapeutenperson etwa gleich gut spielen. Die Therapeutenperson erkennt am Verhalten des Kindes schnell, ob ein Verlieren des Kindes zu verletzend und kritisch für seinen Selbstwert wäre. Das Spielverhalten des Kindes wird von der Therapeutenperson empathisch-paraphrasierend und bedingungsfrei wertschätzend kommentiert.

Beispiele für mögliche Interventionen je nach vorausgegangener Kindaktion

- „Das ist so spannend jetzt, da musst du mal aufstehen und rumlaufen."
- „Du schreist den Würfel an, damit er gut fällt."
- „Du strengst dich ganz doll an, um zu gewinnen."
- „Du kennst die Regeln sehr gut und weißt sie zu nutzen."
- „Du sorgst dich, pleite zu gehen."
- „Du überlegst alle Möglichkeiten, um noch zu gewinnen."

Wenn das Kind mogelt oder explizit die Regeln ändert. Die Therapeutenperson verhindert oder kritisiert das nicht. Sie macht, wiederum bedingungsfrei wertschätzend, transparent was geschieht („Jetzt änderst du die Regeln, dann kannst du überholen und hast noch eine Chance." „Jetzt lässt du diese ganzen Regeln weg, da kannst du besser entscheiden, was du tun kannst."). Heikel ist Mogeln, wenn das Kind es verbergen möchte. Grundidee ist auch hier Transparenz („Ah, genau, wenn du doppelt so viele Felder gehst, kannst du gewinnen."). Die Entdeckung des Mogelns könnte das Kind aber auch als bedrohlich und verletzend erleben, weil es meist nur Spielpartner kennt, die Mogeln verurteilen. Die Therapeutenperson sollte im Grundsatz vermitteln, dass sie auch verborgenes Mogeln akzeptiert bzw. dass das nicht nötig ist, weil das Kind jederzeit die Regeln auch einseitig und zu seinem Vorteil ändern kann. Denkbar wäre auch paradoxerweise eine *explizite* Verständigung, dass Mogeln verborgen und möglichst raffiniert erfolgen soll, wenn das für das Kind einen besonderen Reiz hat. Die Therapeutenperson klärt mit dem Kind, wie das Spiel in Hinblick auf Regeln und den späteren Gewinner ablaufen soll. So kann das Kind den Grad seiner Herausforderung bestimmen und auch immer wieder ändern.

Diese Interventionsprinzipien folgen der Idee, dass das Kind auch beim Regelspiel den Spielprozess vorgibt, dass also Inneres ausgedrückt wird und sein Erleben und seine mentalen Strukturen ausagiert werden dürfen. Die Therapeutenperson folgt dem, gegebenenfalls bis hin zu der Festlegung durch das Kind wer gewinnt.

Kontroverse Debatte: Mogeln ja oder nein?

Aus pädagogischer Perspektive und auch von manchen psychoanalytischen Kindertherapeuten wird das Verlierenlernen und die Regeleinhaltung als bedeutende Entwicklungsaufgabe gesehen (Weinberger, 2005, S. 81). Regelspiele dienen zum „altering inappropriate attitudes" (R. Gardner, 1993) oder zur Entwicklung besserer Frustrationsbewältigungsstrategien (Johnson, 1993; Meeks, 1977; siehe auch Meeks, 2000). Die Therapeuten sehen das Aushaltenkönnen von Frustrationen und Selbstwertkränkungen im Regelspiel als einen sinnvollen Lernprozess im Rahmen der Kinderanalyse.

Die Kinderanalytikerin Jill Bellinson (2000, 2002) dagegen vermittelt ihren kleinen Klienten von Anbeginn, dass sie in keiner Weise auf das Einhalten der „box top rules" besteht. Weder verhindert noch konfrontiert sie Regelverletzungen, sie „diskutiert" sie mit dem Kind. Damit meint sie eine wertschätzende Klärung, wie weiter gespielt werden soll. Sie hält Mogeln für entwicklungspsychologisch notwendig und betrachtet es als kreatives symbolisches Spiel. Kinder, die nicht mogeln, sind entweder so gut entwickelt, dass sie nie in einer Kindertherapie auftauchen, oder sie haben Angst vor der Therapeutenperson, die Therapeutenperson versteht sie nicht, oder sie haben eine „Charakterstörung“. In ihrem Aufsatz von 2000 vertritt sie zu 90 % Therapieprinzipien, die aus der Feder von Axline und anderer personzentrierter Autoren stammen könnten und die eine erstaunlich vollständige Zusammenfassung ihres Buches (2002) darstellen. Auch Goetze (2002, S. 285 f.) sieht im Verwerfen und Neuerfinden von Regeln wegen dessen impliziter Realbedeutung einen besonderen Wert für das Kind: Das Kind ändert etwas und übernimmt Verantwortung für den Lauf der Dinge.

5.3.4 Das Regelspiel im interaktionellen Modus

Die Therapeutenperson geht zu einem interaktionellen Verhalten über, wenn sie Hinweise erlebt, dass das Kind stark genug ist, eine voll präsente, reale erwachsene Person auszuhalten, die nicht scheinbar dümmer und schlechter spielt als seine gleichaltrigen Spielkameraden. Das Kind möchte einen Gegenüber spüren, sich reiben und konkurrieren. Jetzt konturiert die Therapeutenperson ihr Spielverhalten. Sie macht sich als echte Person transparent. Sie transzendiert eigene Gedanken, Motive und Gefühle. Sie bleibt dabei weiterhin nicht direktiv, versucht also, so wenig wie möglich mit Ideen, Vorschlägen oder neuen Verhaltensmöglichkeiten vor das Kind zu geraten. Sie greift vielmehr das Verhalten des Kindes auf und beantwortet dies mit eigenen Handlungen. Sie gibt im Mitspielen Resonanz, d. h. handelt in ähnlicher Intensität und Thematik, aber eben nicht darüber hinausgehend. Konkret pflegt die Therapeutenperson folgende Interventionsformen:

Paraphrasierendes und empathisches Kommentieren des kindlichen Spiels

Dieses Therapeutenverhalten im facilitativen Modus wird wie oben beschrieben fortgesetzt. Es findet immer wieder alternierend mit den folgenden weiteren Interventionen statt.

Selbstoffenbarungen (self-disclosure)

Die Therapeutenperson fasst ihre *eigenen* Handlungen, Gedanken, Motive und Gefühle in Worte. Sie macht so transparent, wie sie selbst als reale erwachsene Person innerlich funktioniert. Beim Regelspiel schiebt sie immer wieder kurze Phasen ein, in denen sie im Stil eines Selbstgesprächs ihren Fluss des Denkens und Fühlens offenlegt.

Beispiele:
- „Hoffentlich komme ich jetzt noch ins Haus, schrecklich wenn du mich kurz vor dem Ziel rausschmeißt, ohhh ist das spannend, wenn du jetzt würfelst.“
- „Ich setze, glaub ich mal, die Steine an den Rand, da können sie nicht übersprungen werden.“
- „Au weieieieiaaaaa, hoffentlich wackelt der Stab jetzt nicht. Jetzt gut durchatmen.“

Bei Spielen, bei denen man die Gedanken gerade nicht verraten soll, zum Beispiel
- „Jetzt darf ich mir nichts anmerken lassen, ganz cool bleiben.“
- „Hoffentlich siehst du mir nicht an, was ich denke.“

Interaktionsresonanz: Aufgreifen des Energielevels des Kindes

Die Therapeutenperson gibt mit dem eigenen Körper Resonanz auf die Art, wie die Kinder sich körperlich beim Spiel bewegen, zum Beispiel das Tempo ihres Verhaltensflusses, wie plump oder filigran sie die Figuren bewegen. Ein Kind könnte beispielsweise die Mensch-ärgere-Dich-nicht-Figuren beim Schlagen mit einer Ausholbewegung grobmotorisch wegkicken oder sie arrogant grinsend mit spitzen Fingern entfernen. Die Therapeutenperson gibt mit ihrem Verhalten durch jeweils ähnliche Tempi, Motorik und Körpersprache Resonanz auf dieses Verhalten. Sie reflektiert die Verhaltensdynamik im Sinne eines Themas mit Variationen. Sie baut die vom Kind ausgehende emotionale Dynamik in die eigene Spielhandlung leicht verändert ein.

Interaktionsresonanz: Regeln und Mogeln

Die Therapeutenperson geht mit Regeländerungen und -übertretungen des Kindes zunächst so um, wie oben im facilitativen Modus beschrieben. Sie gibt im Weiteren jedoch auch durch ihr Tun Resonanz auf dieses Verhalten, d. h. konkret, sie nimmt die Vorteile der Regeländerung auch für die *eigenen* Spielhandlungen in Anspruch. Häufige Regeländerungen des Kindes je nach Situation kann sie beantworten, indem sie ihrerseits öfter Regeländerungen vorschlägt. Die Therapeutenperson zeigt Stärke. Das Maß ihre Kreativität, Spielwitz, Gewinnabsicht schwingt etwa um das des Kindes. Sie sollte allerdings damit nicht vor das Kind geraten und sich zu stark machen, dies könnte für das Kind zu bedrohlich werden.

Beispiele

- Lisa ändert in einer brenzligen Situation die Regel: „Die Dame darf nie geschlagen werden.“ Therapeutische Möglichkeiten: Zunächst: „Das wär zu schlimm, so wertvoll, die willst Du nicht verlieren.“ Etwas später, wenn es der Therapeutenperson nützt: „Gut, wenn man einen Turm abgibt, darf der andere Turm gehen wie die Dame.“
- Sven würfelt vier und zieht fünf Felder. Die Therapeutenperson verfährt im nächsten Zug ähnlich, drei würfeln und vier ziehen; daraus könnte sich eine anregende Diskussion ergeben. „Das klingt gut, immer ein Feld mehr, da kommt man schneller voran.“
- Anne beginnt das Spiel stets mit der Festlegung: „Ich fange an“ und tut es auch. Nachdem die Therapeutenperson Anne für erstarkt hält, reklamiert sie das auch einmal für sich. „Heute fange ich mal an“. Eine lebhafte Diskussion entsteht.
- Jan ändert beim Mensch-ärgere-Dich-nicht ständig die Regeln zum eigenen Vorteil. Die Therapeutenperson macht dies dann auch – oder sie könnte vorschlagen, „Jeder darf eine Regel ändern, wenn er dran ist.“
- Im Dame-Spiel mit Lars entwickeln sich immer neue Regelvarianten, dann wird das Recht auf ein Feld durch gegenseitiges Wegdrücken der Steine entschieden wie bei zwei Armdrückern. Am Ende führen Lars und die Therapeutenperson eine lustvolle Wurfschlacht mit den kleinen Spielfiguren der Spielesammlung durch, jeweils versteckt hinter umgelegten Tischen als Balustraden.

Ein Prozess des Aushandelns und lustvoll-kreativen neue Regeln-Erfindens sollte entstehen. Das Regelspiel kann zu einer hoch interaktiven Beziehungsentfaltung und -klärung werden. Das Kind ist vielleicht anfangs irritiert, dass die Therapeutenperson die Regeln loslassen kann, es kann sich über die Verlebendigung des Geschehens freuen, es kann vielleicht auch ärgerlich werden, nicht weiterspielen wollen. Entscheidend ist: Die Beziehung steht im Raum. Eine interaktionelle Situation ist geschaffen; in ihr kann das Kind ein Zugleich von Konkurrenz, Empathie, Selbstbehauptung, Wertschätzung, Fordern und

Zugestehen erleben, wie es das noch nie kannte. Die Therapeutenperson sollte dabei versuchen, das Kräfteverhältnis zwischen ihr und dem Kind, soweit wie möglich, immer im Gleichgewicht zu halten und um ein Unentschieden schwingen zu lassen.

Die Interaktionsresonanz erfolgt dabei auf dem Boden:

- der *bedingungsfreien Wertschätzung*, was hier heißt: Ich akzeptiere nicht nur die Person des Kindes als solche, sondern auch sein Spielhandeln. Ich begrüße die Regelveränderungen akzeptierend, bejahend, bin über die Kreativität erfreut und nicht mit Untertönen wie tadelnd, gönnerhaft, gekränkt.
- der *Authentizität*, was hier heißt: Ich bin als mitspielende Person transparent und mit gleichen Rechten präsent, lasse mir nicht die Butter vom Brot nehmen; ich vertrete meine Interessen.
- der *Empathie*, ich behalte die Aufmerksamkeit für die Gefühle des Kindes und fasse sie immer wieder zwischendurch in Worte.

Würde die Therapeutenperson Mogeln verbieten, manövrierte sie sich fortgesetzt in eine pädagogische Position des Vertretens von Normen und Werten. Dies mag zwar auch sinnvoll sein, aber eben nicht in der Therapie. Therapeutisch schwieriger ist es eigentlich, wenn das Kind nicht mogelt. Vielleicht ist es so verschüchtert, dass es sich nicht traut, obwohl es aber gerne mogeln würde. Implizite Einladungen an das Kind, die Regeln loszulassen, wie oben und auch bei Bellinson (2002) beschrieben, sollten versucht werden. Natürlich sollte die personzentrierte Therapeutenperson dabei nicht „vor das Kind" geraten, wenn sie aber spürt, dass das Kind sich nur nicht traut, könnte vielleicht auch ein „Leading"-Schritt in Form eines harmlosen offensichtlichen Moglers der Therapeutenperson eine gute „Erlaubnis" darstellen.

5.3.5 Das Regelspiel im Distanz-Regulierungs-Modus

Ältere Kinder und insbesondere Jugendliche wählen Regelspiele und führen zugleich Gespräche über ihre realen Probleme mit der Therapeutenperson. Je nachdem, ob sie während des Prozesses sich mehr dem Spiel oder mehr dem Gespräch zuwenden, können sie die Distanz regulieren: zum Thema und zur Therapeutenperson. Diese Arbeit wird im Kapitel 6 zur Jugendtherapie näher erläutert.

Training – Reflexion – Erfahrungsübungen

Übung A: Selbsterfahrung zu zweit oder dritt: *Eigenes Spielerleben*

Ein Regelspiel 5 Minuten anspielen. Beim Spiel auf das Spiel/den Ablauf und auf die dabei bei einem selbst auftauchenden Gefühle achten: Ängste, Wünsche, Handlungsimpulse, Gedanken; Wie geht es mir im Kontakt mit der anderen Person? Wie geht es mir in Bezug auf das Spiel?
Erfahrungsaustausch darüber, wie es funktioniert hat, gleichzeitig auf sich selbst und auf Gefühle zu achten, und was dabei aufgetaucht ist.

Übung B: (Klein-)Gruppendiskussion: *Regelspiel-Repertoire*

Tauschen Sie sich darüber aus, welche Regelspiele Sie gerne und mit therapeutischem Gewinn mit Kindern gespielt haben und welche Erfahrungen dabei entstanden. Fertigen Sie gemeinsam eine Liste von empfehlenswerten Spielen an.

Übung C: Rollenspiel in der Kleingruppe: *Regeln sind wichtig*

Person 1 spielt ein Elternteil, dass recht irritiert den Eindruck hat, in der Therapie wird nicht daran gearbeitet, dass das Kind Spielregeln einhält.
Person 2 spielt die Therapeutenperson, die einfühlsam und erklärend auf das Elternteil eingeht.
Dauer: ca. 5 Minuten.
Anschließend Erfahrungsaustausch: Welche Momente waren erhellen, überzeugend?
Anschließend Gruppendiskussion: Sammeln Sie geeignete Argumente und Gesprächsfiguren für irritierte Eltern oder Pädagogen.

Übung D: Gruppendiskussion: *Authentizität versus schlecht spielen*

Verletzt die Therapeutenperson ihre Glaubwürdigkeit, wenn sie schlechter spielt als sie könnte? Verletzt die Therapeutenperson das Selbstwertgefühl des Kindes wenn sie ihren Spielwitz ausschöpft?
Entwickeln und notieren Sie Verhaltenskriterien für die Therapeutenperson.

Übung E: Stille Reflexion (einzeln) oder angeleitete Fantasiereise: *Meine Regelspiel-Kindheit*

Im Fall der Fantasiereise führt ein Leiter zunächst in einen Entspannungszustand ein. Anschließend werden die folgenden Fragen mit Pausen (ca. 20 Sekunden) vorgelesen. Im Fall der Stillen Reflexion bitte selbst über die Fragen reflektieren und Stichworte notieren.

Denken Sie zurück an Ihre Kindheit.
- Mit wem haben Sie häufig Regelspiele gespielt?
- Haben Sie mit unterschiedlichen Personengruppen gespielt?
- Welche Spiele gab es?
- Hatten Sie besondere Vorlieben oder Abneigungen gegenüber verschiedenen Spielen?
- Wie war es, wenn Sie gewonnen hatten?
- Wie war es, wenn Sie verloren hatten?
- Wie haben Ihre Spielpartner auf Sie reagiert?
- Welche Gefühle erleben Sie jetzt bei diesen Erinnerungen?

Anschließend Erfahrungsaustausch in der Gruppe.

Übung F: Rollenspiel: *Regelspiel-Interventionen*

Durchführung in Kleingruppen je nach vorhandenen Nebenräumen und Spielmaterial. Günstig sind 3 bis 5 Personengruppen mit je mindestens 6 bis 7 Regelspielen zur Auswahl.
Person 1 spielt ein Kind, das ein Regelspiel wählt und nach kurzer Zeit beginnt zu mogeln. *Person 2* spielt die Therapeutenperson, die zunächst facilitativ und dann einigen Minuten interaktionell interveniert. Die anderen Personen sind Beobachter, eine achtet auf die Zeit.
Dauer: 5 bis 7 Minuten pro Durchgang. Danach jeweils kurzer Erfahrungsaustausch und Beobachterrückmeldung.

Beobachterfoki und Auswertungsfragen:

- Was geht im Kind vor?
- Was traut es sich, was nicht?
- Welches Verhältnis hat das Kind zu den Regeln?
- Wie wichtig ist ihm das Gewinnen?
- Wie gestaltet es die Beziehung zur Therapeutenperson?
- Wie geht die Therapeutenperson damit um?
- Wie authentisch ist sie?
- Wie beantwortet sie die inneren Vorgänge beim Kind?
- Wie beantwortet sie das Beziehungsangebot des Kindes?

Weitere Durchgänge mit Rotieren der Rollen, jede Person sollte einmal in jeder Rolle gewesen sein. Die jeweilige Therapeutenperson kann auch Wünsche äußern hinsichtlich des Verhaltens des Kindes, das gespielt werden soll.

5.4 Kampfspiele und Grenzen setzen

Bei Kampfspielen und beim Grenzensetzen versuchen Kinder, ihren Willen in direkter Konfrontation mit einem Gegenüber durchzusetzen. Dabei gibt es nur wenig oder nur implizite oder auch keine Regeln. Die Verwendung von Sprache kann umfassen: Argumente, Faktenwissen, Befehle, Fragen, Intrigen, Schmeicheleien, Lügen, Entwertungen, Gefühle vortäuschen, usw. Bei körperlichen Auseinandersetzungen werden neben dem eigenen Körper Schutzvorrichtungen, Instrumente oder Spielzeugwaffen eingesetzt. Solche Materialien befinden sich standardmäßig im Spielzimmer:

Materialien zur Auseinandersetzungs-Thematik:
Plastikschwerter, Armschild, Boxhandschuhe, Boxsack, Bataka-Schläger, Schwimmnudeln zum Fechten, Spielzeugschusswaffen wie Pistolen, Gewehre, SF-Schuss- oder Strahlwaffen, Wasserpistolen, Pfeilwaffen wie Blasrohre, Armbrust, Bogen, Militärfahrzeuge, Flugzeuge, Raumschiffe, Kampffiguren wie Ritter, Soldaten, Indianer, Cowboys, Tierfiguren wie Krokodil, Dinosaurier, Raubkatzen, Wölfe, Schlange, usw.

Bei Kampfspielen und beim Grenzensetzen ereignen sich unmittelbare Auseinandersetzungen. Wenn das Kind aber szenische Anweisungen gibt, die diese Unmittelbarkeit auflösen, wird eigentlich ein *Rollenspiel* ausgeführt. Wenn es dazu kommt, gelten für die Therapeutenperson nun die Interventionsregeln im Rahmen des Rollenspiels (vgl. Kapitel 5.6).

Beispiel: Rollenspiel unter dem Mantel des Kämpfens
Ulf bestimmt beim Schwertkampf, der Therapeutenperson wäre bereits ein Arm und ein Bein abgehackt worden und sie müsse nun hüpfend und einarmig kämpfen. Die Therapeutenperson folgt diesen Vorgaben in der Regel (siehe Kapitel über das Rollenspiel), sie verhält sich nun auch nicht mehr als reale Person, sondern fragt zum Beispiel in der Folge weitere Inszenierungsvorgaben ab und spielt auch so.

Die Interventionsregeln für das *Rollenspiel* gelten auch dann, wenn das Kind Kampfszenen gestaltet, zum Beispiel wenn sich zwei Gruppen von Rittern bei einer Burgbelagerung bekämpfen. Das Kind mag ein interaktionelles Moment einführen, indem es der Therapeutenperson eine Partei zuweist. Jedoch setzt es sich nicht mit der Therapeutenperson als realer Person auseinander. Die Therapeutenperson folgt, wie im Rollenspiel üblich, dem Szenario des Kindes und führt dieses mit „ihren" Figuren nach Anweisung des Kindes aus. Das Kind würde es als störend erleben, würde die Therapeutenperson real und änderte sie die Inszenierung des Kindes mit eigenen Ideen ab.

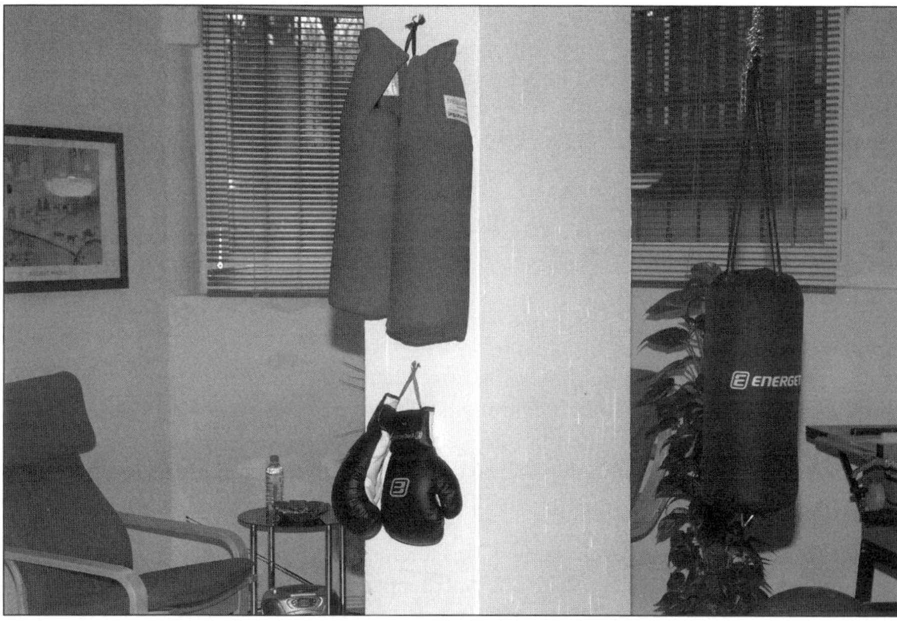

Abbildung 9: Materialien zum Erfahren eigener Kräfte sollten in irgendeiner Form im Spielzimmer sein. Sie können auch zu Kampfspielen einladen, falls die Therapeutenperson das anbieten möchte (© Marion Borchert).

Kampfspiele und Grenzen setzen finden in der Kinder- und Jugendpsychotherapie statt, wenn:

- Die Klientenperson mit der Therapeutenperson ein Kampfspiel wie Boxen, Fechten, Ringen, Armdrücken usw. ausführt und die Therapeutenperson dabei als Realperson anfragt.
- Wenn die Klientenperson persönliche Grenzen der Therapeutenperson anspielt.
- Wenn die Klientenperson – bei jeglichen Spielprozessen – die Regeln des Spielzimmers übertritt.
- Wenn die Klientenperson im Realbereich der Therapeutenperson oder der Einrichtung Grenzen übertritt.

Übergänge ins Kämpfen und ins Austesten von Grenzen vollziehen sich manchmal schnell und können von jeder Spielform aus starten: zum Beispiel vom Regelspiel, Regelkonflikte wachsen sich zu einer Wurfschlacht mit den Figuren aus, vom Konstruktionsspiel, nach dem Bau von Lagern oder Waffen, vom Rollenspiel, das Kind will jetzt doch ein reales Gegenüber spüren.

5.4.1 Die Bedeutung des Kämpfens für Kinder und Jugendliche

Beim Kämpfen spürt die Person ihre eigene Stärke, sie spürt, dass sie da ist und etwas bewirkt, sie spürt ihr Personsein. Das Kämpfen ist im wahrsten Sinne des Wortes eine unmittelbare Selbsterfahrung. Macht im Kampf zu erfahren euphorisiert, ist eine Erfahrung des eigenen Seins auch wenn noch unklar ist, ob es überhaupt ein Ende und welchen Sieger es geben mag. Jungen schlägern nicht grundsätzlich, weil sie böse sind oder Aggressionstriebe durchbrechen, Mädchen intrigieren nicht aus angeborener Boshaftigkeit. Die Realerfahrung von Macht, Stärke und Kompetenz führt Kinder in gesunde Entwicklungsverläufe. Das Problem ist vielmehr, dass Kinder dies oft nicht können ohne andere zu schädigen. Insbesondere jene Kinder, die wir in der Kinder- und Jugendpsychotherapie sehen, finden keine angemessenen Wege zu diesen Erfahrungen, oder sie sind regelmäßig Opfer. Aus entwicklungspsychologischer Sicht ist es darum wichtig, im Umfeld Möglichkeiten des „Kräftemessens", besser gesagt, der positiven „Kräfteerfahrung", im Rahmen von Regelwerken vorzuhalten (Toberäume, Ringkampfmatte, Sportspiele, Mannschaftssport, Tanz- und Theatergruppe, Abenteuerspielplatz, usw.).

Während der Ausgang eines Kampfspiels zwar generell von Interesse ist, so scheint es gerade auch in der Kinder- und Jugendtherapie eher so zu sein, dass vor allem der *Prozess* des Kämpfens die gesuchte Erfahrung ist. Dazu zählt auch das Anspielen von realen Grenzen der Therapeutenperson. Es geht nicht um das „Kräftemessen" und den Ausgang, es geht um die Erfahrung. Wenn das Kind dagegen den Kampf als ein Rollenspiel mit sich als Sieger inszeniert, ist es für diese Erfahrung noch nicht weit genug.

Die im folgenden Kasten aufgelisteten Verhaltensweisen gelten unabhängig von den persönlichen Toleranzgrenzen einer Therapeutenperson grundsätzlich als Grenzverletzung.

Grenzverletzungen beim Anspielen realer Grenzen:

Das Kind:

- weigert sich am Ende der Stunde, das Spielzimmer zu verlassen,
- vergießt immer mehr Wasser oder Sand auf dem Boden,
- hantiert unvorsichtig mit Feuer,
- will sich nackt auszuziehen,
- beschimpft Passanten aus dem geöffneten Fenster,
- wirft Spielzeug aus dem Fenster,
- entwertet die Therapeutenperson in extremer oder schlüpfriger Weise,
- hantiert grob an empfindlichen persönlichen Geräten der Therapeutenperson,
- schlägt nach der Therapeutenperson,
- will die Therapeutenperson direkt in sexuelle Handlungen einbeziehen,
- fordert reale Schläge ein.

Hockel (2010, 2011) legt eine lange Liste von Grenzen vor, die in der Kindertherapie grundsätzlich gelten sollten. Der Kasten listet einige Grenzüberschreitungen bei Kampfspielen auf.

Grenzüberschreitungen bei Kampfspielen:
Das Kind • wirft mit harten Gegenständen, • zielt beim Fechten oder Boxen auf den Kopf der Therapeutenperson, • sexualisiert einen Ringkampf, • beißt oder spuckt.

Es mag paradox klingen: wenn das Kind beginnt, mit der Therapeutenperson Kampfspiele zu führen und sie real herauszufordern, sind die entscheidenden Schritte zum Therapieerfolg bereits gelungen. Das Kind hat vielleicht eine Zeit lang selbstexplorativ im facilitativen Modus gespielt; nun fühlt es sich stark genug für eine echte Begegnung mit einer realen Person. Es hat sehr viel Vertrauen in die Therapeutenperson aufgebaut; dies, obwohl die meisten Therapiekinder sehr belastende oder einseitige Erfahrungen mit Macht und Kampf haben. Sie erleben sich zum Beispiel als völlig hilflos – oder auch als omnipotent. Sie zeigen sich jetzt zu neuen Erfahrungen mit diesen sensiblen Themen bereit.

Die interaktionelle Therapeutenperson bietet nun Realität für das Kind an, zum Beispiel:

- Weder Omnipotenz noch Hilflosigkeit.
- Streiten können, ohne dass das Vernichtetwerden droht.
- Verlieren oder Gewinnen ist bedeutungslos für den Selbstwert.
- Konsistenz im Verhalten der anderen Person.
- Reale Erfahrungsmöglichkeiten, mit Regeln umzugehen.
- Die Möglichkeit, eigene Stärke lustvoll-spielerisch und bedrohungsfrei zu erfahren.

Wenn die Therapie nun eine Phase der intensiven Kampfspiele, des Streitens und Grenzenaushandelns durchläuft, strukturieren sich die interpersonellen Schemata und damit die Selbstschemata der Person um. Die Person macht neue, sehr mächtige Beziehungserfahrungen, sie erlebt sich selbst in Beziehungen nun anders. Dieser Prozess kann mehrere Monate dauern. Das Kind beendet diese Phase aber selbst, die Therapiestunden werden wieder ruhiger und können dann meist bald zum Abschluss gebracht werden. Schon während der Kampfphase der Therapie verbessern sich die Symptome im Alltag des Kindes deutlich.

5.4.2 Die Bedeutung von Kampfspielen und des Grenzensetzens für die Therapeutenperson

Für die Therapeutenperson können Kampfspiele, Streiten und Grenzen setzen zunächst eine große Herausforderung sein und manchmal auch als Bedrohung empfunden werden. Das Thema spricht die persönliche Lebensgeschichte der Therapeutenperson unmittelbarer an als andere Spielformen. Die meisten Therapeutenpersonen waren in ihrer Kindheit einmal bedrohlichen Kampf- bzw. Mobbingsituationen ausgeliefert oder erlebten Grenzüberschreitungen ihrer Integrität. Sie erlebten vielleicht auch sehr negative Erfahrungen mit aufgezwungenen Kampfsituationen. Ein im Spielzimmer sich aufbauender Machtkampf kann Erfahrungen dieser Art wachrufen. Darum hat jede Therapeutenperson andere persönliche Grenzen, was sie im Spielzimmerkontext zulassen will, auch wenn sie mit ihren Erfahrungen in einer Selbsterfahrung oder Lehrtherapie gearbeitet hat. Diese

Grenzen sollte sie für sich definieren. Konkret: Es kann sein, dass die Therapeutenperson zum Beispiel überhaupt keine Ring- oder Boxkämpfe ausführen will, oder nur bis zu bestimmten Punkten, oder dass dies stark von Geschlecht und Alter des Kindes abhängt, usw.

Es ist nicht nur legitim, sondern notwendig, diese Grenzen durchzusetzen. Die Therapeutenperson sollte sich nicht auf eine Beziehungssituation einlassen, in der sie sich bedroht fühlt. Ihre Selbstkontrolle darf nicht infrage gestellt sein. Sie wäre dann als Therapeutenperson nicht mehr voll handlungsfähig. Es kommt nicht darauf an, möglichst wenig persönliche Grenzen zu haben, es kommt darauf an, die eigenen Grenzen zu schützen und dies klar zu kommunizieren. Allerdings ist es für junge Therapeutenpersonen auch sinnvoll, mit diesen Dingen zunächst verschiedene Erfahrungen zu sammeln und konkrete Therapiesituationen jeweils in Selbsterfahrung und Supervision anzusehen. Manche Grenzen und Toleranzbereiche muss man auch erst kennenlernen, bevor man sie definieren kann. Die Therapeutenperson sollte immer auch mit Offenheit für neue Erfahrungen im Spielzimmer sein. Spätestens wenn sie dann bei sich entdeckt, dass sie beim Gedanken an einen Klienten Angstanmutungen bekommt, sollte sie sich in der Supervision unterstützen lassen.

5.4.3 Kampfspiele und Grenzen setzen im facilitativen Modus

Der facilitative Modus der Kinder- und Jugendpsychotherapie sieht gerade nicht vor, dass die Therapeutenperson als reale Person eine reale Auseinandersetzung anbietet. Die Therapeutenperson bietet sich *nicht* als Spiel- oder gar Kampfspielpartner an. Kampfspiele werden nicht geführt. Vielmehr kommentiert sie, auf ihrem Therapeutenstuhl sitzend, empathisch das Spiel des Kindes (vgl. Kapitel 5.2). Das Kind soll nach Möglichkeit die ganze Zeit selbstexplorativ spielen, gestützt von bedingungsfreier Wertschätzung und Einfühlung der Therapeutenperson.

In einem solchen Setting gewinnt das Anspielen von Grenzen durch das Kind wenig Bedeutung. Es stört eigentlich nur. Es hält die eigentliche Therapie auf. Es wird kein therapeutischer Nutzen darin gesucht, dass sich das Kind in eine unmittelbare Auseinandersetzung mit der Therapeutenperson begeben hat. Aus diesem Grund sehen die Grenzsetzungskonzepte der US-amerikanischen Spieltherapeuten (Landreth, 2002; Cochran, Nordling & Cochran, 2010) vor, möglichst elegant und ohne Konturierung der Therapeutenperson die Grenze durchzusetzen, damit das Kind bald wieder zum selbstexplorativen Spielprozess zurückfindet.

Vorgehen bei der Grenzsetzung. Es besteht bei Spieltherapeuten ein breiter Konsens (Ginot, 1966; Landreth, 2002; Weinberger, 2005; Goetze, 2002), bei der Grenzsetzung eine Abfolge von drei Schritten vorzunehmen:
- Gefühle in Worte fassen,
- Grenze mitteilen,
- Alternativen benennen.

Das folgende Konzept konkretisiert und erweitert diese Abfolge:

1. Schritt: Die Absicht oder das Gefühl des Kindes, welches mit der Grenzüberschreitung verbunden ist, in Worte fassen. Das Anerkennen der Absichten des Kindes mindert die Intensität des Verhaltens. Das Kind fühlt sich mit seinem Erleben gesehen und weniger getrieben, dieses Erleben auszuagieren. Es ist allerdings nicht immer leicht, die Beweggründe des Kindes zu verstehen. So kann es sein, dass das Kind die Grenze schlicht nicht kennt und dann kein Problem damit hat, oder es will eine Erfahrung unbedingt aufsuchen und kämpft dazu gegen die Grenze an, oder es will eigentlich nur herausfinden, wie stark die Therapeutenperson ist. Das ist nicht immer eindeutig, die Therapeutenperson soll versuchen, so gut wie möglich die vermutliche Hauptabsicht anzusprechen.

Beispiele: Verbalisieren von Erlebnisinhalten bei Grenzüberschreitungen
- „Das macht Spaß, mit dem Wasser so herumzuspritzen."
- „Da fühlst du dich vielleicht groß, wenn du auf dem Puppenhaus stehst."
- „Du willst unbedingt rausfinden, wie das da drinnen funktioniert."
- „Gell, das wär schön, jetzt noch weiterspielen zu können."
- „Die Wand anmalen wäre riesig, so viel Platz zu haben."

2. *Schritt: Die Grenze fest, ruhig, eindeutig und ohne weitere Begründung mitteilen.* Diese Mitteilung muss klar, eindeutig und verständlich erfolgen. Manche Therapeuten halten es für sinnvoll, dabei den Namen des Kindes auszusprechen, um dessen Aufmerksamkeit zu erhöhen.

Beispiele: Mitteilen der Grenze
- „Das Spielzimmer ist nicht zum Nassspritzen da."
- „Das Puppenhaus ist nicht zum Raufklettern da."
- „Das Auto ist nicht zum Auseinandernehmen da."
- „Unsere Spielstunde ist jetzt zu Ende."
- „Die Wand ist nicht zum Anmalen da."

Mögliche Fehler bei der Mitteilung der Grenze:
- *Dosierungsappelle* stellen meist Überforderungen dar („Nicht so dolle", „Jetzt mal nicht ganz so laut das."). Das Kind kann sein Verhalten in der Intensität meist nicht abstufen. Es agiert in einem Handlungsfluss, der mit Lust, Energie und anderen Gefühlen verbunden ist.
- *Unentschlossenheit* macht es dem Kind schwer, die Grenzsetzung ernst zu nehmen. („Schlag da besser nicht drauf ein", „Das ist nicht so gut, den Sand überall zu verteilen"). Für Kinder und Jugendliche ist es oft schwer, zwischen einer Bitte, einer Empfehlung, einem Wunsch, einem Verbot, oder einer Forderung zu differenzieren.
- *Moralische Appelle* rufen zusätzlich ein schlechtes Gewissen oder Lustlosigkeit hervor. („Das ist nicht schön, so zu fluchen", „Man sollte so etwas wirklich nicht tun", „Es macht mich traurig, wie gedankenlos du mit den Figuren umgehst.").
- *Autoritäres Gebaren* verletzt die Beziehung und kann das Kind entwerten. („Ich habe dir das schon dreimal gesagt, dass …").
- *Grenzsetzung als Bestrafung*. Auch dies verletzt die Beziehung und blockiert den Explorationsprozess des Kindes unnötig („Weil du … gemacht hast, darfst du jetzt nicht …").
- *Begründungen geben* gilt Pädagogen oft als Ausdruck von Respekt und ihrer Distanz zu autoritärer Willkür. Begründungen werden von Kindern jedoch oft nicht mehr gehört und verkomplizieren die Interaktion. Sie sollten einfach entfallen, dies beschädigt die Beziehung nicht, da zuvor die Anerkennung der Gefühle des Kindes erfolgt ist. Goetze (2002) vertritt die Meinung, einem Kind, das nach einer Begründung fragt, zu sagen: „Das ist hier so."

- *Mächtige andere als Quelle der Grenzsetzung benennen* („Unser Leiter hat bestimmt, es darf nur eine Kanne Wasser pro Spielstunde in den Sand.“, „Hier ist schon immer verboten, Spielsachen mitzunehmen.“). Die Therapeutenperson schwächt sich, sie stellt für das Kind infrage, ob sie aus sich heraus eine klar handelnde Person ist.
- Im facilitativen Modus: *Die eigene Person als Quelle der Grenzsetzung benennen.* („Ich möchte nicht, dass du … tust.“, „Ich will mir nicht die Augen verbinden lassen.“). Dies kann zu einer direkten Auseinandersetzung zwischen Kind und Therapeutenperson führen, die die Therapeutenperson als reale Person in den Spielprozess einführen. *Bei einer ausschließlich im facilitativen Modus ablaufenden Therapie ist dies nicht vorgesehen. Im interaktionellen Modus ist dies dagegen erwünscht.* Eine solche Intervention kann gut beim Übergang vom facilitativen zum interaktionellen Modus eingesetzt werden, da sie dem Kind alle Freiheiten lässt, wie es damit umgeht (siehe auch weiter unten).

3. Schritt: Alternative Verhaltensmöglichkeiten benennen. Die Therapeutenperson macht dem Kind Vorschläge, wie es eine ähnliche Erfahrung aufsuchen könnte. Das Kind soll mit dieser Intervention vor eine Wahl gestellt werden, es kann entscheiden und so Verantwortung übernehmen. Mit den Vorschlägen verlässt die Therapeutenperson allerdings das Nicht-Direktivitäts-Prinzip. Ich halte diesen dritten Schritt auch nicht für zwingend notwendig, da viele Kinder selbst Alternativen finden. Die Suche nach Alternativen kann angeregt werden durch Impulse wie: „Vielleicht findest du eine andere Lösung, um … zu tun.“ Er beschleunigt aber meist den Fortgang des Spielflusses und ist insbesondere auch bei pädagogischer Arbeit oder für Eltern praktisch.

Beispiele: Unterbreiten von Alternativvorschlägen
- „Das Waschbecken ist da, um mit Wasser zu spritzen.“
- „Du könntest auf den Tisch klettern.“
- „Du könntest versuchen, mit der Taschenlampe hineinzuleuchten.“
- „Ich bin bei unserer nächsten Stunde wieder für dich da.“
- „Das Blatt an der Staffelei ist da, um zu malen.“

4. Schritt: Falls nötig, etwas zwei- bis dreimalige Wiederholung der Schritte 1 bis 3. In der Einzeltherapie oder mit sehr kleinen Gruppen ist es möglich, dem Prozess viel Geduld und Aufmerksamkeit zu schenken.

5. Schritt: Das Kind vor eine terminale Wahl stellen. Auch hier soll so formuliert werden, damit deutlich wird, dass die Entscheidung und Verantwortung beim Kind liegt. Falls sich das Kind entscheidet, erneut die Grenze zu übertreten, setzt die Therapeutenperson die Konsequenz durch. Zu diesem Schritt sollte es sehr, sehr selten kommen. Es ist wichtig, nicht aus eigener Wut zu reagieren und daraus eine Strafaktion zu machen, sondern auf ruhige Weise das Spiel zu beenden. Sehr problematisch wäre dieser fünfte Schritt, wenn Kinder dann alleine nach Hause gehen.

Beispiele: Vor eine terminale Wahl stellen
- „Wenn du jetzt noch einmal das Wasser auf den Boden spritzt, entscheidest du dich dafür, heute nichts mehr mit Wasser zu machen.“
- „Wenn du jetzt noch einmal versuchst, auf das Puppenhaus zu klettern, entscheidest du dich dafür, dass die Spielstunde für heute zu Ende ist. Es ist deine Entscheidung.“

Besonderheit: In Fällen bei denen das Kind unmittelbar im Begriff steht, sich selbst oder andere zu schädigen, schreitet die Therapeutenperson sofort ein und hält gegebenenfalls das Kind fest, quasi als Schritt Null. Anschließend versucht die Therapeutenperson, die genannten Schritte zu vollziehen.

5.4.4 Kampfspiele und Grenzen setzen im interaktionellen Modus

Die Grenzsetzung wird im interaktionellen Modus mit der gleichen Schrittabfolge vorgenommen. Schritt 2 wird dabei modifiziert: Beim Mitteilen der Grenze bringt die Therapeutenperson sich selbst als reale Person in die Interaktion ein. Das geschieht auf zweifache Weise:

- Die Therapeutenperson setzt sich selbst als Quelle der Grenzsetzung ein („Ich möchte, dass …"; Ich will auf keinen Fall …"). Sie macht klar, dass sie persönlich es ist, von der die Grenzsetzung ausgeht und die auf der Grenzsetzung besteht. Sie stellt damit die Beziehung in den Raum und macht sich als konturierte Person erfahrbar. Sie übernimmt Verantwortung und macht sich so auch angreifbar.
- Die Therapeutenperson fasst ihre eigenen Gefühle in Worte, sie gibt eine Selbsteinbringung („self-disclosure"), („Ich finde es ekelig, wenn der ganze Boden und der Teppich nass ist.", „Ich mache mir Sorgen, dass alles einkracht und du vom Puppenhaus fällst und dir weh tust.").

Kontroverse Debatte: Einbringung von Gefühlen durch die Therapeutenperson

Die Selbsteinbringung eigener Gefühle wurde bereits von Rogers explizit für die Arbeit mit Kindern und Jugendlichen vorgeschlagen (Rogers, 1974). Dem folgend schuf Carkhuff für die Therapeutenvariable „self disclusure" eine operationalisierte Beschreibung und eine Ratingskala (1969a, b). Dieses Konzept wurde von Gordon (1977, 1989) aufgegriffen und unter dem Terminus „Ich-Botschaften" für die erzieherische Arbeit mit Kindern und Jugendlichen popularisiert. Rogers und Gordon denken hier interaktioneller als das orthodoxe Spieltherapiekonzept nach Axline und Landreth. Dessen unpersönliche Form der Grenzsetzung („Das … ist nicht zum … da.") nimmt die Therapeutenperson sprachlich aus dem Geschehen. Dies ist auch gewollt, damit sich das Kind wieder dem selbstexplorativen Prozess zuwendet.

Verletzungen der Integrität der Therapeutenperson, eine therapeutische Chance. Manche Kinder wenden sich unmittelbar gegen die Integrität der Therapeutenperson (beispielsweise will das Kind am Stundenende nicht gehen, ist es im Begriff persönliche Gegenstände der Therapeutenperson zu beschädigen, kommt es zu groben Entwertungen der Therapeutenperson oder zu körperlichen Angriffen auf die Therapeutenperson). Selbstverständlich setzt die Therapeutenperson hier strikt, klar und nachdrücklich Grenzen. So gut es geht wird auch hierbei die genannte Schrittabfolge eingehalten. Solche Momente sind für die Therapeutenperson sehr herausfordernd und anstrengend. Dennoch besteht kein Grund, die therapeutische Arbeit infrage zu stellen, insbesondere wenn solches erst nach einer gewissen Zeit passiert. Das Kind zeigt jetzt jene Interaktionsschemata, welche auf struktureller Ebene tief mit den Problemen des Kindes zusammenhängen. Das Kind lässt sich auf eine grundsätzliche Auseinandersetzung mit der Therapeutenperson ein.

Nun können wir unmittelbar mit diesen Schemata arbeiten, also zum Beispiel die Gefühle des Kindes explorieren, eigene Gefühle mitteilen, die Beziehung ansprechen und verhandeln, oder versuchen, mit dem Kind zusammen eine Metaebene einzunehmen. Die Therapeutenperson kann mit dem Kind verhandeln. Nicht die Grenze selbst natürlich, jedoch welche Gefühle, Gedanken, Absichten wie, wann, bei wem und warum da sind. Ein Kind/ Jugendlicher in Therapie hat es praktisch noch nie erlebt, das solches möglich ist, ohne entwertet, bedroht, belogen zu werden und zugleich einen authentischen Interaktionspartner zu haben. Diese neue Erfahrung verändert die Interaktionsschemata und damit das Selbst des Kindes.

Solche Momente zählen zu den entscheidendsten in einer Therapie. Jede Minute die hierauf verwendet wird, zahlt sich aus. Allein, dass es dazu gekommen ist, stellt ein großes Verdienst der Therapeutenperson dar.

5.4.5 Vorgehen bei Kampfspielen

Das Verhalten der Therapeutenperson lässt sich bei Kampfspielen gut mit den Prinzipien der *Interaktionsresonanz* (vgl. Kapitel 4.2) beschreiben. *Interaktionsresonanz* bedeutet beim Kämpfen konkret, die auf die Therapeutenperson bezogene Energie in ähnlicher Dynamik zurückzugeben. Die Therapeutenperson sollte einen dynamischen Widerstand bilden. Dieser Widerstand ist nicht fest, hart, unflexibel oder mauerartig, sondern es handelt sich vielmehr um ein Zurückweichen, dann wieder Herangehen, eher ein Pulsieren, das immer wieder neue Möglichkeiten der Interaktion zulässt, um einen gemeinsamen Tanz, den einmal der eine und einmal der andere bestimmt. Die Therapeutenperson hält Kampfspiele in einem pulsierenden, aber unentschiedenen Zustand.

> **Beispiel: Autodrücken**
> Maria will die Spielzeugautos zwischen ihr und der Therapeutenperson hin- und hersausen lassen. Immer aggressiver beschleunigt sie die Autos gegen die Therapeutenperson und diese lässt sie entsprechend zurückfahren. Es kommt zu Zusammenstößen der Autos, dann dazu, dass zwei Autos zusammenstoßen, die jeweils Maria und die Therapeutenperson in den Händen halten. Es entwickelt sich ein Prozess des „Den-anderen-wegschieben-Wollens", ähnlich dem des Armdrückens. Die Therapeutenperson dosiert ihren Druck ähnlich dem von Maria, mal etwas mehr, mal etwas weniger und es entsteht ein lebendiger Kampf mit vor und zurück.

Grenzsetzungen bei Kampfspielen. Hier gilt nicht das oben beschriebene Fünf-Schritte-Konzept. Grenzverletzungen bei Kampfspielen erfolgen meist nicht, um die Beziehung zur Therapeutenperson anzufragen. Das Kind ist vielmehr in einem Aktionsfluss ohne volle Kontrolle seines Verhaltens. Grenzsetzungen sind hier problemlos und werden folgendermaßen vorgenommen: Beim Bemerken von Gefahren oder Grenzverletzungen unterbricht die Therapeutenperson das Kampfspiel durch ein deutliches sprachliches Signal („Halt!", „Stopp!") und zusätzlich mit einer Geste, zum Beispiel die Hände gespreizt vor den Körper halten. Dann benennt sie die Grenze. Unmittelbar danach nimmt sie selbst das Kampfspiel wieder auf und gibt kampfspielbezogene Äußerungen von sich („Jetzt schaffe ich's, ich geb nicht auf, …"). Dieser Ablauf wird gegebenenfalls mehrfach wiederholt. Das unmittelbare Wiederaufnehmen des Kampfspiels nach der Grenzsetzung durch die Therapeutenperson ist wichtig, um den Spielfluss nicht abzubrechen. Das Kind weiß sonst nicht, ob überhaupt weitergemacht werden darf, wartet ab und verliert den Spaß.

Beispiel: Grenzsetzung beim Kampfspiel
Kevin möchte mit der Therapeutenperson fechten. Diese nennt die Grenzen: nicht auf den Kopf und nicht auf den Bauch. Dann geht es los und beide prahlen beim Fechten mit ihrer Stärke („Ich werd dich kriegen!") und stoßen „Uh- und Ah-Laute" aus. Kevin fuchtelt bald im Eifer des Gefechtes im Kopfbereich der Therapeutenperson. Diese ruft „Stopp", macht mit den Unterarmen ein Kreuz vor ihrem Körper und sagt sofort und in einem anderen Tonfall und leiser als zuvor: „Nicht auf den Kopf zielen". Sofort danach setzt sie das Fechten fort und geht dabei in den ursprünglich gepflegten Tonfall und Sprachstil „Ich werd dich schon noch treffen, du wirst es sehen, ..." über. Dies wiederholt sie, als Kevin erneut zu wenig Kontrolle mit seinem Schwert hat.

Wenn die Therapeutenperson nach mehrfacher Grenzsetzung den Eindruck hat, dass das Kind mit diesem Kampfspiel überfordert ist oder wenn Sie sich als zu sehr gefährdet erlebt, dann bricht sie das Spiel ab („Das ist mir doch zu gefährlich, ich habe Sorge um dich und mich.").

Ein Kampfspiel wird auch dann abgebrochen oder gar nicht erst begonnen, wenn die Therapeutenperson den Eindruck hat, dass Grenzverletzungen Beziehungsanfragen darstellen oder dass dies der Zweck des Spiels sein wird. Das Kind verletzt die Grenzen, um die Therapeutenperson zu provozieren, um zu sehen wie sie reagiert, um zu zeigen, dass es raffinierter ist als die Therapeutenperson, usw. Die Therapeutenperson sollte dann versuchen, dieses Verhalten und die Gefühle, Gedanken, Absichten beim Kind und bei ihr selbst zu thematisieren ähnlich (vgl. Darstellung auf S. 149 unten).

Kontraindikation für Kampfspiele. Kinder/Jugendliche mit fragiler Selbststruktur (Entwicklung in Richtung Borderline-Störung) können durch Kampfspiele zu leicht instabil werden. Die Therapeutenperson darf sich nicht für ein Kampfspiel zur Verfügung stellen und muss bei Gruppentherapie darauf achten, dass die Person nicht in Kampfspiele gezogen wird. Kinder mit Traumaerfahrungen beginnen Kampfspiele grundsätzlich gerne. Problematisch sind direkt ausgeführte Kampfspiele, wenn die Therapeutenperson die Grenzen des Kindes übersieht und das Kind sich real bedroht fühlt. Achtet die Therapeutenperson auf Unterbrechungen, Grenzen und Kontrollmöglichkeiten für das Kind, ist ein Kampfspiel gut möglich. Das Kind sollte in Unterbrechungen immer wieder den Kontakt auf der realen Beziehungsebene spüren.

Training – Reflexion – Erfahrungsübungen

Übung A: Erfahrungsübung zu zweit: *Faustübung*

Person 1 und 2 stehen sich gegenüber. Person 1 bietet die Handinnenfläche an, Person 2 macht eine Faust, die sie in die geöffnete Hand von Person 1 legt. Die Übung besteht darin, dass Person 2 in Form leichter Boxstöße gegen die Hand von Person A stößt und dabei nachspürt, wie unterschiedliche Formen von Widerstand von ihr erlebt werden. Die beiden Hände bleiben dabei ständig in Berührung, Person 1 folgt mit ihrer offenen Hand immer den Bewegungen von Person 2.

Person 1 gibt auf vier verschiedene Arten Widerstand. Dies wird nacheinander probiert, 5 bis 10 Sekunden pro Widerstandsform reichen für eine Erfahrungsbildung bei Person 2 gut aus:

1. Widerstandsform 1: Person 1 weicht stets mit ihrer Hand zurück, sie gibt praktisch keinen Widerstand, Person 2 stößt quasi in Watte.

2. Widerstandsform 2: Wie Version 1, aber Person 1 gibt zusätzlich empathisch-tröstende Kommentare von sich, zum Beispiel „Oh, du bist ja ärgerlich.“ – „Oh du Arme, dass du so stoßen musst.“ – „Ach Gott, da ist ja viel Wut.“
3. Widerstandform 3: Person 1 gibt völlig starren Widerstand, ihre Hand bleibt wie eine Betonwand stehen (Hand mit dem anderen Arm abstützen, evtl. sich mit dem Rücken an eine Wand lehnen.). Person 2 kann sich daran quasi abarbeiten.
4. Widerstandsform 4: Person 1 gibt dynamischen Widerstand. Sie hält mit gleicher Energie dagegen, aber mal mehr, mal weniger, ein vor und zurück.

Erst nach der Durchführung aller vier Widerstandsformen soll ein Erfahrungsaustausch stattfinden: Wie hat sich Person 2 gefühlt, den Widerstand erlebt, die Beziehung erlebt?
Danach Rollentausch.
Anschließend Erfahrungsaustausch in der Gruppe: Welche Gefühle und Beziehungserfahrungen können durch unterschiedliche Widerstandsformen ausgelöst werden?

Übung B: Erfahrungsübung zu zweit: *Rücken-Übung*

Ziel: Direkte Erfahrung von Interaktionsresonanz im Kampfspiel.
Zwei Personen stellen sich Rücken an Rücken; die Personen sollten etwa gleich groß sein. Sie versuchen, sich gegenseitig wegzuschieben. Bei dieser Übung müssen unbedingt die Köpfe geschützt werden, indem ein Kissen o. Ä. zwischen die Köpfe gelegt wird und die ganze Zeit dort festgehalten wird.
Anschließender Erfahrungsaustausch.

Übung C: Erfahrungsübung mit ca. 6 bis 10 Personen: *Falltür*

Ziel: Körpererfahrung im Kampfspiel.
Auf den Boden wird mit Kreppband ein Quadrat geklebt. Die Gruppe steht im Kreis darum herum und hält sich an den Händen fest. Nun geht es im Kampf jeder gegen jeden darum, andere so zu ziehen, dass sie in das Quadrat, die „Falltür“ treten müssen. Dies führt zum Ausscheiden, ebenso das Loslassen der Hand.
Anschließender Erfahrungsaustausch.

Übung D: Stille Reflexion (einzeln) oder angeleitete Fantasiereise: *Meine Kindheitserfahrungen mit dem Kämpfen*

Im Fall der Fantasiereise führt ein Leiter zunächst in einen Entspannungszustand ein. Anschließend werden die folgenden Fragen mit Pausen (ca. 20 Sekunden) vorgelesen. Im Fall der Stillen Reflexion bitte selbst über die Fragen reflektieren und Stichworte notieren.

Denken Sie zurück an Ihre Kindheit.
- Gab es Situationen, in denen Sie körperlich gekämpft haben?
- Mussten Sie kämpfen, wollten Sie kämpfen?
- Welche Art von Kämpfen waren Ihnen die liebsten, welche die unliebsten?
- Mit wem haben Sie gekämpft?
- Haben Sie eher gewonnen oder verloren?
- Wie ging es Ihnen nach den Kämpfen?
- Welche Gefühle haben Sie jetzt bei diesen Erinnerungen?

Anschließend Erfahrungsaustausch in der Gruppe.

Übung E: Gruppendiskussion: *Welche Grenzen habe ich in Hinblick auf Kampfspiele*

Mit welchen Kindern würde ich welche Spiele machen und welche nicht? Welche Spiele würden mir besonders Spaß machen? Welche gehen für mich nicht? Wie gewährleiste ich, dass ich mich wohl und sicher im Spielzimmer fühle?

Übung F: Paare: *Nähe-Grenzen wahren*

Ziel: Eigene Nähe-Grenzen spüren und kommunizieren.

Die Teilnehmer stellen sich paarweise gegenüber auf:

1. Person 1 geht auf Person 2 zu bis Person 1 fühlt, dass für beide der richtige räumliche Abstand hergestellt ist. Dabei zum Nachspüren auch vor- und zurückgehen.
2. Person 1 geht auf Person 2 zu bis Person 2 beim richtigen Abstand Person 1 durch ein Körpersignal stoppt.
3. Wie vorher, Person 2 stoppt Person 1 nun nur durch ihren Blick.

Danach Rollentausch und Erfahrungsaustausch: Wie leicht fällt es mir, meine Grenzen zu spüren und zu zeigen?

Übung G: Rollenspiel: *Kampfspiel-Interventionen*

Durchführung in Kleingruppen je nach vorhandenen Nebenräumen und Spielmaterial. Günstig sind 3 bis 5 Personengruppen mit ausreichender allgemeiner Spielzeugauswahl, darunter Dinge wie Pistolen, Krokodil, weiche Plastikschwerter, usw.
Person 1 spielt ein Kind, das ein Kampfspiel wählt. Nach ca. einer Minute des spielerischen Kämpfens deutet Person 1 mit ihrem Verhalten an, dass sie eine Grenze überschreitet bzw. Person 2 gefährden könnte.
Person 2 spielt die Therapeutenperson, die mit Interaktionsresonanz auf Person 1 eingeht und dann die Grenze setzt. Die anderen Personen sind Beobachter, eine achtet auf die Zeit.
Dauer: 1 bis 2 Minuten pro Durchgang.
Danach jeweils kurzer Erfahrungsaustausch und Beobachterrückmeldung.

Beobachterfoki und Auswertungsfragen:

- Wie schnell und direkt geht das Kind in den Kampf?
- Wie geht es mit Regeln, Grenzüberschreitungen um?
- Wie plump/raffiniert-listig kämpft es?
- Wie wichtig ist das Gewinnen, wie offen ist die Wichtigkeit?
- Wie ausdauernd ist das Kind?
- Wie geht die Therapeutenperson damit um?
- Wie beantwortet sie das Beziehungsangebot des Kindes

Weitere Durchgänge mit Rotieren der Rollen, jede Person sollte einmal in jeder Rolle gewesen sein. Die jeweilige Therapeutenperson kann auch Wünsche hinsichtlich des Charakters und Verhaltens des Kindes, das gespielt werden soll, äußern.

Übung H: Rollenspiel in der Kleingruppe: *Elterngespräch Kriegspielzeug*

Person 1 spielt ein Elternteil, dass über ihr Kind erfahren hat, dass Kriegspielzeug und Spielzeugwaffen im Spielzimmer sind. Das Elternteil hält solche Spielzeuge für grundsätzlich ungeeignet und ist irritiert über die Therapie.

Person 2 spielt die Therapeutenperson, die einfühlsam und erklärend auf das Elternteil eingeht.
Dauer: ca. 5 Minuten.
Anschließend Erfahrungsaustausch: Welche Momente waren erhellen, überzeugend?
Anschließend Gruppendiskussion: Sammeln Sie geeignete Argumente und Gesprächsfiguren für irritierte Eltern oder Pädagogen.

5.5 Gestalten mit Konstruktionsspielen und kreativen Medien

Beim Gestalten wird Material in eine feste Form gebracht. Je nach Form und Zweck lassen sich fünf große Materialkategorien unterscheiden:

- *Materialien zur freie Gestaltung:* Hierzu gibt es Farben, Stifte, Leinwände und Papiere, Ton, Plastilin, Knete, Bastelmaterialien. Im Regelfall gestalten Kind oder Jugendlicher ohne Vorgaben durch die Therapeutenperson ein Thema, das im Moment für sie Bedeutung hat, oder das sich im Gesprächsprozess herausbildet. Themen werden allerdings manchmal von der Therapeutenperson vorgeschlagen, dazu unten mehr. Viele Therapeutenpersonen erleben, dass Staffeleien zum Malen auf großflächigem Papier mit breiten Pinseln und flüssigen Farben grundlegendere emotionale Schemata ansprechen als DinA4-Bögen zum Bemalen mit Blei- oder Buntstiften. Möglicherweise liegt das an der geringeren Kontrollierbarkeit solchen Materials.
- *Konstruktionsmaterialien:* sie verbinden Gestaltungsprozesse mit einem Quasi-Zweck: Bauklötze, Legos, Konstruktionskästen, Eisenbahnsysteme, Straßensysteme, Wasserbahn. Mehrere Gesichtspunkte können den Gestaltungsprozess beeinflussen (zum Beispiel Ästhetik, Nützlichkeit, Realitätsnähe oder Erfahrungsmöglichkeiten für spätere Spielprozesse).
- *Themenmaterialien:* Die Gestaltung mit strukturiertem Material kann später in einen Rollenspielprozess münden: Puppenstube mit Menschen und Möbeln, Bauernhof mit Tieren, Ritterburg mit Rittern, Playmobilwelten. Auch hier können grundlegende Lebensthemen angespielt werden (Familie, Versorgung, Nähe, Freundschaft, Gruppenbildung, Machtkämpfe, Sicherheit, Aggression).
- *Möblierungsmaterialien:* Matratzen, Schaumwürfel, Decken, Indianerzelt, Möbel. Solche Materialien sind für die meisten Kinder handhabbar bzw. können mit geringer Hilfe durch die Therapeutenperson bewegt werden. Sie können großflächige Erfahrungswelten schaffen, in die das Kind mit seinem ganzen Körper eintauchen und so intensive Erfahrungen aufsuchen kann.
- *Diagnostische Materialien:* Sandspiel-Ausstattung, Sceno-Test, standardisierte Zeichenverfahren wie zum Beispiel „Familie in Tieren". Sie werden heute allerdings in unterschiedlicher Weise und Ausmaß zur Diagnostik herangezogen und wegen fehlender Gütekriterien auch kritisiert. Viele Therapeuten verwenden die Materialien darum recht frei und auch in der therapeutischen Prozessdynamik. Aufgrund der Komplexität ihrer Materialwelt liefern sie, vor allem das Sandspiel, wertvolle Hypothesen zu den aktuellen sozial-emotionalen Schemata des Kindes.

Sobald das Kind beginnt, das Gestaltete mit einer Handlung zu bespielen, handelt es sich um ein dramatisches oder Sensation Seeking-Spiel. Für die Interventionen der Therapeutenperson gelten dann die in den Kapiteln 5.6 und 5.7 ausgeführten Gesichtspunkte.

5.5.1 Die Bedeutung des Gestaltens für Kinder und Jugendliche

Gestaltungsprozesse bieten Kindern und Jugendlichen in der Regel hohe Befriedigungen. Sie erfahren Selbstwirksamkeit, der Prozess kann als lustvoll, manchmal auch als befreiend erlebt werden. Auch Machterfahrungen sind möglich, insbesondere beim Konstruieren: Das Kind schafft eine Welt nach seinen eigenen Regeln. Ästhetische Gestaltungsprozesse, die das Kind als gelungen bewertet, erhöhen die Selbstwertschätzung. Das Kind ist stolz. Häufig möchten Kinder das Produkt dann bedeutenden anderen Personen zeigen. Dies kann für die Therapeutenperson eine Gelegenheit sein, die Inkongruenz zwischen der authentischen Erfahrung des Kindes und seinem Erleben von externalen Bewertungen tiefer zu verstehen und evtl. auch zu thematisieren.

Zwei bedeutende Wirkfaktoren beim Gestalten. Wenn das Gestalten mit authentischen Erfahrungsprozessen der Person verbunden ist, also nicht nur erfolgt, um anderen zu gefallen, bringt es für die Person in zweifacher Hinsicht sich produktiv reibende Erlebensweisen zusammen:

a) *Erlebensfluss versus Invarianz:* Das Erleben der Person ist ein fortwährender Prozess, brillant beschrieben in Rogers' Text über die „fully functioning person" (1963). Die Konsistenz ihres Selbst erlebt die Person dagegen als Invarianzen, d. h. Eigenschaften des Selbst, die sich nicht ändern. Auf der Grundlage des Schemakonzeptes von Piaget beschrieben dies auch Greenberg (2004, 2005), Elliott (1999) oder Stiles, Osatuke, Glick und Mackay (2004) als sozial-emotionale Schemata oder Stern als Generalisierten Interaktionsrepräsentationen (RIGs) (1986). Indem die Person gestaltet, schafft sie Symbole für Invarianzen in ihrem Erleben: Ein Zustand wird symbolisiert, der zugleich in einen Kontrast zum Fluss des Erlebens gerät. Statik versus Prozess, Symbol versus Erlebensfluss. Aus diesem Grund kommt der therapeutischen Weiterarbeit mit dem Gestalteten eine zentrale Bedeutung zu.
b) *Sprache versus Metapher:* Die Konzepte der Kunst-/Gestaltungstherapien sehen meist vor, nach dem Gestaltungsprozess zu reden. Damit wird die unter (a) beschriebene Reibung genutzt. Zugleich wird die Erfahrung der Person auf zwei Ebenen der Symbolisierung gleichzeitig verfolgt: auf der sprachlichen und auf der von Symbolen im räumlich-visuellen, ästhetischen Raum. Die zwischen diesen Ebenen bestehenden Reibungen vertiefen gleichfalls das Erleben.

Weniger therapeutische Bedeutungen für das Kind haben Gestaltungsprozesse dann, wenn das Kind zu oft Materialien wählt, die es nicht hinreichend beherrscht, und darum so sehr mit der technischen Seite des Material kämpft, dass es vor allem Frustrationen und Selbstwirksamkeitszweifel erlebt. Darum sollten technisch anspruchsvolle Medien, Materialien oder Bastelvorlagen nicht im Spielzimmer sein. Solche Materialien können auch einen therapeutisch unergiebigen motivationalen Sog erzeugen. Dies könnte zum Beispiel bei komplexen Metallbaukästen oder bei Fischer-Technik Kästen der Fall sein, so faszinierend dieses Material in Hinblick auf die gesunde kognitive Entwicklung von Kindern auch sein mag.

Beispiel: Bewertung des Gestalteten durch andere Personen spielt eine überragende Rolle
Das Kind möchte selbst Gestaltetes stets hinterher der Mutter zeigen, beim Gestalten lässt es sich von ihrer voraussichtlichen Bewertung und nicht von seinem Erleben leiten. Therapeutenpersonen sollten in einem solchen Fall versuchen, zum Beispiel die Regel einzuführen, dass das Gestaltete erst am Ende der kompletten Therapie jemandem gezeigt wird.

Viele Kinder malen, gestalten und konstruieren gern. Diese Aktivitäten ermöglichen es auch schüchternen Kindern, schnell im Spielzimmer anzukommen und mit der Therapeutenperson eine Beziehung aufzubauen. Das Kind kann etwas Vertrautes tun und die Nähe zur Therapeutenperson dabei regulieren. Wenn das Kind etwas gestalten möchte, gibt die Therapeutenperson dabei meist instrumentelle Hilfen, d. h. sie hilft beim Zusammenstellen des Materials, holt etwas, von dem das Kind nicht wissen kann, wo es ist, oder gibt notwendige Instruktionen bzw. antwortet auf entsprechende Fragen. Die Therapeutenperson macht in der Regel keine Vorgaben zur Materialverwendung oder zum Gestaltungsthema. So kann das Kind beim Gestalten von dem ausgehen, was es im Moment erlebt und es innerlich beschäftigt.

5.5.2 Die Bedeutung des Gestaltens für Therapeutenpersonen

Ist das Interpretieren des Gestalteten sinnvoll? Kann die Therapeutenperson sich so das Alltagserleben der Klientenperson erschließen? Viele Therapeutenpersonen tun dies unwillkürlich und suchen für sich nach Erklärungen der Schwierigkeiten des Kindes. Sie versuchen, das Gestaltete entsprechend den theoretischen Konzepten ihres therapeutischen Paradigmas zu verstehen. Sie suchen nach Zusammenhängen mit dem Problem. Kein kindertherapeutisches Konzept vertritt allerdings heute mehr, dem Kind Deutungen anzubieten.

Beispiel: Deutungsfreies Verständnis und Nicht-Verständnis einer Gestaltung
Svenja malt sich selbst immer wieder in räumlicher Distanz zu anderen Personen bzw. ihren Familienmitgliedern, die immer quasi eine Gruppe bilden. Sie platziert sich selbst am Rand, auf manchen Bildern finden sich Barrieren zwischen ihr und der Gruppe. Auf manchen Bildern malt sie neben sich ein weiteres Mädchen in ähnlichem Stil und Farben.

Schon auf phänomenologischer Ebene legt diese Bildserie nahe, dass Svenja sich isoliert fühlt. Die Bedeutung des anderen Mädchens ist unklar, in der Realität gibt es keine Hinweise auf die Existenz einer solchen Person. Ist es die Wunschvorstellung einer Freundin, eine verstorbene Person, ein anderer Selbstaspekt, eine reale Person, die den Bezugspersonen noch nie aufgefallen ist? Zu der sie real Kontakt hat oder nur ein Kontaktwunsch besteht?

Wir können nicht wissen, was die Gestaltungen des Kindes bedeuten. Sie können eine tiefe sozial-emotionale Problemkonstellation repräsentieren, oder sie können eine Alltagsbeobachtung des Kindes wiedergeben, eine Fernsehszene, ein Werbeplakat. Objekte können die von Experten zugeschriebenen Symbolbedeutungen haben, oder mehr mit zufälligen Alltagbeobachtungen zusammenhängen. Oder, wie Landreth (2002) zugespitzt formuliert: „Das Anspitzen eines Bleistifts kann Verkehr bedeuten, aber es kann auch bedeuten, dass der Bleistift zu stumpf ist".

Projektive Tests und gestaltetes Material bieten der Therapeutenperson Hypothesen. Sie ergänzen die Informationen, welche sie über das Kind und sein Umfeld hat. Sie kann intuitiv Rückschlüsse ziehen und sich besser in das Kind einfühlen. Daneben ist es entscheidend, *dass die Klientenperson eine zusätzliche Ebene der Symbolisierung ihrer Erfahrung beschreitet und so ihre Erfahrung besser organisieren kann.* Wir müssen das nicht alles verstehen. Unsere Interventionen zielen nicht darauf, Informationen zu generieren, sondern den Erfahrungsprozess zu fördern.

Das Sandspiel und die Sandspielausstattung:

Die vom Sandspiel ausgehenden Möglichkeiten faszinieren Psychotherapeuten heute so, dass es weit über die ursprüngliche Konzeption hinaus therapeutisch genutzt wird. Zunächst Lowenfeld (1969) als „Weltspiel“ und dann Kalff (2000) verbreitete diese Methode seit Mitte des vorigen Jahrhunderts als eine Spielart der Jungschen Psychoanalyse, die für Kinder, Jugendliche und Erwachsene verwendet wird.

In einem 70 cm hoch platzierten und 72 × 57 × 9 cm messenden Minisandkasten mit blauer Wanne kann die Klientenperson kleine Figuren und Materialien in einer selbst geformten Sandlandschaft aufbauen. Die Anforderungen an Figuren und Materialien sind einfach und anspruchsvoll zugleich: Es sollte „alles“, was es auf der Welt gibt, in Miniatur da sein. Meist steht es auf offenen Regalen sorgfältig sortiert unmittelbar über und um den Sandkasten herum. Sandspieltherapeuten werden so zu leidenschaftlichen Sammlern. Manchmal haben sie über Tausend Teile:

- alle Sorten von *Menschen*: Indianer, Ritter, Kinder, SF-Figuren, Eskimos etc.
- sämtliche Tiere in kleinen Kunststoffversionen,
- sämtliche Sorten von Gewächsen: Bäume, Sträucher, Blumen, usw.
- alle möglichen Gebäude: Häuser, Geschäfte, Fabriken, Kirchen, Windmühlen, Hütten, Ställe, Türme, Zelte, Mauern, Zäune, usw.
- Modelle von Realgebäuden: Eifelturm, Houses of Parlament, Pisa-Turm, Vatikan, Schloss Neuschwanstein, usw.
- alle möglichen Möbel, symbolische Gegenstände: Kugeln, Edelsteine, Stäbe, Schatztruhe, geometrische Gebilde. Lebensmittel, Musikinstrumente, Waffen, Schmuck, Autos, Flugzeuge, Schiffe usw.

Die Liste könnte endlos fortgesetzt werden. Oft wird ein zweiter Sandkasten angeboten, in welchem der Sand mit einer Gießkanne nass und so besser formbar gemacht oder auch gematscht werden kann.

Wenn die Klientenperson ein Sandbild erstellt, repräsentiere dies, so die Psychoanalyse nach Jung, ihre seelische Situation mit Hilfe einer alten und universellen Symbolsprache, den sogenannten Archetypen. Die analytische Therapeutenperson ist ausgebildet, diese zu verstehen und auch der Klientenperson ihre Deutungen anzubieten (von Gontard, 2006).

Von Nicht-Jungianern und insbesondere in der Kinder- und Jugendpsychotherapie wird das Sandspiel heute in zweifacher Hinsicht anders verwendet. Das Verständnis der Therapeutenperson bezieht sich nicht auf Symbolsysteme oder theoretisch postulierte Persönlichkeitskonstrukte, sondern auf die Bedeutungen, die die Klientenperson dem Gestalteten selbst gibt. Das Verständnis ist phänomenologisch, also am manifest Sichtbaren und Erlebbaren orientiert. Zum zweiten kann die gestaltete Szene Ausgangspunkt für ein Rollenspiel sein: Eine Handlung beginnt, die von der Therapeutenperson nach den im Kapitel Rollenspiel beschriebenen Prinzipien begleitet wird.

5.5.3 Gestaltungsprozesse im facilitativen Modus

Grundregel ist, dass die Therapeutenperson das gestaltende Tun des Kindes bzw. Jugendlichen nicht lenkt. Sie hält auch einen räumlichen Abstand ein, der ihr zwar erlaubt, alles zu beobachten, der aber nicht mit zu viel Nähe einengt. Ein bis zwei Meter sind meist gut. Die Therapeutenperson macht durch ihre Körpersprache ihre Anteilnahme deutlich. Sie schweigt meist, denkbar ist, dass sie gelegentlich die Vorgänge akzentuiert, d. h. sie beschreibt kurz einen Aspekt des Gestaltungsvorgangs bzw. hebt ein Element hervor, dass sie als bedeutsam erlebt. Dies muss allerdings stets ohne Bewertung als reine Bestätigung einer Beobachtung erfolgen, mit interessiert-neutralem Tonfall. Sie darf den Prozess damit nicht lenken wollen.

Beispiele: Bewertungsfreies Paraphrasieren und Akzentuieren bei Gestaltungen der Kinder

- „Jetzt kommt eine andere Farbe."
- „Das wird alles ganz flach und dünn gepresst."
- „Die Schienen führen alle unter den Möbeln durch."
- „Alle Tiere kommen in den Stall."
- „Das Fohlen bleibt da ganz allein."
- „Alle Ritter stehen da mit ihren Waffen in einer Reihe."
- „Der Unfall sieht schlimm aus, drei Helfer kümmern sich um die Leute."

Diese Äußerungen sollen schon während des Gestaltungsprozesses Sprache als zusätzliche Ebene der Symbolisierung anbieten. Dies unterstützt die Organisation der Erfahrung weiter. Außerdem macht die Therapeutenperson so ihr bewertungsfreies Interesse deutlich.

Nach dem Gestaltungsprozess. Am Ende des Gestaltungsprozesses bietet die Therapeutenperson sich als Gesprächspartner an. Sie regt einen Austausch an, indem sie jetzt mehrere Elemente des Gestalteten akzentuiert und dazu Fragen stellt. Diesem Teil des Prozesses kommt eine große Bedeutung zu: Ein Erleben, für das die Klientenperson sprachfrei Metaphern und Symbolisierungen gefunden hat, wird so sprachlich parallelisiert. Eine weitere Ebene der Symbolisierung wird damit erzeugt. Der Person gelingt es so besser, ihre Erfahrung zu organisieren. Auch wenn die Therapeutenperson Akzentuierungen und Fragen einspeist, dies sollte zurückhaltend geschehen. Die Therapeutenperson sollte nicht vor das Kind geraten. Es soll das Gestaltete insgesamt erhellen, aber nicht den Fokus in eine spezifische Richtung drängen, den die Therapeutenperson wichtiger fände als das Kind.

Wenn das Kind etwas konstruiert hat, das einen praktischen Zweck hat oder den Boden für Rollenspiele bietet, kann das Gestaltete gleichfalls sprachlich durchgearbeitet werden. Manchmal möchte das Kind dann ein Rollenspiel beginnen und dies sollte durch die Besprechung nicht aufgehalten werden.

Vorgaben bei Gestaltungsprozessen. Projektive Tests beinhalten thematische Vorgaben, manchmal auch standardisiertes Material und Ablaufvorgaben. Die testtheoretische Fragwürdigkeit von Standardisierungen bei Tests, die nicht einmal das Gütekriterium der Objektivität erfüllen, wurde oben angesprochen. Im Therapieverlauf können thematische Vorgaben bei älteren Kindern und Jugendlichen manchmal Sinn machen, weil mit zunehmendem Alter immer besser eine Metaposition zum eigenen Erleben eingenommen werden kann. Sie erleben eine Gestaltungsaufgabe zu einem Aspekt ihres Lebens oft als sinnvolle Anregung, wenn der Vorschlag der Therapeutenperson gut an aktuelle Sorgen der Klientenperson anknüpft. Die Begleitung und Besprechung erfolgt in gleicher Weise wie oben beschrieben.

Tabelle 7: Verbale Interventionen am Ende eines Gestaltungsprozesses

1. Beispiele für Akzentuierungen	**Besonderheiten der räumlichen Platzierung und sozialen Situation von Figuren benennen**	• „Die Prinzessin ist alleine auf dem Turm." • „Der Panzer ist hier in der Ecke und die anderen Autos alle da gegenüber." • „Die Schildkröte ist in der Mitte und die anderen im Kreis drum herum." • „Die Eltern sitzen da und das Baby ist oben alleine."
	Kontraste und Gemeinsamkeiten benennen	• „Hier ist die Wiese, ganz grün und mit Blumen und die Kinder spielen, und auf der anderen Seite ist das Schloss, ziemlich dunkel." • „Das Haus ist ganz groß und hier das ganz klein." • „Alle gucken da hin." • „Alle Autos stehen in einer Schlange."
	Hervorgehobenes benennen	• „Das Baby hat richtig viel Schmuck." • „Der Tiger steht im Garten mit den ganzen Pflanzen." • „Der Turm ist ganz dünn und hoch geworden."
2. Beispiele für Fragen	**Verständnisfragen**	• „Was ist da los?" • „Wer ist das?" • „Was machen die?"
	Fragen nach sozialen Beziehungen	• „Wer ist der Bestimmer?" • „Wer gehört zusammen?" • „Wer mag sich gegenseitig/Wer nicht? – Warum?" • „Hat der hier Freunde?"
	Fragen nach Gefühlen	• „Wie geht es der? – Warum?" • „Wer hat es am besten/am schlechtesten? – Warum?" • „Was will der? – Warum?" • „Was macht/machen der/die am liebsten?"
	Hypothetisierende Fragen	• „Wenn der Bestimmer weg wäre, wer würde dann bestimmen? – Warum der?" • „Worüber unterhalten die sich?" • „Wenn der/die viel Geld hätte/hätten, was würden die tun?" • Wenn der/die unsichtbar wäre/wären, was würden die tun?" • „Wie lang muss … das noch aushalten?" • „Was wäre, wenn die jetzt angreifen würden?" • „Was macht/machen der/die jetzt als nächstes?" • „Wer könnte dem helfen? Was könnte der tun, um Hilfe zu kriegen?" • „Wenn das ein Standbild eines Films wäre und jetzt ginge der Film weiter, – wie?"

Tabelle 8: Beispiele für Vorgaben bei Gestaltungsprozessen

Sandspiel-Soziogramm	Die Klientenperson würde mit den Sandspielfiguren ihre Familie, oder ihren Freundeskreis, oder beides zugleich so aufbauen, dass die Position und Abstände der Figuren deren Beziehung zueinander ausdrückt. Die Beziehungen der Figuren zueinander können auch durch verschiedenartige Verbindungsmaterialien aus dem Sandspielarsenal symbolisiert werden.
Gefühle-Röntgenbild	Auf eine Tapetenrückseite wird der Körperumriss der Klientenperson gezeichnet. Die Klientenperson würde nun mit Farben symbolisieren, wo im Körper und wie stark sie Stress, Freude und andere Gefühle spürt. Auch könnte Text in den Umriss geschrieben werden.
Lebenslinie	Auf einen großen Bogen oder Tapetenrückseite würde die Klientenperson eine Linie mit Altersmarkierungen und wichtigen Ereignissen wie Kindergarten-, Schuleintritt, Schulwechsel, Umzüge, Veränderungen in der Familie, usw. zeichnen, danach mit Farben, Formen oder Symbolen ausdrücken, welche Gefühle wann bestimmend waren. Auch Fotos, Text oder anderes kann verwendet werden.
Selbstbild	Jugendliche werden gebeten, wichtige persönliche Merkmale und Vorgänge in ihrem Leben zu zeichnen, damit sie alles für sich besser sortieren können (Rust, 2009). Auch hier können zusätzlich Textelemente, Fotos usw. verwendet werden. Anschließend wird das Gestaltete besprochen.

Gestaltungsübungen, die Erlebensprozesse fördern sollen, also ein prozess-aktivierendes Vorgehen darstellen, entstammen dem Paradigma des experientiellen bzw. emotionsfokussierten Arbeitens (Gestalttherapie) und finden sich in einer ganzen Reihe von Büchern (zum Beispiel Weinberger, 2006; Goetze, 2002; Oaklander, 1978, 1999), sogar auch in Arbeiten der Hypno- oder systemischen Therapie bzw. auch in Büchern zur präventiven Förderung emotionaler Kompetenzen.

5.5.4 Gestaltungsprozesse im interaktionellen Modus

Gestaltungsprozesse beginnen in aller Regel im facilitativen Modus und bleiben überwiegend auch dort. Manchmal bringt das Kind/der Jugendliche aber die Beziehung zur Therapeutenperson ins Spiel. Es gestaltet etwas und dies ist auch ein Medium, um unmittelbar Beziehungsthemen durchzuarbeiten. Die Therapeutenperson kann dies an einigen Markern erkennen.

Marker für das Aufwerfen von Beziehungsthemen und Interaktionsresonanz durch die Therapeutenperson:

1. *Signale:* Das Kind gibt Signale, dass es gemeinsam mit der Therapeutenperson am Gestaltungsprozess wirken möchte.

Beispiele:
- Es sagt dies bzw. bittet um Hilfe beim Gestaltungsprozess.
- Es regt eine Arbeitsteilung an, um bestimmte Dinge zu bauen.
- Es schiebt Baumaterial Richtung Therapeutenperson.

Therapeutische Interventionen. Bei der idealtypischen Beziehungssituation im Konstruktionsspiel wird die Therapeutenperson zum gleichberechtigten Spielpartner: sich gegenseitig Ideen geben und sich gegenseitig helfen. Zum Beispiel werden beim Aufbau der Holzeisenbahn die Streckenführung, Häuser, Bäume, Tunnel, Bahnhöfe mal gemeinsam, mal getrennt – sich gegenseitig anregend – installiert. Die Therapeutenperson soll dabei aber mit ihren Ideen möglichst nicht vor das Kind geraten. Sie baut ähnlich und bringt insbesondere keine richtunggebenden Ideen ein. Sie versucht die Vorstellungen des Kindes intuitiv zu erfassen und schwingt sich darauf ein. Die Therapeutenperson bleibt aktiv und zugleich nicht direktiv.

2. *Konkurrenzieren:* Das Kind macht deutlich, dass es einen Wettbewerb mit der Therapeutenperson möchte.

Beispiele:
- Es prahlt, dass es immer das Höchste, das Schönste baut.
- Es berichtet aus seinem Alltag mit Freude von einer Konkurrenzsituation im Zusammenhang mit dem Material.

Therapeutische Interventionen. Die Therapeutenperson beginnt, dasselbe wie das Kind zu gestalten und schürt mit kurzen Bemerkungen spielerisch-humorvoll den Wettbewerb.

Beispiele:
- „Da krieg ich wahrscheinlich was höheres hin."
- „Na da wollen wir mal sehen ob ich das nicht besser kann.".

3. *Unangemessene Hilfen:* Das Kind lässt sich immer mehr bedienen, schickt die Therapeutenperson durch die Gegend, um Sachen zu holen, wie einen Hilfsarbeiter.

Beispiele:
- „Jetzt hol mir mal das hierher."
- „Ich brauch jetzt noch die Schere aus der Schublade da."
- „Sortier mir mal das da."

Therapeutische Interventionen. Interaktionsresonanz kann hier heißen, dass die Therapeutenperson, wenn sie nicht ohnehin schon beim Gestalten des Kindes mitwirkt, gleichfalls mit einem Gestaltungsprojekt beginnt und dann ihrerseits umgekehrt Hilfsarbeitertätigkeiten vom Kind erbittet.

Beispiel:
- „Jetzt brauch ich die Schere auch, bring sie mir doch mal."

Solche Situationen lösen sich entweder in Humor auf oder in eine Verhandlung, wer hier wem wann und wie zu helfen hat.

4. *Beziehung als Gestaltungsthema:* Das Kind thematisiert die Beziehung zur Therapeutenperson in seiner Gestaltung.

Beispiel:
- Das Kind malt an der Staffelei eine Person, die in Frisur sowie Form und Farbe der Kleidung der Therapeutenperson ähnelt.

Therapeutische Interventionen. Interaktionsresonanz kann hier bedeuten, dass die Therapeutenperson nun ihrerseits eine Person malt, die erkennbar das Kind darstellt. Die Therapeutenperson beantwortet die Gestaltungen, indem sie das Thema aufgreift und etwas darauf Bezogenes gestaltet. Aus diesem Grund ist es ideal, im Spielzimmer ausreichend Material zur Verfügung zu haben, so dass mehrere Personen gleichzeitig gestalten können; in diesem Fall eine zweite Staffelei. Dies ist auch für die Gruppentherapie günstig.

Training – Reflexion – Erfahrungsübungen

Übung A: Selbsterfahrung, Gestaltungsübung zu zweit: *Was ich immer schon mal ansehen wollte*

Je nach vorhandenem Material gestalten Sie bitte ein gegenwärtiges Thema oder einen Problembereich Ihres Alltags, den Sie klarer sehen möchten. Dies kann eine Zeichnung, ein gemaltes Bild, eine Sandspiel- oder Sceno-Szene usw. sein. Ihre Partnerperson begleitet Ihren Gestaltungsprozess mit Aufmerksamkeit und akzentuierenden Fragen und bietet sich auch nach der Gestaltungsphase als Gesprächspartner an.
Erfahrungsaustausch, danach Rollentausch.
Anschließend Erfahrungsaustausch in der Gruppe: Was ist jetzt klarer? Wie habe ich die Begleitung des Gestaltungsprozesses erlebt? Wie wichtig waren im Anschluss die Akzentuierungen und Fragen? etc. Diese Übung kann auch mehrmals mit jeweils unterschiedlichen Materialien durchgeführt werden.

Übung B: Erfahrungsübung einzeln mit stiller Reflexion. *Ich baue*

Beginnen Sie einen Konstruktionsprozess mit einem Set von Konstruktionsmaterialien (Lego, Bauklötze, Eisenbahn usw.) für ein paar Minuten. Achten Sie dabei immer wieder auf Ihr Erleben. Wie fühlt sich der Prozess an, was macht daran Spaß, warum, was nicht, warum? Wie gehe ich mit technischen Schwierigkeiten um, was lösen die in mir aus. Notieren Sie anschließend Ihre Erfahrungen in Stichworten.
Danach Erfahrungsaustausch in der Gruppe.

Übung C: Stille Reflexion (einzeln) oder angeleitete Fantasiereise: *Meine Kindheitserfahrungen mit dem Gestalten*

Im Fall der Fantasiereise führt ein Leiter zunächst in einen Entspannungszustand ein. Anschließend sollen die folgenden Fragen mit Pausen (ca. 20 Sekunden) vorgelesen werden. Im Fall der Stillen Reflexion bitte für sich über die Fragen reflektieren und Stichworte notieren.
Denken Sie zurück an Ihre Kindheit.

- Sie haben gewiss manchmal etwas aufgebaut, konstruiert, gemalt oder gestaltet?
- Bitte lassen Sie Situationen oder Materialien an Ihrem inneren Auge vorbeiziehen.
- Welche Materialien und Aktivitäten gab es?
- Welche haben Sie gemocht, welche gehasst?
- Welche Gedanken, Gefühle kommen bei der Vorstellung der Materialien?
- Welche Bedeutung hatten die jeweiligen Materialien für Sie?
- Mit wem haben Sie Gestaltungen gemeinsam gemacht?
- Welche Rolle hatten die Erwachsenen?
- Was geschah mit dem Gestalteten?
- Welchen Einfluss hatten Sie darauf?
- Welche Gefühle haben Sie jetzt bei diesen Erinnerungen?
- Anschließend Erfahrungsaustausch in der Gruppe.

Übung D: Rollenspiel in der Kleingruppe: *Elterngespräch „Sie malt so schlecht"*

Person 1 spielt ein Elternteil, dass ihr Kind so gerne beim Malen fördern möchte. Sie klagt, dass Celine sehr begabt im Malen sei, aber ihren vielen guten Tipps und Themenvorgaben nicht folgt und auch nicht richtig zuhört, wenn sie ästhetische Gesichtspunkte der Gestaltung darlegt. Sie möchte wissen, wie sie Celine dazu bringen kann, nachhaltiger zu üben und Aufgaben zu folgen. Sie bittet auch darum, dies in der Therapie anzugehen.
Person 2 spielt die Therapeutenperson, die einfühlsam und erklärend auf das Elternteil eingeht.
Dauer: ca. 5 Minuten.
Anschließend Erfahrungsaustausch: Welche Momente waren erhellend, öffnend? Welche waren schwierig? Was war besonders überzeugend für das Elternteil? Warum?

5.6 Dramatisches Spiel: Puppen- und Rollenspiel

Kinder oder Jugendliche spielen in irgendeiner Form eine Geschichte. Sie vollziehen eine dramatische Gestaltung eines Themas. Vorher findet manchmal ein Aufbau im Spielzimmer statt, der das Spielszenario vorbereitet: der Kaufladen, der Bauernhof mit Tieren, das Puppenhaus mit den Familienmitgliedern, eine Szene im Sandkasten oder Ähnliches werden aufgebaut. Für diese Aufbauphase sind die im Kapitel 5.5 beschriebenen Aspekte von Bedeutung. Setzt dann ein dramatisches Spiel ein, gelten die im Folgenden beschriebenen Prinzipien zur Begleitung des Spiels durch die Therapeutenperson.

Es ist manchmal leichter, über ein Spiel mit Puppen in eine dramatische Gestaltung hineinzufinden, als sofort als ganze Person ein Rollenspiel auszuführen. Für die Begleitung der Prozesse spielt diese Unterscheidung aber keine Rolle. In Tabelle 9 wird aufgelistet, welche Ausstattungen sich für ein dramatisches Puppen- oder Rollenspiel anbieten. Abbildung 10 veranschaulicht zudem, wie die Materialien im Spielzimmer platziert werden können.

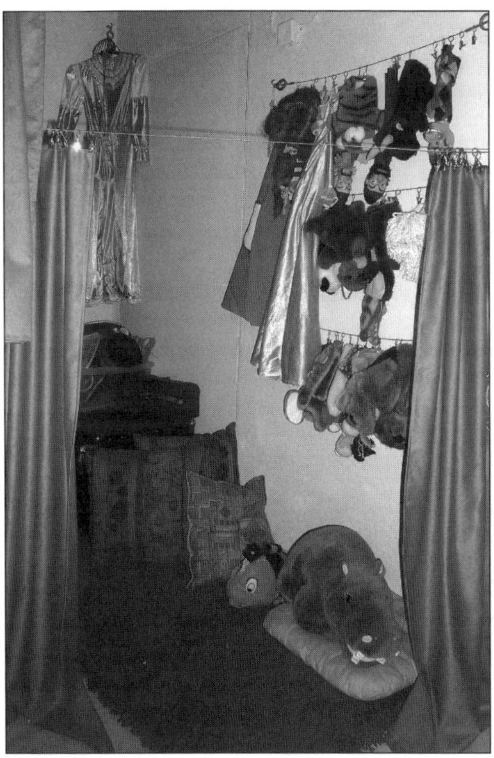

Abbildung 10: Materialien zum Puppenspiel können übersichtlich und animierend an gespannten Drahtseilen befestigt werden, auch die Vorhänge zum Verdecken der Spieler und der Bühne.

Tabelle 9: Ausstattung Puppen- und Rollenspiel

Menschen-puppen	• Kleine Menschenpuppen wie aus dem Sceno-Test, die sich für das Spiel im Puppenhaus eignen und mit denen sich Familienmitglieder darstellen lassen. • Playmobil-Puppen und Themen-Puppensets: Medizin, Ritter, Indianer, Märchenwelten, Science Fiction etc. • Kasperpuppen: Kasper als Identifikationsfigur für das Kind, typische Charaktere wie Teufel, Räuber, Polizist, Hexe, Prinzessin, König, Krokodil, neutrale Figuren: Förster oder die Großmutter. • Spezielle Puppen: Baby-Puppen (zum Beispiel für regressives Spiel, Thema des Sorgens und Versorgtwerdens), kindsgroße Puppen (zur Identifikation, Aggression, Schmusen), Barbie-Puppen (für Selbstkonzept-Themen) und Puppen mit Geschlechtsteilen (Thema: Missbrauch).
Tierpuppen	• Bespielbare Handpuppen (hier ist darauf zu achten, dass vor allem das Maul und auch die Vorderpfoten bewegbar sind). Solche Puppen sind von überragender Bedeutung, da sich ohne zu klischeehafte Festlegung (wie bei Kasperpuppen) sehr viele Charaktere, Kompetenzen und Gefühle spielen lassen. • Stärke und Macht: z. B. Löwe, Elefant oder Adler. • Opfer: z. B. Maus, Kaninchen, Hase oder Küken. • Aggression: z. B. Krokodil, Drache, Dinosaurier oder Hai. • List: z. B. Schlange oder Ratte. • Schwach: z. B. Reh oder Schaf. • Schutztiere: z. B. Schildkröte oder Igel. • Schmusetiere: z. B. Bär, Katze oder Fohlen. • Neutrale bzw. multifunktionale Tiere: z. B. Zebra, Rabe, Hund oder Kuh. • Sehr große Stofftiere (zur Identifikation, Aggressions- oder Liebesobjekt). • Kleine Kunststoff- oder Holztiere (für den Sandkasten oder Bauernhofspiele); Auswahl wie bei den Handpuppen.
Sinnvolle Materialien für Rollen-spiele	• Kiste mit Verkleidungstextilien. • Kaufladen. • Wandtafel zum Schule-spielen. • Großes Indianerzelt oder Requisiten wie Arztkoffer, Telefon, Waffen.

Für die Darstellung von Szenen sind ein Puppenhaus, ein Kaspertheater, ein oder zwei Sandkästen und Themenmaterial (z. B. Ritterburg, Bauernhof etc.) günstig. Anstelle von Puppenhäusern finden manche Therapeutenpersonen schlichte Holzkisten geeigneter, einfach ausgestattet mit zwei Seitentüren und Fenstern. Sie können flexibel gestapelt oder nebeneinander gesetzt werden. So könnten sie auch zu einer Polizeistation, einen Krankenhaus, einem Keller, einer Autowerkstatt oder sonst etwas werden, „Luxus-Puppenvillen“ sind nicht nötig.

5.6.1 Die Bedeutung des dramatischen Spiels für Kinder und Jugendliche

Kinder und Jugendliche suchen im dramatischen Spiel Erfahrungen auf. Diese Erfahrungen haben mit Aspekten ihres realen Lebens zu tun, sind aber keine eins zu eins Repräsentationen irgendeiner Realität. Die Erfahrungen aus dem dramatischen Spiel sind meist komplex, ganzheitlich und kaum mit Sprache zu beschreiben. Sie sind aber keine Mitteilungen an die Therapeutenperson; es geht darum, dass das Kind Erfahrung mit Möglichkeiten seiner Realität und seines Selbst macht. Die mit dem dramatischen Spiel verbundenen Herausforderungen machen den Kindern in aller Regel viel Spaß.

Theoretischer Hintergrund. Die Alltagserfahrungen des Kindes, welche im dramatischen Spiel zum Ausdruck kommen, verstehen wir als *sozial-emotionale Schemata.* Sie werden in der Bindungstheorie beschrieben als „Arbeitsmodelle" des Selbst und der Beziehung zur Bezugsperson. In der Säuglingsforschung und insbesondere der interaktionellen Theorie des Selbst nach D. Stern (1992) werden sie als „Generalisierte Interaktionsrepräsentationen" beschrieben, einfacher gesagt „Beziehungserfahrungen" oder „Beziehungsmuster" (vgl. auch Kapitel 4.2). Bei der Inszenierung greift das Kind auf eine Auswahl dieser Schemata zurück. Sie sind oft grundlegend, darum erscheinen uns die Szenarien manchmal als recht plakativ und roh, sie repräsentieren nur einen Teil der Erfahrung des Kindes, oft einen Teil, zu dem es noch ein gegenteiliges Schema gibt, das konfligiert (Beispiel: Gleichzeitig Liebe und Hass gegenüber einer Person, oder, gleichzeitig Wut und Verletzung versus Suche nach Nähe und Freundschaft, eine Person ist gut und böse zugleich.).

Im Kontext der Psychotherapie nehmen wir an, *dass die Kinder mit dem Durchspielen solcher Szenarien belastende Erfahrungen verarbeiten.* Dazu bietet das dramatische Spiel fünf große Vorteile:

- *Distanz.* Durch die Dramatisierung von Aspekten eines Geschehens kann das Kind eine Distanz zum Thema einnehmen und diese regulieren.
- *Kontrolle.* Es kontrolliert im nicht direktiven Setting den Spielverlauf; es besitzt Kontrolle über Vorgänge, über die es sonst vielleicht keine Kontrolle hatte.
- *Durcharbeitung.* Das Kind kann sich mit belastenden Gefühlen und Vorgängen immer wieder neu konfrontieren und diese so verarbeiten. Dabei kann es die Intensität der Erfahrung regulieren, diese kann ausgesprochen intensiv sein je nachdem wie das Kind die Ausdrucksstärke bestimmt.
- *Experimentieren.* Das Kind kann mit neuen Verhaltensformen experimentieren, indem es Szenarien immer wieder etwas anders spielen, oder indem es einen Perspektivwechsel mit Rollentausch vornimmt. Auch können Gefühle, die sonst zu bedrohlich wären, durch verschiedene Figuren dargestellt werden, oder es können Charakterzüge dargestellt werden, die sich noch in zu großem Widerspruch zum Selbstkonzept des Kindes befinden. Es kann verschiedene Lösungswege ausprobieren.
- *Kontakt.* Es kann sehr gut Kontakt zur Therapeutenperson aufgenommen werden.

Beispiel: Durcharbeiten eines bedeutsamen Themas des Kindes
Kim inszeniert in fast jeder Spieltherapiestunde Bedrohungsszenarien: Ein Krokodil bedroht und bestiehlt die zu Hause sitzende Tierfamilie. Diese Thematik wird während ca. 25 Spielstunden immer wieder in allen möglichen Variationen durchgearbeitet, wobei die Familie langsam wehrhafter, das Krokodil verträglicher und die Beziehungen besser werden.

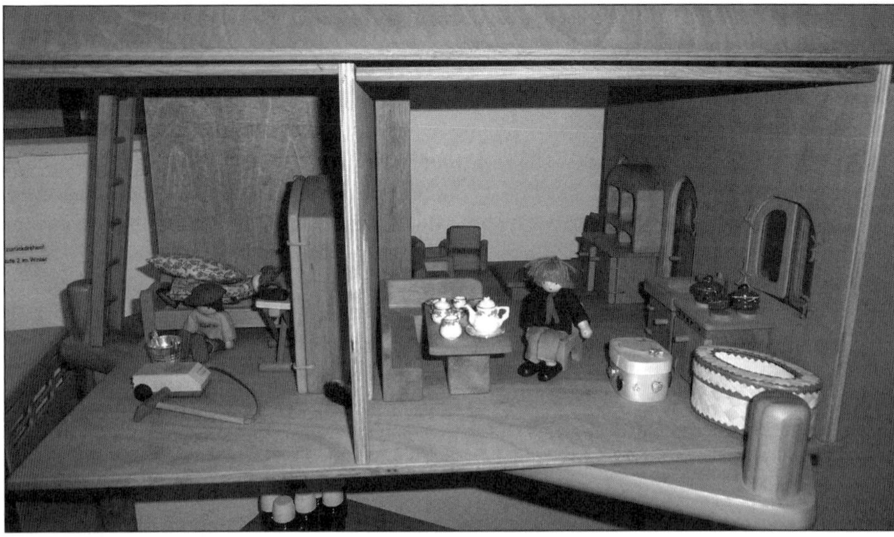

Abbildung 11: Eine Puppenstube regt zur Entfaltung von Alltagsszenen an, die einen Bezug zum Erleben des Kindes in seiner Familie haben können. Was das Kind hier inszeniert ist aber keine Eins-zu-eins-Abbildung der Realität. Aspekte, Teile, Fantasien oder Zuspitzungen seines Erlebens mögen sichtbar werden. Wichtiger als Deutungen sind darum der Prozess des Spielens und die einfühlsame Begleitung. Dabei organisiert das Kind seine Erfahrung.

Generelle Selbstkompetenzen. Das dramatische Spiel fördert auch außerhalb von therapeutischen Spielstunden Selbstkompetenzen von Kindern und Jugendlichen. Es fordert Selbstausdruck und fördert damit implizit das Selbstwertgefühl. Es fordert Kommunikationsfertigkeiten und unterstützt so die Entwicklung neuer Verhaltensmöglichkeiten. Es bietet Freiraum, um Lösungswege auszuprobieren. Zur Unterstützung einer günstigen seelischen Entwicklung von Kindern und Jugendlichen kann so die generelle Empfehlung gegeben werden, in Theater-, Rollenspiel-, Tanz- oder Pantomimegruppen mitzuwirken.

5.6.2 Die Bedeutung des dramatischen Spiels für Therapeutenpersonen

Wie beim Gestalten werden der Klientenperson keine Deutungen des Szenarios angeboten. Der Therapeutenperson muss immer klar bleiben, dass das Inszenierte nicht die unmittelbare Realität des Kindes ist. Entscheidender Moment des dramatischen Spiels ist die Durcharbeitung von Versatzstücken aus dem Erleben des Kindes. Das Szenario stellt nur einen Mosaikstein dar. Er kann der Therapeutenperson *nur neben vielem anderen* helfen, das Kind besser zu verstehen.

Wie beim Gestalten ist dabei der Zugang phänomenologisch. Das manifest Sichtbare ist ausschlaggebend, es gibt keine Interpretation aufgrund theoretischer Persönlichkeitskonzepte oder vorgegebener Symbol- oder Metaphersysteme. Während es nach einem Gestaltungsprozess in der Regel zu einem Gespräch über das Gestaltete kommt, enden Rollenspiele meist ohne eine anschließende Metakommunikation. Goetze (2002) empfiehlt, am Ende allenfalls wie beiläufig Bemerkungen zu einem zentralen Spielaspekt zu machen (zum Beispiel „Na, der Fuchs hat sich heute ja wirklich viel wehren und kämpfen müssen, aber er hat's immer geschafft."). Anders als beim Gestalten, bei dem sich die Therapeutenperson über manifeste Bedeutungen orientieren kann, besteht beim dramatischen Spiel die therapeutische Herausforderung, die Durcharbeitungsprozesse des Kindes zunächst auf sich beruhen zu lassen.

> **Beispiel (Forts.): Deutungsfreies Begleiten beim Durcharbeiten**
> Über Gespräche mit Kims Mutter werden die Hintergründe transparent und auf mehreren Ebenen Maßnahmen ergriffen. Dem Kind werden jedoch nie Deutungen seines Szenarios angeboten, es experimentiert aus sich heraus in seinen Szenarien immer wieder mit neuen Abläufen und neuem Verhalten.

Drei Ebenen der Prozessbegleitung

Die Therapeutenperson ist so beim dramatischen Spiel in erster Linie eine Prozessbegleiterin. Diese Begleitungsprozesse stellen eine hohe Herausforderung dar, da sie auf mehreren Ebenen ablaufen: auf der spontanen Spielflussebene und auf zwei Metaebenen. Die Therapeutenperson muss ihre Wahrnehmung für alle drei Ebenen offenhalten und das Geschehen auf allen dreien verfolgen:

1. *Die spontane Spielebene:* Die Therapeutenperson schwingt sich auf den Spielfluss ein, geht empathisch mit, verbalisiert Gefühle, Absichten und Gedanken der Spielfiguren, spielt auch gegebenenfalls mit. Ihre Wahrnehmung richtet sich auf die Figuren und deren wahrscheinliche innere Prozesse.

   > **Beispiel (Forts.): Spontane Spielebene**
   > Die Therapeutenperson fasst die Gefühle, Absichten und Gedanken der beteiligten Figuren in Worte:
   > - „Oh, das Krokodil will die erschrecken."
   > - „Die Katze hat das gemerkt, sie hat sich ganz schnell versteckt."
   > - „Das Pferd tritt nach dem, da kann es nicht rankommen. Das lässt sich nichts gefallen."

2. *Metaebene 1:* Die Therapeutenperson richtet ihre Wahrnehmung auf das Grundthema, welches das Kind mit dem Szenario anspielt. Wie hängt dies mit der Persönlichkeit und der Problemkonstellation beim Kind zusammen? Welche Erfahrungen möchte das Kind mit dem Spiel evtl. durcharbeiten? Wie soll der Spielfluss jeweils weiter schreiten?

   > **Beispiel (Forts.): Metaebene 1**
   > Die Therapeutenperson achtet darauf, ob im Szenario des Kindes das Krokodil die anderen Tiere tatsächlich erwischen soll oder ob diese fliehen oder kämpfen können, entsprechend gestaltet sie diese Rollen aus. Auch wird ihr klar, dass das Kind immer wieder Bedrohungsszenarien spielt, was sie im Elterngespräch anspricht.

3. *Metaebene 2:* Die Therapeutenperson achtet auf sich selbst. Welche ihrer Grenzen werden im Spiel evtl. berührt? Verliert sie innere Distanz, weil das Thema des Kindes sie gegebenenfalls stark belastet oder weil ihr das Spiel besonders viel Spaß macht? Thematisiert das Kind mit der Art des Spielens die therapeutische Beziehung?

   > **Beispiel (Forts.): Metaebene 2**
   > Die Therapeutenperson ist aufmerksam für sich selbst, was das Spiel des Kindes in ihr auslöst, ob sie unverarbeitete Erfahrungen zu solchen Themen hat, oder ob ihre Beziehung zum Kind irgendwie berührt ist. Dies ist in diesem Beispiel nicht der Fall.

Es ist natürlich nicht möglich, die Wahrnehmung zeitgleich auf mehr als eine Sache zu richten. Die Therapeutenperson muss mit ihrer Wahrnehmung immer hin- und herspringen. In der Praxis ist sie meistens auf der spontanen Spielebene, überprüft aber von Zeit zu Zeit, was sie auf den beiden Metaebenen wahrnimmt. Das verlangt viel Konzentration.

5.6.3 Dramatisches Spiel im facilitativen Modus

Die Art der therapeutischen Interventionen richtet sich vor allem danach, wie interaktiv sich das Kind die Therapeutenperson wünscht, insbesondere ob diese mitspielen soll. Die Begleitung des Spiels kann so auf vier Stufen stattfinden:

- *Stufe 1:* Verbales Begleiten der kindlichen Inszenierung.
- *Stufe 2:* Partielles Beworten signifikanter Spielfiguren.
- *Stufe 3:* Mitspielen in der Inszenierung.
- *Stufe 4:* Verhandlungen über Rollen auf der realen Ebene mit dem Kind austragen.

Stufe 1: Verbales Begleiten der kindlichen Inszenierung

Die Therapeutenperson paraphrasiert, d. h. fasst das Geschehen in Worte und versucht wichtige Gefühle, Absichten und Gedanken der Spielfiguren zu verbalisieren. Das Geschehen wird, mit besonderem Fokus auf Gefühle, sprachlich parallelisiert. Diese Parallelisierung erfolgt so ähnlich, wie bei jeder anderen kindlichen Spielaktivität, *allerdings wird sie immer auf die Spielfiguren bezogen.* Es werden also die emotionalen Erlebnisinhalte, Absichten und Gedanken usw. der *Spielfiguren* verbalisiert, bzw. das Kind gefragt, was *die Figur* fühlt, will, denkt. Zum Beispiel beim Kasperspiel also nicht: „Du bist wütend auf die Oma.“, sondern „Der Kasper ist wütend auf die Oma.“.

Kontroverse Debatte: Nicht direktiv begleiten oder das systemische Fragenrepertoire einbeziehen?

Das nicht direktive Vorgehen will die Inszenierung des Kindes nicht beeinflussen. Innere Prozesse der Spielfiguren werden hypothesenartig in Worte gefasst, ohne dass eine Veränderung des Spielflusses damit gewollt ist. Das Kind soll seiner ureigenen Inszenierung folgen und seine authentische Erfahrung organisieren.

Dagegen ist es für experientiell oder systemisch ausgerichtete Therapeutenpersonen denkbar, ihr Fragenrepertoire einzusetzen (zum Beispiel: „Was würde passieren, wenn jetzt eine gute Fee käme?“, „Woran würde die Schildkröte merken, dass die ihre Freunde geworden sind?“, „Wenn der Drache weg wäre, wer wäre dann der Bestimmer?“, „Wenn über Nacht ein Wunder geschähe, was wäre anders für das Mädchen?“). Möglichkeiten, andere Denkweisen und Lösungen sollen so freigesetzt werden, es soll Bewegung in eingefahrene Muster des Fühlens, Denkens und Verhaltens kommen.

Auch wenn zusätzlich experientielle oder systemische Interventionsformen eingesetzt werden, muss es Vorrang haben, das Kind nicht aus *seinem* Spielfluss zu bringen.

Das Bejahen aller, auch der noch so grausamen oder befremdenden Szenarien des Kindes hilft diesem entscheidend. Es kann seine Repräsentationen von Personen, seine Arbeitsmodelle symbolisch zeigen. Dies bedeutet weitaus mehr als etwa nur ein Herzeigen und ein für die Interaktion mit der Therapeutenperson verfügbar machen. Vielmehr kann das Kind durch die bedingungsfreie Wertschätzung der Therapeutenperson solche, eigentlich inakzeptablen Themen – die nicht die „conditions of worth" erfüllen – überhaupt erst symbolisieren, also in der Szene ausspielen. Seine Inkongruenz zwischen Erfahrung und Selbstkonzept und damit die innere Spannung vermindert sich. Begleitend zur Spielhandlung ist es nötig, quasi parallel innere Prozesse der Figuren zu verbalisieren. Das verankert die Symbolisierung nicht nur auf bildhafter Ebene, sondern auch sprachlich und kognitiv. Oft reicht bereits ein akzentuierendes Benennen der beobachtbaren Vorgänge in der Inszenierung, mindestens dies sollte von der Therapeutenperson versucht werden.

Beispiel: Akzentuierendes Benennen
Vera hat eine große Puppenstube eingerichtet. Vaterpuppe und Mädchenpuppe sind im Bad. Vera steckt den Vater mit dem Kopf ins Klo und kreischt vor Vergnügen. Therapeutenperson: „Jetzt ist der Kopf im Klo. Das macht riesig Spaß."

Beispiel: Verbalisieren von Absichten
Kevin hat die Schildkröte im Sand vergraben und schiebt sie langsam unter dem Sand hin zu einer Gruppe von anderen Tierfiguren. „Oh, die schleicht sich da hin, die will von den anderen nicht gesehen werden, ob die die überraschen will?!"

Beispiel: Verbalisieren von Gefühlen
Jo hat eine Krankenstation mit verletzten Stofftieren aufgebaut. Die Tiere sagen dem Playmobil Doktor es gehe ihnen gut und bedanken sich. Der Doktor behandelt sie dennoch. „Ja, der Doktor sorgt sich um die, der hat Mitgefühl, der sieht, was die brauchen, auch wenn die sagen es ist gut." Die Giraffe dagegen jammert sehr und fordert Hilfe, der Doktor weist sie schroff zurecht, es fehle ihr nichts. „Der ist es leid mit der, den nervt, dass die immer jammert und klagt."

Beispiel: Systemisch-lösungsorientierte Intervention
„Wenn der Doktor für die Giraffe nur eine Sache machen könnte, was würde sie wählen?"

Viel Spielzeit wird mit dieser Art des Begleitens verbracht, und in manchen Therapien wünscht das Kind nie, dass die Therapeutenperson mitspielt. Obwohl die Therapeutenperson die folgenden interaktiveren Stufen vorsichtig anbietet, bedeutet die Wahl einer Stufe durch das Kind nicht, dass eine Therapie mehr oder weniger effektiv abläuft. Es wird auf der Stufe gearbeitet, die das Kind für sich bevorzugt; warum es genau diese Stufe bevorzugt, wissen wir manchmal nicht.

Stufe 2: Partielles Beworten wichtiger Spielfiguren

Auf dieser Stufe deutet die Therapeutenperson an, dass sie selbst Rollen in der kindlichen Inszenierung übernehmen könnte. Sie legt einer Figur wörtliche Rede „in den Mund".

Beispiel: Beworten von Figuren
Der Tiger verfolgt ein anderes Tier. Die Therapeutenperson sagt: „Bloß schnell weg, Hilfe, er kommt." Es ist ein vorsichtiges Angebot, das die Therapeutenperson für ein paar Sekunden in den Raum stellen kann, um dann wieder zum bloßen Kommentieren überzugehen: „Der Tiger kommt immer näher."

Die Therapeutenperson kann hier ohne zu stören anfragen, welches Beziehungsangebot für das Kind optimal ist. Weiter Kommentieren, wenn das Kind auf das Beworten nicht reagiert, oder eine Rolle übernehmen wie in Stufe 3, wenn das Kind auf das Beworten eingeht.

Beispiel: Beworten von Figuren
Jan galoppiert mit einer berittenen Ritterfigur den schwarzen Ritter immer wieder nieder und lässt das Pferd auf ihm herumtrampeln. Therapeutenperson: „Aua, Hilfe, ich kann mich ja gar nicht wehren, das tut weh und ich bin ganz hilflos, ...".

Mögliche Reaktion des Kindes: „Ja, du hast keine Chance, jetzt reiße ich dir das Herz heraus, ...".

5.6.4 Dramatisches Spiel im interaktionellen Modus

Stufe 3: Mitspielen in der Inszenierung

Meistens fordert das Kind die Therapeutenperson direkt auf, Rollen zu übernehmen. Die Therapeutenperson sollte nun jedoch nicht einfach eigene Spielideen einbringen. Wir erfahren so nicht, wie die Inszenierung des Kindes eigentlich ausgesehen hätte. Spielpädagogisch wäre das unbedenklich; das pädagogische Rollenspiel lebt geradezu von sich aufschaukelnden Spielideen und unvorhergesehenen geistvollen Interaktionen.

Beispiel: Nicht therapeutische Intervention
Manuel spielt mit den Kasperpuppen, er hat König und Prinzessin, die heiraten soll und auch will. Die Therapeutenperson führt den Prinzen, macht einen Heiratsantrag und schlägt ein großes Fest vor.

Diese komplementäre Spielidee ist keineswegs zwingend und es ist möglich, dass der Erwachsene so bereits das Szenario des Kindes verändert hat, also „vor das Kind" geraten ist. Im therapeutischen Rollenspiel soll das Kind aber so ungelenkt wie möglich seine eigene Inszenierung entfalten. *Dazu ist es nötig, dass die Therapeutenperson immer wieder die Inszenierung des Kindes abfragt.* Insbesondere fragt sie das Kind, was ihre Spielfigur jetzt will und was sie fühlt. Dies fällt jungen vor allem pädagogisch orientierten Therapeuten manchmal schwer. Sowohl eigene Inszenierungsideen, als auch eigene automatisierte Reaktionsbereitschaften können die Autorenschaft des Szenarios verändern.

Die Therapeutenperson fragt darum an wichtigen Stellen nach, was die Figur tut oder fühlt.

Beispiel (Forts.): Abfragen der Inszenierung
Anstelle des Heiratsantrages die Frage: „Was tut der Prinz jetzt?" Kind: „Holt seinen Vater und sagt Bescheid." Die Therapeutenperson nimmt eine Art Vaterpuppe: „Hallo Vater, du, die Prinzessin will heiraten, komm doch mal mit, los." Die Therapeutenperson fragt das Kind „Freut sich der denn oder wundert der sich oder was?" Kind: „Klar, freut sich, der will die ja heiraten" (Anmerkung: Der Vater, nicht der Prinz will heiraten! Manuel spielt hier nicht märchen- bzw. klischeetypisch, sondern vielleicht seine häusliche Realität). Die Therapeutenperson mit Vaterpuppe: „Ja das ist ja toll, super, da kann ich sie heiraten, da freu' ich mich ja, so eine schöne Prinzessin" (vor das Kind geraten?). Therapeutenperson zweifelt und fragt daher: „Warum freut der sich?" Kind: „Frau ist Himmel gegangen, jetzt neue Mama ...".

Schon diese kleine Szene zeigt eine zweite Schwierigkeit. Ein häufigeres Abfragen der Inszenierung, die inneren Welten von Prinzessin und König wären zweifelsfrei auch noch interessant, hemmen aber den Spielfluss. Die Therapeutenperson muss also zwei schwer vereinbare Prinzipien beachten: einerseits der kindlichen Inszenierung viel Entfaltungsraum geben, andererseits den Spielfluss nicht zu lähmen. Wenn zu viel gefragt wird, sagt das Kind manchmal „Jetzt mach einfach." In diesem Fall, und wenn die Therapeutenperson spürt, sie sollte weniger fragen, versucht sie, ihre Figur unspezifisch und offen handeln zu lassen, also keine Weichen im Szenario zu stellen.

Das Abfragen der kindlichen Inszenierung sollte:

- jeweils kurz sein,
- eher nur an Schlüsselstellen erfolgen und
- sich eher auf Gefühle, Motive, Gedanken richten.
- Ansonsten sollte mit Empathie die Inszenierung des Kindes möglichst offen gehalten werden.

Stufe 4: Verhandlungen über Rollen auf der realen Ebene mit dem Kind austragen

Irgendwann erreicht die Inszenierung des Kindes einen Punkt, an dem von der mitspielenden Therapeutenperson etwas verlangt wird, das nicht möglich ist oder gegen die Regeln für das Spielzimmer verstößt oder das die persönlichen Grenzen der Therapeutenperson überschreiten würde. Dann entsteht ein wertvoller Punkt, weil hier, ähnlich wie bei den anderen Spielformen beschrieben, ein Aushandeln von Interessen in der authentischen Interaktion erfolgen muss. Der Konflikt wird ausgetragen, die Beziehung geklärt.

Beispiel: Ein grenzüberschreitendes Rollenspiel-Szenario ablehnen
Mirco inszeniert in der mittleren Therapiephase sadomasochistische Rituale. Zum Beispiel wechselseitig die Hand auf die Platte des Spielzeugherdes legen, die andere Person stellt die Hitze an. Jetzt will er das am echten Herd in der Teeküche machen. Die Therapeutenperson lehnt ab und fasst ihre Gefühle dazu in Worte, sie will nicht real gequält werden und ihn nicht real quälen, es tut ihr weh, es macht ihr keinen Spaß, usw.

Beispiel: Über Rollen verhandeln
Greet spielt seit Wochen Gefängnis, die Therapeutenperson muss ins virtuelle Gefängnis (unter den Tisch) und dort fast die ganz Stunde bleiben und sich hämische Kommentare anhören während sich Greet an ihrer Macht weidet. Dies ist nach einigen Wochen für die Therapeutenperson nicht mehr auszuhalten und sie zweifelt am therapeutischen Sinn dieser immer wiederkehrenden Szene. Am Beginn der nächsten Spielstunde verhandelt sie mit Greet um eine andere Rollengestaltung oder um einen Rollentausch. Kompromisse werden erwogen, zum Beispiel dass jeder mal kurzzeitig Gefangener spielt usw.

Besonders wichtig: Die Verhandlungen über die Rolle müssen auf der *realen Ebene* authentisch von Person zu Person stattfinden. Die Therapeutenperson sollte nicht während des Rollenspiels eigenmächtig die Inszenierung abändern und zum Beispiel einen Ausbruch aus dem Gefängnis spielen. Dies hätte zwei Nachteile:

- Das so veränderte Szenario symbolisierte nicht mehr die Erfahrung des Kindes. Der therapeutische Wert ist verloren.
- Die Beziehung wäre belastet, weil eine Verletzung der kindlichen Innenwelt stattgefunden hat.

Verhandlungen mit dem Kind auf realer Ebene können die therapeutisch wertvollsten Situationen einer Therapie darstellen, wie im Kapitel 5.4 erläutert. Dennoch sollten wir mit dem wiederholten Durchspielen eines scheinbar immer gleichen Szenarios Geduld haben. Auch Erwachsene sprechen in Psychotherapien oft wochen- oder monatelang immer wieder dieselben Probleme an, Kinder spielen analog immer wieder dieselben Themen. Dies ist therapeutisch nötig, weil die sozial-emotionalen Schemata des Kindes sich über Jahre gebildet haben und sich nicht durch einige wenige Spielszenarien ändern. Darum ist es therapeutisch sinnvoll, ein Thema immer wieder mit kleinen Variationen durchzuspielen. Für uns als Therapeuten kann es eine Herausforderung sein, diese kleinen Variationen jedes Mal genau wahrzunehmen und darauf jeweils differenziert Einfühlung und Resonanz zu geben. Häufig hilft Supervision, diese kleinen Variationen und den Sinn des Ganzen zu verstehen. Wenn wir tief verstanden haben, ist es nicht mehr das Problem, unsere Resonanz entsprechend feinfühlig zu variieren.

Manchmal stellt sich bei der Therapeutenperson auch Unlust, Unmut oder sogar Ärger angesichts wiederkehrender, für uns wenig inspirierender Szenarien ein. In solchen Fällen steht die therapeutische Beziehung im Raum. Was steht hinter meiner Unlust? Ist es einfach nur zum Einschlafen langweilig? Fühle ich mich auf Distanz gehalten? Fühle ich mich entwertet? Entmachtet? Macht das Kind das, um sich nicht mit seinen Problemen zu befassen? Um mich an der Nase herumzuführen? Auch hier können Therapeutenpersonen in der Supervision wertvolle Klärungen erfahren. Oft wird dadurch deutlich, wie die Therapeutenperson ihre Resonanz modifizieren oder ob sie die Beziehung mit dem Kind ansprechen soll.

5.6.5 Eingriffe in das dramatische Spiel bei Kindern mit Traumaerfahrungen

Hier gelten grundsätzlich die zuvor erläuterten Prinzipien. Diese Kinder reinszenieren allerdings häufig das erlebte Trauma (Levine, 1998). Dabei kann es zu Verläufen kommen, die Eingriffe der Therapeutenperson nötig machen. Hüsson (2009) gibt hierzu folgende Erläuterungen sowie Beispiele und Interventionsmöglichkeiten:

- *Dissoziationen zurückführen:* Es kann sein, dass das Kind dissoziiert, es verliert irgendwie den Kontakt zu dem, was gerade im Spielzimmer geschieht, es wirkt irritiert, unbeteiligt, depersonalisiert. Rückgeführt wird das Kind beispielsweise durch das Benennen des gegenwärtig im Spielzimmer realen oder durch das Verbalisieren der Gefühle des Kindes oder eigener Gefühle. Es soll wieder ein realer Kontakt zum Kind hergestellt werden (vgl. auch Prouty, van Verde & Pörtner, 2002).
- *Auszeiten und sichere Orte installieren:* Sich eine Auszeit nehmen oder einen sicheren Ort aufsuchen machen Kinder häufig von selbst. Beispielswiese stoppt der Begriff „Aus“ das Spiel, ein Platz im Raum, an dem das Kind sich wohlfühlt, ist ein „sicherer Ort“ (Matratzenecke oder der Platz hinter dem Kaspertheater), an dem das Kind sich beruhigen, sortieren oder ausruhen kann. Die Therapeutenperson sollte vorschlagen, solche Räume einzuführen, wenn das Kind nicht die Idee dazu hat (vgl. auch Weinberg, 2005).
- *Helferfiguren einführen:* Auch dies machen Kinder manchmal selbst, die Therapeutenperson kann andernfalls in das dramatische Spiel eingreifen und das Installieren solcher Figuren anregen („Wer könnte denn dem Häschen helfen?“, „Hat der Junge eigentlich Freunde oder sonst wen, der helfen könnte?“).
- *Blockiertes Spiel lösen:* Manchmal findet das Kind nicht aus der Ausweglosigkeit des Szenarios heraus. Die Szene bleibt starr, flach, angst- und depressionsbesetzt, ohne Erzählstruktur und ohne Ansatz der Rettung und Lösung. Auch hier sollte die Therapeutenperson aktiv die Ausweglosigkeit aus einer Metaposition heraus thematisieren und aktiv die Suche nach Helfern, Entwicklungen und Lösungen anregen (vgl. auch Gil, 2006).

- *Therapeutenperson in Opferrolle:* Die Therapeutenperson spielt diese Rolle wie oben beschrieben. Es kann sein, dass dabei eine ganz tiefe Verzweiflung und Ohnmacht erlebbar werden. Wir nehmen an, dass dies jenes Erleben des Kindes repräsentiert, dass es gerade durcharbeitet. Die Therapeutenperson kann dann einen Spielstopp vollziehen und das Geschehen und die Gefühle des Opfers aus einer Metaposition heraus mit dem Kind zusammen betrachten. Auch können gegebenenfalls Helferfiguren installiert werden.
- *Therapeutenperson in Täterrolle:* Das Kind möchte, dass die Therapeutenperson den Täter spielt und das Kind real quält, auspeitscht, usw. Hier unterbricht die Therapeutenperson das Spiel und benennt ihre authentischen Gefühle, ohne zu moralisieren. Sie kann vorschlagen, die Als-Ob-Situation ganz klar zu inszenieren, zum Beispiel lose gewickelte Tücher als Fesseln, Schläge nur andeuten, usw. Auch kann sie vorschlagen, die Szene nicht selbst zu spielen, sondern mit Figuren darzustellen. Wenn das Kind mehrere Stunden lang keine Anzeichen zeigt, sich aus der Opferrolle zu lösen, soll die Therapeutenperson zusammen mit dem Kind die Täter und Opferposition aus einer Metaposition betrachten, die Gefühle und Gedanken beider aussprechen, mögliche Lösungen diskutieren (vgl. zu allen Punkten Hüsson, 2009).

Viele Kinder mit Traumatisierungen finden in der Spieltherapie jedoch selbstgesteuert ihren Weg beim Durcharbeiten ihrer Erfahrungen im dramatischen Spiel. Die Therapeutenperson sollte nur so eingreifen, wenn die im folgenden Kasten dargestellten Punkte *nicht* gegeben sind:

Kriterien für das nicht direktive Begleiten des dramatischen Spiels:

„Die Therapeutenperson sollte nicht eingreifen, wenn:

- das Kind im Spiel Varianten, auch kleinerer Art, einbaut und/oder es zu Spielveränderungen kommt, z. B. das Kind spielt die Spielszenen zwar wiederkehrend, aber schlüpft dabei in unterschiedliche Rollen.
- eine innere Beteiligung beim Kind im Zusammenhang mit dem Geschehen bei der Therapeutenperson spürbar ist, z. B. das Kind zeigt lautes Lachen, Freude über die Angst, die die Therapeutenperson in der Rolle erlebt.
- das Kind der Therapeutenperson zuflüstert, wie sie sich jetzt verhalten soll und dadurch die Stimmlage und die Dynamik des Geschehens variiert. Das Kind distanziert sich dadurch immer wieder aus dem direkten Erleben und geht damit in eine Beobachterrolle.
- sich das Kind in spannungsvollen Spielsituationen auf seine Angst einlässt und dabei Spielvarianten integriert, die ihm helfen, seine Angst zu kontrollieren.
- das Kind sein Spiel zu einem konstruktiv auflösenden Ende führt“ (vgl. Hüsson, 2009, S. 255).

Training – Reflexion – Erfahrungsübungen

Übung A: Stille Reflexion: *Meine Kindheitserfahrungen mit dramatischem Spiel*

Reflektieren Sie bitte für sich über die Fragen und notieren Sie einige Stichworte. Denken Sie zurück an Ihre Kindheit.

- Welche Puppen und welche Ausstattungen für Puppen- oder Rollenspiele hatten Sie?
- An welche Ihrer Puppenspiele oder Rollenspiele können Sie sich erinnern?
- Welche Spiele kamen spontan, mit Geschwistern oder anderen Kindern zustande, ohne dass Erwachsene beeinflussten?
- Welche Puppen- oder Rollenspiele wurden von den Eltern oder anderen Erwachsenen initiiert?
- Haben die auch mitgemacht? War das gut oder schlecht?
- Welche Spiele oder Rollen haben sie besonders gerne gemocht? Welches war Ihr Lieblingsrollenspiel?
- Gab es typische Rollen für Sie?
- Wer hat den Ablauf der Puppen- oder Rollenspiele bestimmt?
- Welche Erfahrungen haben Sie mit organisierten oder angeleiteten Theatergruppen oder Tanzgruppen?
- Welche Gefühle haben Sie jetzt bei diesen Erinnerungen?

Anschließend Erfahrungsaustausch in der Gruppe.

Übung B: Rollenspiel in Dreier- oder Fünfergruppen: *Begleitung des Puppenspiels im facilitativen Modus*

Durchführung in Kleingruppen je nach vorhandenen Nebenräumen und Spielmaterial (Puppensets wie Kunststoff- oder Holztiere mit Bauernhof, Puppenhaus, Playmobil, Stofftiere, Kasperpuppen usw.).
Person 1 spielt ein Kind, das ein Puppenspiel wählt und die Puppen alleine führt. Sie gestaltet mit den Puppen ein einfaches, ihr spontan in den Sinn kommendes Szenario, das ungeplant fortschreitet (zum Beispiel Räuber stiehlt der Großmutter etwas, Kasper kommt hinzu, holt Polizist, Krokodil, ...).
Person 2 spielt die Therapeutenperson, die das Spiel mit Worten parallelisiert, also die Gefühle und Absichten der Figuren in Worte fasst und das Geschehen paraphrasiert. Nach ca. zwei Minuten bewortet die Therapeutenperson ab und zu Figuren, streut also wörtliche Rede ein, wie sie von der Figur gesagt werden könnte. Person 1 achtet während ihre Spiels auf ihre Gefühle, die durch das Spiel und durch die verbale Begleitung der anderen Person ausgelöst werden. Die anderen Personen sind Beobachter, eine achtet auf die Zeit.
Dauer: ca. 3 Minuten pro Durchgang.
Danach jeweils kurzer Erfahrungsaustausch und Beobachterrückmeldung.

Beobachtungsrichtungen und Auswertungsfragen:

Für Person 1:
- Wie fließend kam ich ins Spiel?
- Wie lustvoll war das? Wie intensiv habe ich Gefühle erlebt?
- Wie habe ich die verbale Begleitung erlebt? Welchen Einfluss hatte das auf die Beziehung zur Therapeutenperson?

Für Person 2:
- Wie schwer/leicht war die verbale Begleitung? Was war schwer bzw. leicht?
- Wie habe ich die Beziehung zur Therapeutenperson erlebt?

Für alle:
- Welches innere Thema spielt das Kind?
- Wie verschlüsselt es das: unmittelbar, nah, offen, kompliziert, indirekt?
- Welche Rolle spielen Themen wie Nähe, Macht, Angst, Freude?

Weitere Durchgänge mit Zirkulieren der Rollen: jede Person einmal in jeder Rolle.

Übung C: Rollenspiel in Dreier- oder Fünfergruppen: *Begleitung des Puppenspiels im interaktionellen Modus*

Durchführung in Kleingruppen je nach vorhandenen Nebenräumen und Spielmaterial (Puppensets wie Kunststoff- oder Holztiere mit Bauernhof, Puppenhaus, Playmobil, Stofftiere, Kasperpuppen usw.).
Person 1 spielt ein Kind, das ein Puppenspiel wählt und die Therapeutenperson sofort einbezieht, indem sie ihr auch Puppen gibt. Sie gestaltet, wie bei Übung B, mit den Puppen ein einfaches, ihr spontan in den Sinn kommendes Szenario, das ungeplant fortschreitet.
Person 2 spielt die Therapeutenperson, die weiterhin das Spiel mit Worten parallelisiert, also die Gefühle und Absichten der Figuren in Worte fasst und das Geschehen paraphrasiert. Person 2 fragt aber auch die Inszenierung beim Kind immer wieder ab, sie holt sich immer wieder Regieanweisungen für die Handlungen und Gefühle ihrer Puppen. Person 1 achtet während ihres Spiels auf ihre Gefühle, die durch das Spiel und durch die Begleitung der anderen Person ausgelöst werden. Die anderen Personen sind Beobachter, eine achtet auf die Zeit.
Dauer: ca. 3 Minuten pro Durchgang. Danach jeweils kurzer Erfahrungsaustausch und Beobachterrückmeldung.

Beobachtungsrichtungen und Auswertungsfragen:

Für Person 1:
- Wie fließend kam ich ins Spiel?
- Wie lustvoll war das? Wie intensiv habe ich Gefühle erlebt?
- Wie habe ich die Begleitung erlebt? Welchen Einfluss hatte das auf die Beziehung zur Therapeutenperson?

Für Person 2:
- Wie schwer/leicht war die Begleitung? Was war schwer bzw. leicht?
- Wie habe ich die Beziehung zur Therapeutenperson erlebt?

Für alle:
- Welches innere Thema spielt das Kind?
- Wie verschlüsselt es das: unmittelbar, nah, offen, kompliziert, indirekt?
- Welche Rolle spielen Themen wie Nähe, Macht, Angst, Freude?

Beziehung zur Therapeutenperson:
- Wie geht es mit ihr um?
- Wie benutzt es sie?
- Braucht es Erlaubnisse, Meinungen?
- Will es sie als Rivalen?
- Wie geht die Therapeutenperson damit um?

Weitere Durchgänge mit Zirkulieren der Rollen: jede Person einmal in jeder Rolle.

Übung D: Rollenspiel in der Kleingruppe: *Elterngespräch „Soll sie Schauspielerin werden?"*

Person 1 spielt ein Elternteil, das sich über die Pläne der 11-jährigen Anne sorgt, Musical-Sängerin zu werden. Sie hält dies für unrealistisch und unsolide. Sie hat Annes Bemerkungen entnommen, dass sie in den Spielstunden viel Theater spielt und dabei singt. Sie möchte nicht, dass diese Idee in den Spielstunden noch gefördert wird. Sie klagt über Annes schlechte Schulleistungen und ihre Verweigerung jeglicher Schul- und Hausarbeit. Sie möchte, dass Sie in der Therapie eher in diese Richtung arbeiten.
Person 2 spielt die Therapeutenperson, die einfühlsam und erklärend auf das Elternteil eingeht.
Dauer: ca. 5 Minuten.
Anschließend Erfahrungsaustausch: Welche Momente waren erhellend, öffnend? Welche waren schwierig? Was war besonders überzeugend für das Elternteil? Warum?

5.7 Sensation-Seeking

Beim Sensation-Seeking will das Kind trancenahe Selbst- und Beziehungserfahrungen und besondere Sinneserfahrungen erleben. Obwohl man das kindliche Spiel eigentlich immer als einen Trancezustand verstehen kann, sucht das Kind diese Erfahrungen manchmal um ihrer selbst willen.

Beispiele für Sensation-Seeking-Aktivitäten und -Materialien:

- *Hängematte bzw. Schaukel:* Das Kind kann im Entspannungszustand hin- und herschwingen, von der Therapeutenperson wird das Pendeln in Gang gehalten.
- *Höhle aus Schaumteilen und Decken bzw. Indianerzelt:* Das Kind kann sich der Beobachtung entziehen, einen Rückzugsraum aufsuchen und gegebenenfalls von innen mit der Therapeutenperson kommunizieren.
- *Boxsack:* Das Kind kann Boxhandschuhe anlegen und sich bis zur Erschöpfung an diesem schweren, hängenden Weichteil abarbeiten.
- *Vortanzen, Vordribbeln, Vorturnen oder Ähnliches:* Das Kind führt der Therapeutenperson eine körperliche Geschicklichkeit vor, die diese bewundern soll.
- *Matschen:* Nasser Sand und Ton bieten besondere sinnliche und, in analytischer Auffassung, regressive Erfahrungen, unabhängig vom Zweck und ob am Ende etwas gestaltet wird.
- *Feuer und Wasser:* Das zweckfreie Hantieren mit Wasser oder Feuer bietet Kindern Freude, Faszination und kann zu Trancezuständen führen. Dafür sind jedoch besondere bauliche Ausstattungen notwendig: wasserfester Boden, feuerfest gefliester Tisch oder ein entsprechender Anrichtenbereich (Goetze, 2002, S. 281–284).
- *Größerer Sandkasten:* Dieser erlaubt Aktionsspiele, zum Beispiel mit den Armen schwungvoll durch den Sand fahren, Berg- und Tunnelbau (die für das Sandspiel nach Kalff genormten Sandkästen sind dafür manchmal zu klein.).

- *Versteck- oder Fangenspiel:* Die Therapeutenperson soll das Kind suchen oder fangen. (Weinberger, 2005, S. 197).
- *Telefonieren:* Das Kind kommuniziert mit der Therapeutenperson über Spielzeugtelefone im Spielzimmer. Das Zugleich von Nähe und Distanz ermöglicht dem Kind Mitteilungen an die Therapeutenperson, die ohne Telefon zu nah und zu direkt anwesend ist. Manchmal „telefonieren" Kinder auch mit abwesenden Personen. Dann gelten für die therapeutischen Interventionen die Regeln zum dramatischen Spiel.
- *Kochen:* Das Kind versorgt sich, nur mit Unterstützung der Therapeutenperson, selbst. Es erlebt seine Kompetenz und Autonomie. Dies kann auch zu einem schönen Schlussritual von Spielstunden werden, zum Beispiel am Ende stets Popkorn zu machen.
- *Mandalas ausmalen:* Weinberger (2005, S. 129) würdigt die beruhigende, tranceinduzierende Wirkung von Mandalas.
- *Freund oder Geschwister mitbringen:* Über die tieferen Motive dieses – seltenen – Wunsches von Therapiekindern gibt es unterschiedliche Hypothesen. Vermutlich möchte das Kind die Beziehung zu dieser Person neu und tiefer erleben, die gute Erfahrung des Spielzimmers mit der Person teilen und die Beziehung mit ihr in diesem sicheren Kontext neu und intensiver erfahren. Weinberger (2005, S. 213) warnt, das Kind möchte sich vielleicht als mächtiger und mit einem höheren Status erleben, da es die Situation ja schon kennt, sie lässt das Mitbringen aber zu. Landreth (2002, S. 307–310) verbietet es dagegen, weil es das Therapiegeschehen störe und das Kind der Therapie und seinen Problemen ausweichen wolle.

5.7.1 Die Bedeutung des Sensation-Seeking für das Kind

Das Kind stellt für sich die Verbindung einer besonderen sensorischen Erfahrung mit einer Beziehungserfahrung her. Bei fast allen Aktivitäten dieser Art reguliert es die Beziehung, verkoppelt mit einer Sinnes- bzw. Tranceerfahrung. Es kann sich zugleich abgeschieden, getrennt, sicher, kontrollierend *und* in Kontakt erleben, etwa beim „Telefonat" mit der Therapeutenperson oder beim Höhlenaufenthalt.

Beispiel: Kontrolle und Kontakt von einem sicheren Ort aus
Jo baut aus Schaumteilen und Decken eine geschlossene Höhle. Der Therapeutenperson wird immer wieder verboten, dort hineinzusehen, zugleich singt er, flucht er, pfeift er, so als ob in der Höhle aufregende Dinge passieren. Die Therapeutenperson verbalisiert ihre Gefühlszustände und „ärgert" sich im Selbstgespräch, dass sie nicht hineinsehen darf. Jo hält diesen Zustand über 15 Minuten aufrecht.

Auch beim Fangen- oder Versteckspielen kann das Kind sein Geschick erleben, sowie Nähe und Kontakt kontrollieren. Es kann mit der „Gefahr" spielen, der Therapeutenperson sogar deutlich machen, ob es gefangen/gefunden werden möchte oder nicht. Es kann im Spielzimmer mit seiner Kompetenz experimentieren, nicht sichtbar oder nicht einfangbar zu sein, und sogar den Grad der Gefahr regulieren, erwischt zu werden (vgl. auch Weinberger, 2005, S. 197).

Auch das sich schaukeln lassen stellt eine besondere Sinnes- und Beziehungserfahrung dar. Das Kind schwebt, fliegt, erfährt wechselnde Schwerkraft und dieser Zustand wird von der Therapeutenperson einfühlsam reguliert.

5.7.2 Die Bedeutung des Sensation-Seeking für die Therapeutenperson

Für die Therapeutenperson sind diese Perioden oft mental anstrengend. Wie immer, wenn es um die Beziehung geht, ist sie besonders herausgefordert, zusätzlich geht es oft um Gefahren- und Grenzsetzungsthemen, etwa beim Hantieren mit Feuer, Wasser, Matsch, dem Kochen oder bei der Anwesenheit eines zweiten Kindes, das die Aufmerksamkeit teilt und zusätzliche Beziehungsthemen aufwirft.

Beim Sensation-Seeking ist es gleichfalls möglich, die Selbsterfahrung des Kindes im Rahmen von Symbol- oder Theoriesystemen zu interpretieren, zum Beispiel Wasser-, Sand- und Matschspiele als Regression zu verstehen oder das sich Abarbeiten am Boxsack als Selbstregulation aggressiver Triebkräfte. Solche Hypothesen können zusammen mit vielen anderen Informationen über das Kind und die Familie hilfreich zum Verstehen des Kindes sein. Vorrang hat aber die phänomenologische Sicht auf das Kind, also das zu verstehen, was manifest wahrnehmbar ist. Ein Kind, das oft in Höhlen will, kann zum Beispiel den Mutterleib herbeiwünschen, es kann sich aber auch vor realen Bedrohungen verbergen wollen.

5.7.3 Sensation-Seeking im facilitativen Modus

Die Therapeutenperson begleitet das Sensation-Seeking mit paraphrasierenden und empathischen Äußerungen (siehe Kapitel 5.2), gegebenenfalls setzt sie klare Grenzen (siehe Kapitel 5.4). Sie gibt nötige Hilfen zur Herstellung des Erfahrungsfeldes und signalisiert dabei Freude, Zuversicht und Wertschätzung. Auch nonverbale Resonanz auf den Erlebensprozess kann die Erfahrung des Kindes intensivieren.

Beispiel: Nonverbale Resonanz auf den Erlebensprozess des Kindes
Pia liegt in der Hängematte und lässt sich von der Therapeutenperson zunächst sanft und dann mit immer höheren Amplituden schaukeln. Die wechselnde Schwerkrafterfahrung des Auf und Ab entlocken ihr langgezogene Aaaahhh-Laute. Die Therapeutenperson greift diese auf und singt, nicht genau spiegelnd aber in ähnlicher Weise solche Laute. Pias Lautgebungen werden immer länger, lauter, freier, gelöster, variantenreicher, was die Therapeutenperson entsprechend aufgreift, sodass ein wechselseitiger, zum Schweben und Fliegen der Hängematte wunderbar passender tranceinduzierender Duettgesang entsteht.

Oberster Grundsatz: Wie bei den anderen Medien parallelisieren die therapeutischen Interventionen das Geschehen und Erleben des Kindes mit Sprache.

5.7.4 Sensation-Seeking im interaktionellen Modus

Beim Sensation-Seeking wird die Beziehung zur Therapeutenperson meist in spezieller Weise angespielt. Die erste Herausforderung für die Therapeutenperson besteht darin, diese besondere Art der Beziehungsanfrage zu erkennen und zu verstehen. Zum Beispiel:
- Welche Unsicherheit, welche Anfrage an die Beziehung bewegt das Kind?
- Was ist das Beziehungsthema des Kindes?
- In welche Spannung stellt es die Beziehung?
- Worüber möchte es sich in der Beziehung vergewissern?
- Welche lustvollen Erfahrungen sucht es?
- Welche Kompetenz, welchen Selbstwert will es erleben?

Die Therapeutenperson versucht, ihr Verhalten auf die Beziehungsfrage des Kindes abzustimmen. In Fällen, wenn die Therapeutenperson ein interaktionelles Beziehungsangebot für angemessen hält, heißt das, das Verhalten des Kindes durch eigenes Verhalten herausfordernd zu beantworten. Die Techniken dazu wurden in den vorigen Kapiteln als Interaktionsresonanz beschrieben.

Beispiel: Interaktionsresonanz beim Konstruieren im Sandkasten
Josée hat im Sand einen großen Berg gebaut und durch Wasserzugabe stabilisiert. Jetzt beginnt er einen Tunnelbau und weist die Therapeutenperson an, dies gegenüber auch zu tun. Beide graben Richtung Bergmitte, immer tiefer mit dem Arm im Sand, sie diskutieren dabei, ob sich die Röhren wohl treffen werden. Schließlich begegnen sich die Arme tief unter dem Sand und die Finger fassen sich, drücken sich und spielen lustvoll miteinander. Josée strahlt und pflegt wortlos dieses Spiel minutenlang.

Beispiel Jo (Forts.): Kontrolle und Kontakt von einem sicheren Ort aus
Immer wieder betont Jo mit hämischem Tonfall, dass die Therapeutenperson nicht in die Höhle schauen darf und dass sie hart bestraft würde, wenn sie es doch tun würde. Die Therapeutenperson versteht dies schließlich als Herausforderung auf der Beziehungsebene. Sie beginnt ein Selbstgespräch, ob sie vielleicht nicht doch evtl. versuchen sollte, heimlich in die Höhle zu schauen, wie gefährlich das sein könnte und wie schlimm die Strafe wäre. Jo bewaffnet sich daraufhin mit der Armbrust und droht, die Therapeutenperson mit Pfeilen abzuschießen. Die Therapeutenperson konstatiert, wie entschieden Jo sich verteidigen kann und dass es tatsächlich zwecklos sei, sich zu nähern. Jo konnte die Möglichkeit durchspielen, dass er seinen Ort sichern kann.

Die Sensation-Seeking-Aktivitäten der Kinder helfen uns besonders, ihre Beziehungsschemata und damit ihre Selbstschemata zu verstehen. Indem das Kind sie mittels unserer facilitativen und interaktionellen Begleitung durcharbeitet, modifizieren sich seine Selbstschemata besonders nachhaltig. Es kommt zur, so der häufig benutzte Fachterminus, partiellen Umstrukturierung der Selbststruktur.

Training – Reflexion – Erfahrungsübungen

Übung A: Stille Reflexion (einzeln) oder angeleitete Fantasiereise: *Meine Kindheitserfahrungen mit Sensation-Seeking*

Im Fall der Fantasiereise führt ein Leiter zunächst in einen Entspannungszustand ein. Anschließend werden die folgenden Fragen mit Pausen (ca. 20 Sekunden) vorgelesen. Im Fall der Stillen Reflexion bitte für sich über die Fragen reflektieren und Stichworte notieren.

Denken Sie zurück an Ihre Kindheit:
- Hatten Sie für sich Lieblingsorte, die ihnen gut taten?
- Gab es Räume oder Orte, von denen die Erwachsenen nichts wussten?
- Hatten Sie besondere Erfahrungsräume, wo Sie sich anders gefühlt hatten?
- Welche Gefühle haben solche Orte in Ihnen ausgelöst?
- Haben Sie Erfahrungen aufgesucht, bei denen Sie in besonderer Weise allein und isoliert waren?
- Haben Sie Erfahrungen aufgesucht, bei denen Sie in einer besonderen Weise in Kontakt mit anderen waren?
- Welche Schaukel- oder Kletterspiele kannten Sie?
- Welches waren Ihre Erfahrungen mit Sand, Matsch, Erde usw.?
- Haben Sie manchmal mit Wasser gespielt, welches waren Ihre Erfahrungen?

- Welche Gefühle waren beim Matschen, Sandspielen, Wasserspielen erlebbar?
- Wie hat das Zusammentun mit anderen Kindern Ihre Erfahrungen beeinflusst?
- Wie hat die Beteiligung von Erwachsenen Ihre Erfahrungen beeinflusst?
- Welche Gefühle haben Sie jetzt bei diesen Erinnerungen?

Anschließend Erfahrungsaustausch in der Gruppe.

Übung B: Rollenspiel in Dreier- bis Fünfergruppen: *Begleitung eines Sensation-Seeking-Spiels*

Durchführung in Kleingruppen je nach vorhandenen Nebenräumen und Spielmaterial mit ausreichender Menge an Möbeln, Schaumteilen, Matratzen, Decken usw.
Person 1 spielt ein Kind, das sich eine Höhle gebaut hat (die Höhle sollte vor Beginn des Rollenspiels schon quasi fertig sein). Mit Beginn des Rollenspiels geht sie in die Höhle und entwickelt damit spontan und ungeplant einen Spielprozess.
Person 2 spielt die Therapeutenperson, die das Spiel mit Worten parallelisiert, also Gefühle Absichten und Geschehen in Worte fasst. Zugleich ist die Therapeutenperson wachsam für sich entwickelnde Beziehungsthemen und gibt darauf Resonanz.
Person 1 achtet während ihre Spiels auch auf ihre Gefühle, die durch die Höhlenerfahrung, durch die verbale Begleitung und durch das Beziehungsangebot der anderen Person ausgelöst werden. Die anderen Personen sind Beobachter, eine achtet auf die Zeit.
Dauer: ca. 3 bis 5 Minuten pro Durchgang.
Danach jeweils Erfahrungsaustausch über das Erleben, die eventuellen Veränderung des Selbstgefühls und über das Erleben der Beziehung zur Therapeutenperson.
Weitere Durchgänge mit Zirkulieren der Rollen: jede Person einmal in jeder Rolle.

Übung C: Rollenspiel in der Kleingruppe; *Elterngespräch „Wo bleibt die Selbsterfahrung?“*

Person 1 spielt ein Elternteil, das selbst einen psychosozialen Beruf hat und sich mit Psychotherapie etwas auskennt. Ihre Wahrnehmung der Therapie ist, dass ihr 9-jähriger Randolf die Möglichkeiten des Therapiezimmers nicht ausschöpft, da er nur von Lego, Eisenbahn und Regelspielen berichtet. Sie weiß, dass Kinder bei erfolgreichen Therapien intensive Erfahrungen im Sand, bei lebhaften Rollenspielen oder beim Ausagieren von Beziehungsthemen mit der Therapeutenperson machen. Er dagegen scheint dort nichts Wesentliches zu erleben. Das Elternteil fragt sich, ob Ihr Therapieangebot für Randolf das Richtige ist.
Person 2 spielt die Therapeutenperson, die einfühlsam und erklärend auf das Elternteil eingeht.
Dauer: ca. 5 Minuten.
Anschließend Erfahrungsaustausch: Welche Momente waren erhellend, öffnend? Welche waren schwierig? Was war besonders überzeugend für das Elternteil? Warum?

6 Jugendtherapie

6.1 Jugendliche und ihre Probleme

Als Jugendliche gelten meist Personen im Alter zwischen 12 und 20 Jahren, die Grenzen sind aber sehr fließend. Sie hängen zum Beispiel von entwicklungspsychologischen und humanbiologischen Befunden ab, aber auch von juristischen Definitionen, die von Land zu Land unterschiedlich sind, in Deutschland ist man bis zum 13. Lebensjahr ein Kind. Die Ausbildung der Geschlechtsreife geht einher mit dem von Piaget umschriebenen Phasenübergang in ein formal-operatorisches Stadium, das bis heute vielen Konzepten der kognitiven Entwicklung zugrunde liegt: Mit dem Eintritt ins Jugendalter beginnt der junge Mensch abstrakt zu denken. Er kann Visionen, Möglichkeiten, Ideen abstrakt und hypothetisch erfassen, er kann Gleichungen mit unbekannten Variablen aufstellen und spirituelle, humanistische oder politische Ideensysteme wie Gerechtigkeit, Gleichheit, soziale Verträge usw. vertreten. Er kann sein emotionales Erleben und das Erleben einer Beziehung aus einer Metaposition betrachten.

Selbstverständlich unterscheiden sich zum Beispiel 13-jährige von 18-jährigen Personen. Dies führte zur Unterscheidung von Subgruppen. Die Einteilungen variieren allerdings, meist werden zwei (Geldard & Geldard, 2005, S. 5; Dacey & Kenny, 1997), drei (Weinberger & Papastefanou, 2008, S. 22 ff.; Streek-Fischer, 1994) oder vier (Marcia, 1980) unterschieden, ohne dass eine Variante weniger plausibel als die andere wäre. Ob von *Jugend*, *Adoleszenz* oder *Pubertät* gesprochen wird, hängt zudem weniger von Bedeutungsspektren als von der Profession ab: Von *Jugend* bzw. *Adoleszenz* sprechen eher Psychologen und Soziologen, von *Pubertät* eher Biologen und Medizinern. Im englischen Sprachraum ist auch der Begriff *„Young People"* neben *„Adolescents"* gebräuchlich, *„juvenile"* wird ausschließlich in Verbindung mit jugendlicher Delinquenz verwendet.

Für die Jugendpsychotherapie ist es ohnehin nicht angemessen, Entwicklungsthemen, Probleme und das therapeutische Vorgehen eins zu eins an das Lebensalter anzubinden. Zu unterschiedlich gestalten sich die Entwicklungen der jungen Person. Dabei sind die grundlegenden Themenfelder des Jugendalters:

- *Autonomie:* Die wachsenden kognitiven und emotionalen Kompetenzen erlauben die Erprobung neuer Lebensstile. Sie überschreiten meist die bislang von der Familie gelebten Grenzen, manchmal sehr weit.
- *Soziale Verortung und Berufswahl:* Bindungen, Gruppenzugehörigkeiten, Rangreihen, Beliebtheit und Macht außerhalb der Familie gewinnen dramatisch an Bedeutung. Die junge Person erarbeitet sich einen Platz in der Gesellschaft. Unterstützungssysteme, insbesondere die Familie, stehen Jugendlichen dabei in recht unterschiedlicher Weise zur Verfügung. Gleichwohl hängt die soziale Einbindung der jungen Person auch in hohem Maße von ihrer autonomen Motivation, Energie und Kompetenz ab.
- *Sexualität und Bindung:* Die Person erlebt die Entwicklung ihrer Geschlechtlichkeit unmittelbar körperlich und auch als dominierendes Beziehungsthema. Sie erlebt Nähe, Begehrtwerden, Ablehnung, Distanz, Verzweiflung, Euphorie, Angst. Die neu entwickelte Autonomie kann bei ersten intimen Freundschaften in Verbindung mit einer

Bindung erprobt werden, die qualitativ anders ist als die zur Familie. Die Person entwickelt ein geschlechtsbezogenes Selbstbild.
- *Ausbildung einer Selbststruktur:* Die Erfahrungen der Person mit Beziehungen, Gruppenzugehörigkeit, Bewertung von Ideensystemen und persönlichen Kompetenzen sind qualitativ neu. Ihr Selbstkonzept definiert sich darin, wie sie sich mit anderen, in Gruppen und gegenüber Leistungsanforderungen erlebt (Stern, 1992). Das Selbsterleben der Person strukturiert sich in Richtung auf eine erwachsene Persönlichkeit.

Natürlich sind diese Bereiche auch Quelle dysfunktionaler Entwicklungen (Ihle & Esser, 2002). Auf symptomatologischer Ebene rufen sie dann oft tiefe Beunruhigung im sozialen Umfeld hervor. Unter einer wachstums- und ressourcenorientierten Perspektive wird man das Jugendalter aber nicht nur als problemgehäufte Übergangsphase verstehen. Wir können es auch als eine eigene Seins- und Lebensweise verstehen, als eine Jugendkultur, die der Person sehr positive Erfahrungen und ein besonderes Lebensgefühl gibt: *Alles ist immer anders, alles kann sich verändern, alles kann erprobt werden, alles ist offen, mein Körper kann immer mehr, meine Kompetenzen wachsen, ich kann wählen, ich muss mich nicht festlegen, ich kann festlegen und konstruieren, was ich will und wer ich bin, ich kann, ich will das ausprobieren. Ich bin stark, ich bin schön. Ich kann riskieren. Ich kann mich entscheiden.*

Aus Kunst und Forschung: „Der Sturm und Drang Mythos“

Eine literarische Epoche mit Schillers „Die Räuber“ und Goethes „Werther“ prägte Ende des 18. Jahrhunderts diesen Begriff und die Verbindung von Turbulenzen und Verhaltensextremen mit dem Jugendalter. „Während der Adoleszenz normal zu sein, ist in sich anormal“, notierte Anna Freud (1958, 1969). Demgegenüber fanden Kulturanthropologen in nicht westlichen Kulturen geradezu sanfte Entwicklungsverläufe in dieser Altersgruppe (Mead, 1928; Benedict, 1938). Auch empirische Studien stützen Turbulenz-Hypothesen nicht. Bei einer Befragung von 20 000 Jugendlichen bejahten 90 % die Aussagen: „Normalerweise bin ich entspannt“, „Ich habe Spaß am Leben.“ und „Für gewöhnlich habe ich mich unter Kontrolle.“ (Offer, Ostrov & Howard, 1981; Offer & Schonert-Reichl, 1992). Eine schwedische Längsschnittstudie belegt, dass Anpassungsprobleme und Delinquenz im jungen Erwachsenenalter sehr hoch mit Störungen schon im Kindesalter zusammenhängen (Magnusson, 1987), und insofern nicht jugendtypisch sind.

Kehrseite des im Grunde zunächst positiven Lebensgefühls sind die noch nicht voll entwickelten Sicherungssysteme, etwa bei Erfahrungen des Scheiterns, ungünstigem Lebensumfeld oder Vorbelastungen aus der Kindheit (Holzer, 2006).

Folgende fünf psychostrukturelle Problemfelder werden in Psychotherapien mit belasteten Jugendlichen deutlich:
- *Die Selbststruktur ist fragil und unfertig.* Sie restrukturiert sich aufgrund neuer Erfahrungen mit dem Körper und der wachsenden Kompetenzen. Eine neue erwachsene Selbststruktur ist noch nicht voll ausgebildet, die Person ist in Hinblick auf emotionale Erfahrungen nicht voll belastbar (Brandt & Heinerth, 2006). Neurobiologische Befunde weisen darauf hin, dass sich mit Beginn des Jugendalters neuronale Strukturen des Gehirns umbilden (Lux, 2007). All dies macht manche Jugendliche besonders

verletzbar. Ihr Verhalten ist dann zum Beispiel unangepasst, skurril, bedrohlich oder Besorgnis erregend.

- *Was ist normal?* Jugendliche benötigen eine Orientierung und eine Einordnung des Selbst. Sie erleben in sich viele neue Selbstaspekte und imaginieren viele denkbare Lebensentwürfe: Wo stehe ich damit? Wie normal oder anormal ist das? Wie funktioniert eine erwachsene Frau, ein erwachsener Mann innerlich? Wie fühlt es sich an? Jugendliche finden in sich bestenfalls vorläufige Antworten auf solche Fragen.
- *Autonomiekonflikte können kaum gelöst werden.* Jugendliche verharren fortwährend in der Realerfahrung begrenzter Autonomie und in einem dringenden Wunsch danach. Oft kennen sie keine Lösungen dafür. Manche Jugendliche, die wir in der Therapie sehen, können ein „Sowohl-als-auch" nicht erleben. Autonomieverluste bedeuten für sie eine Entwertung oder auch eine Vernichtung des Selbst.
- *Angst vor Sexualität.* Viele soziale Botschaften – abgesehen von solchen, dass man dabei infiziert oder schwanger werden kann – konnotieren Sexualität mit Genuss, Selbstaufwertung oder Erwachsensein. Zugleich erleben manche Jugendliche große Angst in Verbindung mit Sexualität als einer qualitativ völlig neuen Form von Nähe, von Selbsthingabe, von Kontrollverlust oder der Selbsterfahrung. Auch mit der Lösung dieser Ambivalenz bleiben viele Jugendliche allein.
- *Egozentrismus.* Im Erfülltsein mit all diesen Fragen erleben Jugendliche sich oft als einzigartig und so, dass niemand sie verstehen kann. Das Erleben ihres Selbst weicht stark von dem Selbst, das sie bislang kannten, ab. Sie wissen nicht, wie sie erotische Imaginationen bewerten sollen. Das, was sie jetzt in sich erleben, bringen sie oft nicht zusammen mit dem, wie sie viele Facetten des Erwachsenseins wahrnehmen. Sie erleben ihr Selbst als abweichend oder gar skurril und die Erwachsenen ihres Umfeldes als irritiert oder feindselig. Wie sollte also jemand sie verstehen können!?

Jugendliche sind eine besondere Klientel.

- Ihr Autonomiestreben steht in kränkendem Gegensatz zu ihren Suchbewegungen und Fragen an die Welt.
- Ihre innere Bewegtheit im krassen Gegensatz zur Langeweile sozial vorgezeichneter Lebenswege.
- Ihre Angst im verzweifelten Gegensatz zur sozialen Wertschätzung des Stark- und Erwachsenseins.

Eine wahre Herausforderung für psychosoziale Helfer. Obwohl Jugendliche durchaus Orientierungsbedarf erleben, schaffen das Autonomiethema und der Egozentrismus sehr spezielle Motivationslagen für therapeutische Hilfen. Wie Monden-Engelhardt (1997, S. 20) treffend zusammenfasst, kommen Jugendliche oft mit höchst ambivalenten Eigenmotivationen in die Therapie. Sie sieht drei Gruppen:

- *Geschickte:* Eltern, Fachkräfte, Ärzte, Jugendämter usw. sehen Therapiebedarf meist aufgrund Dissozialität, Schulproblemen oder psychosomatischen Störungen.
- *Krisenintervention* nach Suizidversuch, Weglaufen oder Drogenproblemen. Oft werden auch diese Jugendlichen von anderen zur Therapie geschickt.
- *Selbstmotivierte,* die sich meist depressiv, ängstlich oder sozial unsicher fühlen, aber auch ihre Eigenmotivation ist zunächst ambivalent.

Hohe Abbruchraten der Therapie zwischen 36 bis 56 Prozent (Seifge-Krenke, 1986) verdeutlichen, das Therapeutenpersonen bei Jugendlichen ein besonders hohes Augenmerk auf den Beziehungsaufbau und die Passung ihres Hilfsangebotes legen müssen, auch wenn viele Jugendtherapeuten die Zahlen dieser älteren Studie nicht bestätigen können. Das Vorgehen der Therapeutenperson unterscheidet sich deutlich sowohl von der Arbeit mit Erwachsenen als auch von der in der Spieltherapie.

Aus der Forschung: Geschlechtsunterschiede bei Diagnosen für Jugendliche

Die Studie von Ihle und Esser (2002) mit ihrem Review 19 großer epidemiologischer Studien verdeutlicht große Geschlechtsunterschiede bei Diagnosen im Jugendalter: Anders als im Kindesalter sind Mädchen und Jungen hier etwa gleich häufig von Störungen betroffen, im späteren Jugendalter junge Frauen sogar häufiger. Junge Frauen erhalten doppelt so häufig die Diagnose Depression wie junge Männer, auch häufiger die einer Angststörung. Bei jungen Männern überwiegen Alkohol- und Substanzmissbrauch und dissoziales Verhalten.

Training – Reflexion – Erfahrungsübungen

Übung A: Selbsterfahrung in stiller Reflexion oder in der Kleingruppe (3 bis 6 Personen): *Mein Erleben im Jugendalter*

Bitte reflektieren Sie oder tauschen Sie sich in der Kleingruppe über eines der folgenden Themen aus:

- Autonomiestreben und Bindung im Elternhaus: Welches waren belastende Felder der Auseinandersetzung mit den Eltern, wenn es um die eigene Autonomie ging?
- Gab es Personen, die Sie in Ihrer Jugendzeit als besonders unterstützend erlebt haben? Wodurch?
- Womit waren Sie unsicher, wie normal Ihre Gedanken, Gefühle, ihr Verhalten eigentlich sind? – Gab es Dinge in Ihnen, von denen Sie dachten, das ist so skurril, das kann sowieso niemand verstehen?
- Wie hilfreich oder belastend war Ihr „Aufgeklärtwerden"? – Welche Rolle haben sexuelle Themen in Ihrer Jugendzeit gespielt? – Konnten Sie darüber kommunizieren?
- Was haben Sie positiv und bereichernd an Ihrer Jugendzeit erlebt?

Anschließend Erfahrungsaustausch in der Gesamtgruppe.

6.2 Raum- und Materialangebot

Jugendliche sollen sich schon durch die Raumgestaltung willkommen fühlen. Sie sollen spüren können, dass sie sich mit ihrem Sosein hier andocken können, dass der Therapeutenperson ihre Art des Erlebens nicht fremd ist. Das Raum- und Materialangebot unterscheidet sich darum, wenn möglich, sowohl von einem Kindertherapie-Spielzimmer als auch von der Ausstattung eines Erwachsenentherapieraumes. Ein reines Spielzimmer ist nicht möglich; in einem solchen Raum könnte sich der Jugendliche nicht mit seinem Autonomiestreben und dem um das Erwachsensein ringenden Selbstkonzept angenommen fühlen. Therapeutenpersonen mit Raumnot sollten im Spielzimmer eine Zimmerecke deutlich jugendbezogen einrichten, das Spielzimmer drum herum mögen viele Jugendliche *dann* auch und leben dort manchmal Kindanteile aus. Wenn das nicht möglich ist, sollten die Gespräche in einem Zimmer für die Erwachsenentherapie stattfinden.

Aspekte der Raum- und Einrichtungsgestaltung:

- Therapeutenperson und jugendliche Klientenperson können in einer Polstermöbelecke, oder auf Fellen oder Matratzen auf dem Boden sitzen.
- Einige jugendbezogene Bilder, Tücher oder Poster befinden sich an den Wänden.
- Materialien stehen in einfachen offenen Regalen („Ikea"-Stil).
- Dinge, die Gesetztheit oder „Spießigkeit" ausstrahlen könnten (zum Beispiel Zinnteller, rustikal verzierte Möbel, Perserteppich), befinden sich nicht im Raum.

In den Regalen befinden sich:
- einige Brett- bzw. Regelspiele,
- Tipp-Kick, Carrom, gegebenenfalls andere originelle Geschicklichkeitsspiele,
- eine Reihe von Symbolgegenständen,
- Babuschka-Puppen, (die Verwendung wird später im Kapitel erläutert),
- Mal- und Zeichenutensilien, Staffelei,
- eine Reihe von jugendbezogenen Sachbüchern und Romanen.

Zusatzräume:
- Tischtennis und Billardtisch sowie Kicker sind oft nur in größeren Therapieeinrichtungen möglich. Auch beliebt: Darts und Boxsack.
- Ein Werkraum und auch eine Sandspielausstattung sind aufwändig, aber sehr förderlich für die Arbeit mit Jugendlichen. Die Utensiliensammlung entspricht dann der für Erwachsene.

6.3 Beziehungsangebot und Erstgespräch mit Jugendlichen

Wie in jeder Therapie unterliegt auch hier die Beziehungsgestaltung dem Prinzip der bedingungsfreien Wertschätzung für die Person als solche. Während dies natürlich für alle Lebensthemen gilt muss man gleichwohl dem *Autonomie-Abhängigkeits-Thema* und dem *Entfremdungserleben*, also dem Gefühl, gänzlich anders und unverständlich für andere zu sein, besondere Wachsamkeit schenken. Konkret wird das in folgenden Rahmenbedingungen:

- *Erstkontakt einzeln mit der jungen Person.* Wenn möglich, wird das erste Gespräch mit der jungen Person alleine geführt. Die Elternperspektive ist zunächst nicht so wichtig, der oder die Jugendliche wissen ohnehin, was die Eltern an ihnen stört. Ein Gespräch mit den Eltern oder mit allen Beteiligten kann später stattfinden, das gilt auch für anamnestische Informationen. Auf diese Weise ist ein besserer Beziehungsaufbau möglich, schon durch das Setting kann sich die junge Person wertgeschätzt fühlen, sie hat einen Informationsvorsprung vor den Eltern. Würde die Therapeutenperson zuerst mit den Eltern sprechen, müsste sie danach daran arbeiten, vom Jugendlichen nicht als Verbündeter der Eltern wahrgenommen zu werden. Würde die ganze Familie bzw. der Jugendliche plus Eltern im Erstgespräch sein, kann eine

Tribunalsituation mit Verteidigungsdruck entstehen. Dies kann man zwar mit viel Aufmerksamkeit und Fragetechniken mildern, und auch sagen, dass nicht eine Einzelperson, sondern das System der Patient ist, das Einzelgespräch ist aber trotzdem die bessere Lösung. Manchmal ist die Elternbeteiligung jedoch nicht zu umgehen. Man kann dann die Eltern eine Zeit lang aus dem Zimmer schicken und – wenn auch nur kurz – ein Einzelgespräch führen. In diesem Gespräch wird vor allem versucht, das Vertrauen des oder der Jugendlichen zu gewinnen. Die Therapeutenperson macht insbesondere durch Empathie in die Erfahrungsweisen des Jugendlichen ihre menschliche und fachliche Kompetenz erlebbar. Durch ihre Empathie und ihre gleichzeitige Nähe und Distanz zu den jugendlichen Erlebensweisen kann die Therapeutenperson ernst genommen werden: Es „bringt was", sich mit ihr zu unterhalten.

- *Vertraulichkeit.* Die Therapeutenperson versichert der jungen Person, dass der Inhalt der Gespräche auch gegenüber den Eltern vertraulich bleibt. Nur bei Gefahr für das Leben werde sie die Eltern informieren, das werde der Jugendliche dann aber auch erfahren. Bei anstehenden Elterngesprächen wird vorher besprochen, was den Eltern gesagt wird, was ihnen evtl. vermittelt werden soll, und auch was nicht gesagt werden soll.
- *Du oder Sie.* Die Entscheidung, wie die junge Person angeredet werden möchte, trifft sie selbst. Sehr häufig entscheiden sie sich für „Du", möglicherweise ein Ausdruck der Ambivalenz in der neben den Autonomiewünschen ein erwachsenes Selbstgefühl noch nicht gefestigt ist. Eine komplexere Frage ist, wie die Therapeutenperson angeredet wird. In der Therapie in aller Regel mit „Sie". In manchen psychosozialen Arbeitsfeldern ist dies aber nicht selbstverständlich, es hängt von vielen Einzelumständen ab. Fachkräfte erleben das oft als Problem. Es ist nicht grundsätzlich sinnvoll, das „Sie" durchzusetzen.
- *Jugendsprache und Jugendkultur.* Die Therapeutenperson greift Redewendungen der Jugendsprache auf, mutiert aber nicht zum Jugendlichen. Sie fragt bei unbekannten Begriffen nach und kann sie dann auch mit Wertschätzung verwenden. Damit behält die Therapeutenperson ihr Wesen als erwachsene erfahrene Person, zeigt aber zugleich ein Verständnis von jugendlichen Erlebensweisen und glaubwürdiges Interesse. Es ist von großem Vorteil, wenn sich die Therapeutenperson in der Welt der Jugendlichen ein wenig auskennt oder nachfragt und sich interessiert: Was ist gerade in, welche Musikgruppen, welche Jugendkulturen (Emos, Ois, Gothiks, Punks), welche Fernsehserien, Mode, Eventkultur, welche angesagten Formen der Freizeitgestaltung, usw.
- *Kommunikationsformen.* Die Therapeutenperson sollte sich auf jugendübliche Kommunikationskanäle einlassen, etwa im Bereich der elektronischen Medien. Sie wird Quantität und Inhalte möglicherweise begrenzen müssen, ermöglicht so jedoch jugendgemäße Ansprechbarkeit und damit Nähe und Niedrigschwelligkeit.
- *Brettspiele als Nähe-Distanz-Regulator.* Bei manchen Gesprächen mit Jugendlichen findet parallel ein Brettspiel statt. So kann die Aufmerksamkeit pendeln: Der junge Mensch kann die Nähe zur Problembearbeitung regulieren, und auch die Nähe zur Therapeutenperson. Kommentare zum Spielverlauf und bedeutende persönliche Themen wechseln immer wieder. Dies ist eine gute Möglichkeit vor allem bei jüngeren Jugendlichen (vgl. Abb. 12).

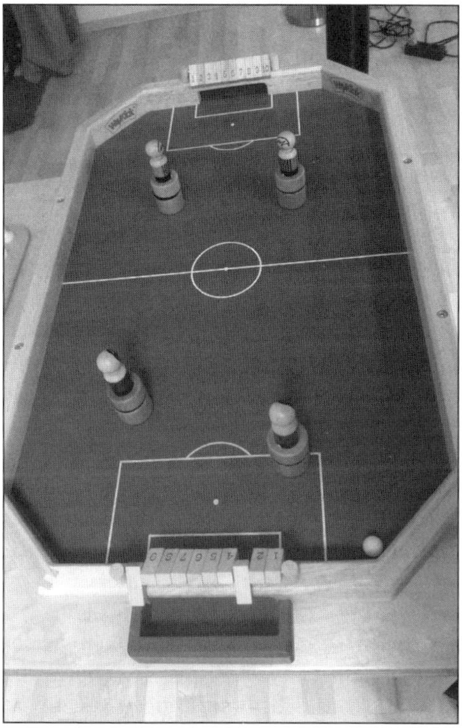

Abbildung 12: Brett- oder Geschicklichkeitsspiele können in der Jugendtherapie eine förderliche Rolle spielen. Spielen und gleichzeitig über Wichtiges reden: Darüber können Jugendliche Nähe und Distanz zur Therapeutenperson und zu den Problemen regulieren.

- *Gesprächsserien in Intervallen.* Viele Jugendliche haben Probleme mit regelmäßigen Terminen, wie zum Beispiel einmal pro Woche zu kommen. Manche scheinen nach einer kleinen Serie von Gesprächen eine Pause zu brauchen, danach suchen sie eine weitere Gesprächsserie. Monden-Engelhard (1997) plädiert darum für eine „selbstdirektive Intervalltherapie“ bei der die Jugendlichen den Wechsel von Gesprächsserien und Pausen selbst vorschlagen.
- *Ablauf eines Erstgesprächs.* Abbildung 13 schlägt ein Prozesselementemodell zum Verlauf eines Erstgesprächs mit Jugendlichen vor: Mögliche Aspekte des Gesprächs sind in einer unscharfen Reihenfolge von oben nach unten gelistet. Nicht alles muss so vorkommen und nicht in der vorgezeichneten Reihenfolge, dies hängt auch von der Dynamik des Gesprächs ab.

Im Folgenden einige Erläuterungen zum Ablauf:

- *Empathie und Wertschätzung zeigen, Anrede Du oder Sie klären.* Für viele Jugendliche ist der Gang zur Therapie ein großer Schritt, nicht immer erfolgte der ganz freiwillig. Jugendliche kommen mit sehr unterschiedlichen Einstellungen. Manche suchen selbstinitiativ nach Hilfe. Das Spektrum reicht aber bis zu der Situation, dass die Person sich mehr oder weniger gezwungen fühlt bzw. aufgrund von Auflagen kommt. Das Ungewohnte der Situation, eine Anerkennung, dass er/sie dennoch gekommen ist, sollten angesprochen werden. Grundsätzlich muss von einer gewissen Skepsis bei Jugendlichen ausgegangen werden.

- *Informationen abgleichen, insbesondere über Vorinformationen durch die Eltern berichten.* Häufig hat die Mutter des Jugendlichen angerufen und den Termin vereinbart. Dann muss ein Gleichstand der Informationen erzeugt werden, die Therapeutenperson berichtet erschöpfend über den Inhalt dieses Gesprächs.
- *Sich selbst und seine Arbeitsweise transparent machen.* Wenn der Klient nicht sofort etwas sagen möchte, sollte die Therapeutenperson ein paar Sätze zu sich selbst und der Einrichtung sagen (vgl. auch die Vorschläge in Abbildung 13).
- *Perspektive der jungen Person herausarbeiten.* Der Jugendliche kann aufgefordert werden, die eigene Sicht des Ganzen zu schildern, wenn das nicht von selbst geschieht. Diese Darlegungen können dann unter den folgenden drei Aspekten entfaltet werden:
  - *Emotionale Bedeutungen ansprechen. Empathische Reflexionen.* Die Therapeutenperson fühlt sich ein, sie fasst die mitschwingenden Gefühle in Worte und akzentuiert was besonders bedeutsam ist (vgl. unten und auch die Kapitel 5.2.2 und 5.2.3).
  - *Bisherige Bewältigungsversuche klären.* Die Therapeutenperson fragt, was bisher schon alles unternommen wurde, um Problemen zu begegnen. Das Abklären der bisherigen Bewältigungsstrategien hilft sehr zum Verständnis der Psychodynamik und auch der Dynamik innerhalb der Familie. Sie fundiert auch das Verständnis des Änderungsdrucks. Diese Klärung ist auch unerlässlich, bevor neue Lösungsmöglichkeiten entwickelt werden.
  - *Ressourcen ansprechen, Interesse am Jugendlichen zeigen.* Zum Verständnis der Jugendlichen helfen auch Gespräche über das, was sie gerne tun. Ein Interesse der Therapeutenperson an solchen Themen unterstützt eine positive Beziehung, die Therapeutenperson ist aktiv daran interessiert, was dem Jugendlichen wichtig ist und was gut geht. Denkbar ist auch, mit diesen eher unproblematischen Themen zu beginnen: Zunächst ganz allgemein erfragen, wie der Jugendliche gerade lebt (Geschwister, Schule, Freunde, Hobbies etc.). Meist lockert sich dadurch schon die angespannte Atmosphäre. Dann kann anschließend erst über die Probleme gesprochen werden.
- *Ziele und Änderungsdruck klären.* Ziele wie innere Klarheit, sich selbst besser verstehen oder Selbstkongruenz sind für Jugendliche nur sehr begrenzt attraktiv. Jugendliche wünschen vielmehr, dass sich manifest etwas ändert, dass Probleme gelöst werden, oft fordern sie, dass bedeutende andere in ihrem Umfeld sich anders verhalten. Dies sollte geklärt und verstanden werden, und auch dem Jugendlichen mit empathischen Reflexionen deutlich gemacht werden, dass man das gut verstanden hat. Jugendliche externalisieren Probleme noch eher als Erwachsene: Die anderen sollen etwas ändern. So ist es von besonderem Interesse, wie sie auf Fragen reagieren, ob sie auch für sich selbst etwas erreichen, schaffen bzw. bei sich selbst etwas ändern möchten.
- *Persönliche Reaktionen/fachlichen Input anbieten.* Auch dies besitzt eine Doppelfunktion: Es stärkt die Beziehung, da die Therapeutenperson dadurch persönlich transparenter wird und ihre Kompetenz zeigt. Ersteres ist dabei das wichtigere („Wer ist das, versteht sie mich, wie kann ich sie einschätzen?"). Außerdem gibt es Jugendlichen Orientierung; sie wissen noch weniger als Erwachsene, wo sie mit ihren Sorgen stehen, was das alles bedeutet, wie „normal" oder anormal das ist. Dieser Aspekt wird später unter dem Stichwort „Normalisieren" behandelt.
- *Probestunden/Therapievereinbarung klären.* Die Therapeutenperson schlägt gegebenenfalls regelmäßige, zum Beispiel wöchentliche Treffen vor. Bei besonders skepti-

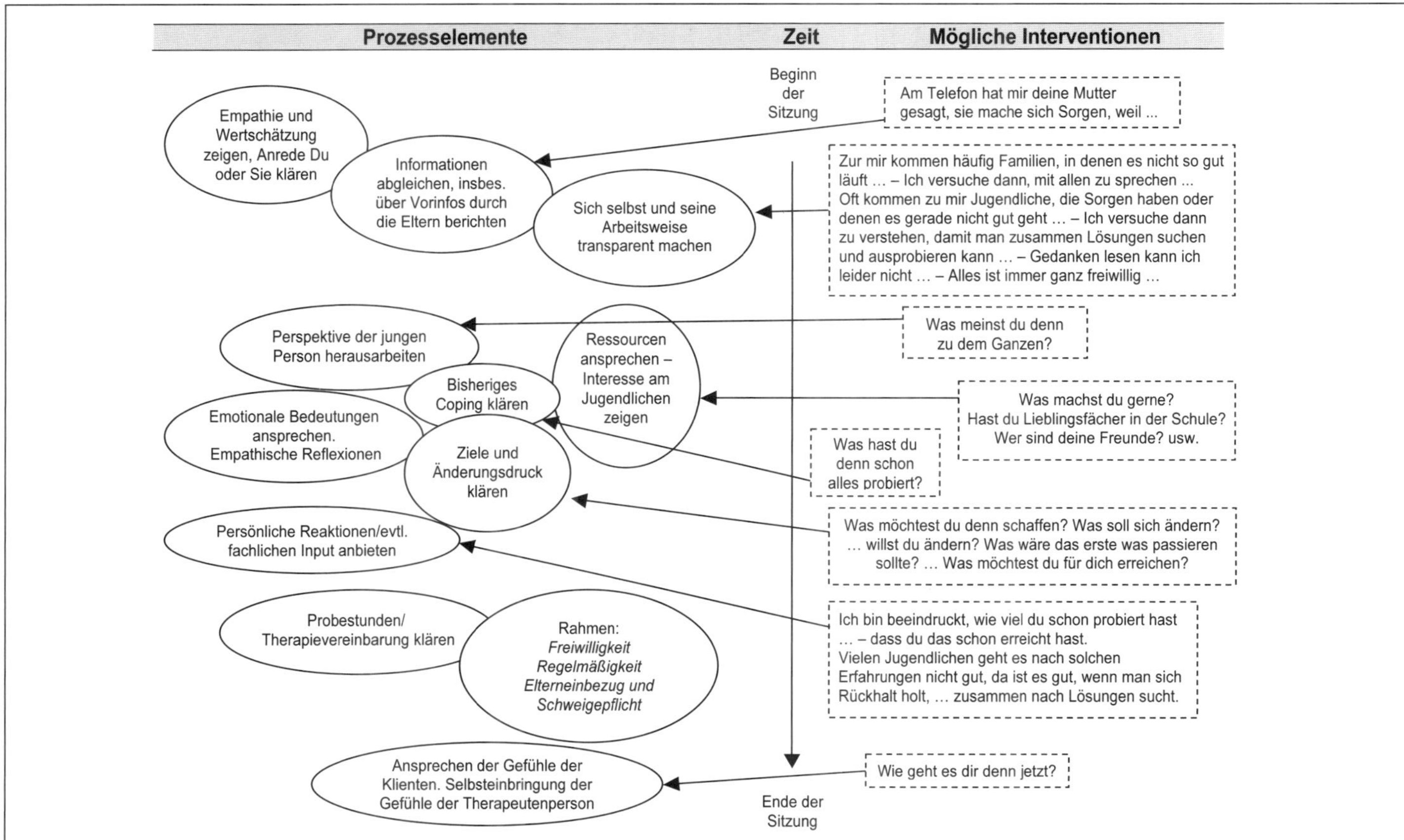

Abbildung 13: Modell eines Einzelerstgesprächs mit Jugendlichen (Erläuterungen vgl. Text)

schen Jugendlichen kann zunächst eine Sequenz von Probestunden vereinbart werden. Auch kann als Bezeichnung für die Gespräche der Begriff „Coaching" verwendet werden. Jugendliche verbinden damit eher Unterstützung und Training wie beim Sport, sodass eine positive Konnotation gegeben ist.
- *Rahmen:* Die Therapeutenperson betont zentrale Prinzipien ihrer Arbeit:
  - Dass sie Wert darauf legt, dass Jugendliche freiwillig kommen.
  - Dass sie selbst den Eltern gegenüber der Schweigepflicht folgt.
  - Dass Elternkontakte zusammen vorbereitet werden.
  - Dass ihr Regelmäßigkeit der Gespräche und gegebenenfalls rechtzeitige Absagen wichtig sind, dass aber auch Pausen von den Gesprächen vereinbart werden können.
  - Dass der Kontakt, Absprachen, Absagen direkt mit dem Jugendlichen laufen und nicht über die Eltern.

Historisches:

Rogers begann in den 1930er Jahren seine Laufbahn als Psychologe in einer Art Erziehungsberatungsstelle (Kirschenbaum, 2007; Hinz & Behr, 2002). Dort führte er oft Gespräche mit Jugendlichen und auch in der Elternberatung. In rückblickenden autobiografischen Notizen schildert Rogers häufiger Episoden dieser frühen Beratungstätigkeit, die ihn u. a. zu seinen Konzepten der Nicht-Direktivität und der Erfahrungsorientierung geführt haben. So berichtet er von seinen Bemühungen als junger Psychologe, einem Jugendlichen in einer Sitzung alle Ursachen seines Fehlverhaltens erklärt zu haben, dies selbst zunächst für eine gelungene Sitzung hielt, der Jugendliche es aber ablehnte, ihn am nächsten Tag zu sehen (Rogers, 2009). Rogers entwickelte in den nächsten Jahrzehnten seine Personzentrierte Psychotherapie auch aufgrund dieser Erfahrungen. Interessanterweise hat er aber nie ein spezielles Konzept für die Jugendberatung formuliert. Vielleicht, weil seine universelle Beziehungs- und Therapietheorie ohnehin in besonderer Weise für den Beziehungsaufbau und die Entwicklungsförderung von Jugendlichen geeignet ist.

Training – Reflexion – Erfahrungsübungen

Übung A: Stille Reflexion (einzeln) oder angeleitete Fantasiereise: *Mein erstes Erstgespräch*

Im Fall der Fantasiereise führt ein Leiter zunächst in einen Entspannungszustand ein. Anschließend werden die folgenden Fragen mit Pausen (ca. 20 Sekunden) vorgelesen. Im Fall der Stillen Reflexion bitte für sich über die Fragen reflektieren und Stichworte notieren.

Denken Sie an Ihre Erfahrungen zurück, als Sie einmal als Klient ein Erstgespräch für Psychotherapie, Beratung, Supervision oder Coaching vereinbart hatten. Bitte stellen Sie sich vor:
- Sie haben die Telefonnummer, woher auch immer und wollen jetzt dort anrufen. Das Telefon ist in der Hand, Sie wählen die Nummer. Gefühle, Gedanken?
- Wie ist das Gefühl, wenn Sie nach Worten suchen, um das Anliegen zu sagen?
- Der Morgen des Tages, an dem Sie den Termin haben. Wie geht es Ihnen?
- Aufbruch zur Praxis. Gedanken, Gefühle?
- Auffinden des Hauses.
- Betreten der Räume.

- Die Situation im Wartezimmer.
- Die Beraterperson bittet ins Sprechzimmer.
- Die ersten Sätze, die Sie sagen.
- Wie ging es Ihnen dann während des Gesprächs?
- Wie ging es Ihnen nach dem Gespräch?

Anschließend Erfahrungsaustausch in der Gruppe.

Übung B: Rollenspiel: *Beginn des Erstgesprächs mit dem Jugendlichen*

Durchführung in Kleingruppen je nach vorhandenen Nebenräumen. Günstig sind Dreier- bis Fünfergruppen mit je einem Audioaufzeichnungsgerät.
Person 1 spielt eine oder einen Jugendliche(n), welche von der Mutter telefonisch angemeldet wurde.
Person 2 spielt die Therapeutenperson, die versucht, die ersten drei Prozessaspekte sowie das Ansprechen von Ressourcen des Prozesselemente-Modells zu realisieren.
Die anderen Personen sind Beobachter, eine achtet auf die Zeit.
Dauer: maximal 3 Minuten pro Durchgang.
Das Rollenspiel wird von Person 2 mit Einstieg in die Problemdarstellung beendet: „Was meinst du denn zu dem Ganzen?" Unmittelbar danach wird das Rollenspiel beendet.
Danach jeweils kurzer Erfahrungsaustausch und Beobachterrückmeldung.

Beobachterfoki und Auswertungsfragen:
- Welche Gefühle entstanden im Gespräch?
- Wie ehrlich hätte Person 1 als Jugendliche(r) ihre Probleme dargelegt? Warum?
- Welches Therapeutenverhalten hat Vertrauen/Misstrauen geschaffen.
- Wie lässt sich die Beziehung beschreiben, die in dieser kurzen Zeit entstanden ist.

6.4 Facilitativer und interaktioneller Modus bei den Kernbedingungen für eine helfende Beziehung

Die Kernbedingungen für eine helfende Beziehung

Auf dem Boden bedingungsfreier Wertschätzung bemüht sich die Therapeutenperson um eine tiefe Einfühlung in die Erlebensweisen der Jugendlichen. Diese Einfühlung macht sie auch für die Jugendlichen erfahrbar indem sie solche Gefühle, Gedanken oder Motive, die in den Äußerungen mitschwingen, immer wieder mit eigenen Worten zusammenfasst. Dieses Grundprinzip der Einfühlung und die Gesprächstechnik des Verbalisierens emotionaler Erlebnisinhalte (VEE) wurden schon in früheren Kapiteln behandelt. Sie werden hier im Folgenden bezogen auf die Jugendarbeit vertieft.

Zugleich versucht die Therapeutenperson, echt, aufrichtig und glaubwürdig zu sein. Sie leugnet ihren Status als Fachperson nicht, profiliert sich aber nicht damit. Eher macht sie sich als menschlich berührbare, emotional mitschwingende und Anteil nehmende Person erfahrbar. Sie ist authentisch. Sie zeigt Resonanz auf das was der Jugendliche kommuniziert. Auch das Realsein und das Resonanz geben wurde bereits in Hinblick auf die

Spieltherapie mit Kindern ausführlicher behandelt. Im besonderen Fall von Jugendlichen existieren einige interessante Möglichkeiten aber auch spezielle Notwendigkeiten, wie diese Prinzipien umgesetzt werden.

Die therapeutische Beziehung: facilitativer und interaktioneller Modus

Wenn wir Ausführungen mit empathischen Reflexionen begleiten, arbeiten wir im facilitativen Modus: Wir fördern Selbstklärung und Selbsterfahrung. Wenn wir uns als Person mit unserem Erleben einbringen und die Beziehung anfragen, arbeiten wir im interaktionellen Modus. *Diese beiden Modalitäten wechseln bei der Arbeit mit Jugendlichen häufig und oft abrupt.* Dies kann sowohl von den Jugendlichen als auch von der Therapeutenperson ausgehen:

- *Jugendliche* fragen häufig die Beziehung an: Sie agieren Gefühle aus, zum Beispiel ihr Autonomiestreben oder ihren Protest, indem sie zu spät oder gar nicht zu einem Gespräch kommen. Sie stellen persönliche Fragen („Wollten Sie Ihre Kinder bekommen?", „Wie viel verdienen Sie so?"). Sie sprechen die Beziehung indirekt an („Das kann sowieso keiner verstehen.", „Mir hat noch nie jemand was zugetraut."). Sie reagieren verletzt, wenn sie auf Widersprüche hin angesprochen werden. Plötzlich kann dann die Beziehung im Raum stehen. Das Gespräch, das zuvor selbstexplorativ verlief, d. h. die Therapeutenperson bot empathische Reflexionen zu Mitteilungen des Jugendlichen an, wechselt plötzlich, die Person des Therapeuten wird nun angefragt. Anschließend wechselt es evtl. wieder zurück, der Jugendliche exploriert weiter.

Gründe für den begrenzten Fluss bei der Selbstexploration:
So sehr Jugendliche Autonomie wünschen, so sehr erleben Jugendliche diese als begrenzt, sich nicht als voll selbstwirksam. Das Selbst ist nicht fertig, nicht konsistent, zu unzusammenhängend als Basis für beharrliches Spüren in sich selbst hinein. Darum (a) externalisieren sie viele Probleme, andere sind schuld, und (b) wäre tiefe Selbstexploration zu nah und zu bedrohlich für ein fragiles Selbst. Auch drohte zu viel Nähe zur Therapeutenperson. Darum brauchen Jugendliche manchmal Brettspiele zwischen sich und dem Problem sowie der Therapeutenperson, und öfter auch Meinungen, Reibung und Streit.

- Die *Therapeutenperson* bringt sich selbst mit ihrem Erleben, ihrer Neugier und ihren Meinungen immer wieder ein. Dies muss sie in der Jugendtherapie. Weil Jugendliche selbstexplorative Prozesse nicht über längere Zeiträume verfolgen, benötigen sie vertiefende Fragen, Meinungsäußerungen, Bearbeitungsangebote, Diskussionen, in denen sie die andere Person spüren und sich an ihr reiben können. Die Therapeutenperson ist deutlich aktiver und konturierter als in der Erwachsenentherapie. Sie pendelt zwischen einem sich selbst einbringenden, authentischen und zurückgenommenen, empathischen Verhalten.

Diese Wechsel durchziehen die Jugendtherapie während der gesamten Zeit. Unvermittelt, überraschend, aber auch von der Therapeutenperson initiiert, indem diese die Interaktionskultur aufgreift, fachlich begründet und an die Entwicklungswege von Jugendlichen anpasst.

Kontroverse Debatte: Nicht-direktives bzw. ein das analytische Arbeitsbündnis wahrendes Vorgehen versus pro-aktives Vorgehen

Cochran, Fauth, Cochran, Spurgeon, und Pierce (2010a, 2010b) plädieren für ein strikt nicht-direktives und ausschließlich auf empathischen Reflexionen beruhendes Vorgehen in der Jugendtherapie, welches sich ausschließlich an den klassischen Prinzipien Axlines und des frühen Rogers' orientiert. Sie führen Fallstudien an, bei denen sich dieser Ansatz mit sehr aggressiven Heimjugendlichen bewährt habe. Ähnlich plädiert Berns (2000) dafür, das analytische Arbeitsbündnis (nur der Klient redet und exploriert) stets durchzusetzen und bleibt als Therapeutin streng passiv. Im Beispiel fordert die Jugendliche nun Aktivität und beschließt ebenfalls zu schweigen. „Jetzt habe ich schon so viel gesagt, jetzt sind Sie mal dran." Sie schaut zur Seite und schweigt, nach ein paar Minuten lächelt sie, ihr sind ihre Haustiere eingefallen und sagt: „Und denen erzähle ich immer alles, denen kann ich alles sagen" (Berns, 2000). Dieses Beispiel stützt Berns' Position paradoxerweise wenig: Die Jugendliche geht aus dem Kontakt und beschreibt Meerschweinchen und Hamster als die besseren Seelentröster.

Geldard und Geldard (2006) sowie Weinberger und Papastefanou (2008) plädieren dagegen für deutlich erhöhte Aktivität und Interaktivität der Therapeutenperson bei Gesprächen mit Jugendlichen. Fröhlich-Gildhoff (2006, 2008b) empfiehlt sogar deutlich konfrontative Elemente bei gewaltbereiten Jugendlichen auf dem Boden einer personzentrierten Grundhaltung. Ich selbst plädiere gleichfalls für den Einbezug eines aktivierenden, interaktionellen Vorgehens.

Interaktionelle Interventionen sind nicht möglich, ohne dass die Therapeutenperson solide praktische Sicherheit mit Signalen ihrer bedingungsfreien Wertschätzung und der empathischen Reflexionen erlangt hat (vgl. auch Fehringer, 2006). Die Arbeit im interaktionellen Modus führt zum Therapieabbruch, wenn der jugendliche Klient zuvor nicht ein tiefes Verständnis und Wertschätzung für seine Person erfahren konnte und so eine belastbare Beziehung entstanden ist. *Es muss zunächst eine facilitative Beziehung hergestellt werden – und es muss immer möglich sein, dahin zurückzugehen. Dies ist die Voraussetzung für interaktionelle Interventionen.*

Facilitativer und interaktioneller Modus in der Kinderspieltherapie und in der Erwachsenentherapie:

In der *Spieltherapie* überwiegt der facilitativen Modus in der Anfangsphase und wird im Verlauf der Therapie immer öfter durch interaktionelle Momente ergänzt, manchmal überwiegt dann letzteres. *Erwachsenentherapie* findet überwiegend im facilitativen Modus statt, interaktionelle Momente sind stets möglich, meist suchen erwachsene Klienten aber Selbstklärung und Selbsterfahrung. Dies hängt aber auch vom Störungsbild ab. In der *Jugendtherapie* wechseln der facilitative und interaktionelle Modus jederzeit und häufig.

6.5 Facilitativer Modus: Selbstexploration fördern

Die Therapeutenperson steht gleichsam neben der Klientenperson und hilft ihr bei tiefer Reflexion, Klärungen, Erfahrungsbildung und Suche nach innerer Ordnung. Finke (1999) nennt dies treffend eine *Alter-Ego-Beziehung*: Die Therapeutenperson begleitet wie ein helfendes zweites Selbst, ihre Einfühlung passt sich in den Klärungsprozess der Jugendlichen ein, wie ein Gefährte unterstützt die Therapeutenperson sie beim Nachdenken über sich selbst. Sie vertieft die emotionalen und kognitiven Prozesse, in welcher die Erfahrung organisiert wird und gegebenenfalls neue Bedeutungen gefunden werden.

Diese Prozesse des In-sich-Hineinhorchens und Nachdenkens über sich selbst werden in der personzentrierten Theorie *Selbstexploration* genannt. Sie sollen selbstgesteuert ablaufen, d. h. die Therapeutenperson deutet nicht und gibt mit ihren Interventionen auch anderweitig keine Richtung, sie erfasst nur genau das, was der Klientenperson das Wichtigste ist, und begleitet beim Verfolgen dieses Weges. *Nicht-Direktivität* der Therapeutenperson bildet die Voraussetzung dafür, dass Klienten/Jugendliche ihr persönliches Erleben entfalten können. Erst dies macht ihre Realitätskonstruktionen einer Bearbeitung zugänglich. Könnten die Person sich nicht auf diese Weise entfalten, sondern folgte sie fremden Interpretationen, blieben die eigentlichen Realitätskonstruktionen als im Hintergrund wirkende, unerkannte und damit umso mächtigere Deutungsmuster erhalten. Sie würden so immer wieder zu Widersprüchlichkeiten im Erleben und Verhalten führen. Die deutungsfreie Reflexion manifester Erlebnisinhalte bildet das Kernstück personzentrierter Therapiearbeit. Sie wird im Detail ausgeführt in Vahrenkamp, Behr und Hölldampf (in Vorbereitung).

Selbstexploration soll *Kongruenz* schaffen. Kongruenz bedeutet, dass die Person wenig innere Spannungen erlebt. Ihre emotionalen Prozesse sind ihr klar, sie weiß was sie will, sie kann ihre Wahrnehmungen einordnen, ist sicher, was sie für die Person bedeuten, und sie kann ihr Verhalten widerspruchsfrei daran ausrichten (Rogers, 1963). Bei inkongruentem Erleben spürt die Person Spannungen, Unzufriedenheit, Widersprüche in ihr Selbst, sich nicht entscheiden können. Erleben, Ziele und Verhalten passen nicht zueinander, mal dies, mal das ist wichtig, die Person steckt fest.

Beispiel: Mia

Die 13-jährige Mia ist neu in der Stadt und sie möchte zur Mädchenclique ihrer Klasse gehören.

Kongruentes Erleben: Sie interessiert sich für die anderen und ihre Vorlieben, probiert vieles aus, erzählt von ihren eigenen Wünschen und Aktivitäten, schlägt Verabredungen vor, und kann dennoch Dinge ablehnen, die sie nicht mag.

Inkongruentes Erleben: Sie interessiert sich für die anderen und ihre Vorlieben, hat aber Angst, sich selbst zu zeigen. Sie sucht Nähe in informellen Situationen, sagt aber nie viel, wenn sie mit anderen zusammen ist. Sie macht vieles mit, was die anderen tun, auch wenn es langweilig oder unschön ist. Sie äußert sich dann manchmal entwertend darüber. Sie vergisst aber auch Verabredungen oder bleibt tagelang zu Hause und sagt, sie sei krank.

Beispiel: Kai

Der 16-jährige Ka schlägt eine spontane Einladung zum Beachvolleyballspielen mit Grillfest aus, weil er sich mit einem guten Freund zur gemeinsamen Mathe-Prüfungsvorbereitung verabredet hatte. Dieser erscheint dann aber nicht zur Verabredung.

Kongruentes Erleben: Kai ist frustriert und enttäuscht, spürt aber auch Sorge, ob was passiert ist. Er versucht erfolglos, anzurufen und bemüht sich dann intensiv, noch zum Volleyball zu gelangen.

Inkongruentes Erleben: Kai ist wütend, er fühlt sich zugleich verlassen, er ärgert sich über sich selbst, typisch, dass ihm das passiert. Er beschließt die Freundschaft zu beenden, dem Volleyball nachzulaufen ist ihm peinlich, er kauft sich mehrere Hamburger.

Selbstexplorative Prozesse können sehr unterschiedliche Ausgangspunkte haben.

- Ein Pol kann sein, dass die Person in sich wenig erlebt. Bei Fragen nach Gefühlen erlebt die Person Leere. Wahrnehmungen der Person führen kaum zu Resonanz im Organismus. Die Person ist zum Beispiel selten von etwas betroffen und wenn, dann kann sie ihre Gefühle kaum in Worte fassen. Solche Personen wirken auf andere manchmal hart, leer, unberührbar.
- Im anderen Pol wird die Person eher von Gefühlen überflutet. Sie erlebt alle möglichen Gefühle, weiß aber nicht, welche „stimmen". Das überwältigende Gefühlserleben ist eher eine Last. Sie hätte im Grunde gerne weniger davon. Auch diese Person erhält durch ihr Erleben keine Orientierung, sie muss lernen, ihre Erfahrung zu organisieren und die *wesentlichen* Bedeutungen zu entschlüsseln.

Aus der Forschung: Fragebogen SEE

Mit dem Fragebogen SEE – Skalen zum Erleben von Emotionen (Behr & Becker, 2004) konnte gestörtes und gesundes Erleben in Zusammenhang gebracht werden, also der Frage nachgegangen werden, ob Personen eher zu wenig oder eher eine Überflutung mit Emotionen erleben. Es fand sich bei mehreren hundert Probanden, dass Stress, Angst, Depression und psychosomatische Probleme weitaus mehr mit dem Erleben von Emotionsüberflutung als mit dem Erleben von Emotionsmangel zusammenhängen.

6.5.1 Empathie – Gefühle der Jugendlichen in Worte fassen

Einfühlung gegenüber Jugendlichen und ihren Äußerungen stellt sowohl eine Einstellung als auch eine Gesprächstechnik dar.

Empathie als Einstellung

Im Kontakt mit dem Jugendlichen schwinge ich emotional mit, ich versuche die Welt aus seiner Perspektive zu sehen und nachzuempfinden, was in ihm passiert. Eine schöne angloamerikanische Metapher ist auch „slipping into the shoes of the other person". Rogers (1981, S. 20) definiert Empathie als:

> „In der Welt des Klienten zu Hause sein. Es ist ein unmittelbares Gespür im Hier und Jetzt für die innere Welt des Klienten mit ihren ganz privaten personalen Bedeutungen als ob es die Welt des Therapeuten selbst wäre, wobei allerdings der ‚Als ob' Charakter nie verloren geht. [...] Der Therapeut versucht, ‚in die Haut des Klienten' zu schlüpfen, er taucht ein in die Welt komplexer Sinngehalte, die der Klient ausdrückt."

Das Wesen dieser Einstellung wird besonders im philosophischen Hintergrund, in einer *konstruktivitischen Position* deutlich: Im Kontakt mit anderen konstruiert jede Person ihre eigene Realität. Dramatisch sichtbar wird dies regelmäßig bei strittigen Paaren oder mit den Eltern streitenden Jugendlichen. Jede Person sieht anderes und gibt dem, was sie wahrnimmt einen anderen persönlichen Sinn. Jede Person lebt in ihrer eigenen sozialen Welt, sie konstruiert diese, sie lebt in ureigenen Deutungsmustern ihrer Wahrnehmung. Im Konstruktivismus gibt es neben diesen individuell konstruierten sozialen Welten nichts Objektives. Es gibt nur die persönlichen Realitätskonstruktionen, nicht etwas objektiv Vorhandenes, welches die einzelnen Personen dann mehr oder weniger sähen. Dies gilt auch für die therapeutische Beziehung. Die Realitätskonstruktion der Therapeutenperson steht neben der der Jugendlichen, es existiert keine objektive Realität, die als Drittes ein Maßstab wäre, was richtig ist. Die Realitätskonstruktion der Therapeutenperson hat in diesem Sinn nicht mehr Gültigkeit als die der Klientenperson. Was die Therapeutenperson tun kann ist, sich in die Realitätskonstruktion der Jugendlichen einzufühlen; sie versucht, sich in ihrer Welt auszukennen und mitzuhelfen, deren Erfahrungen zu ordnen (vgl. Abb. 14).

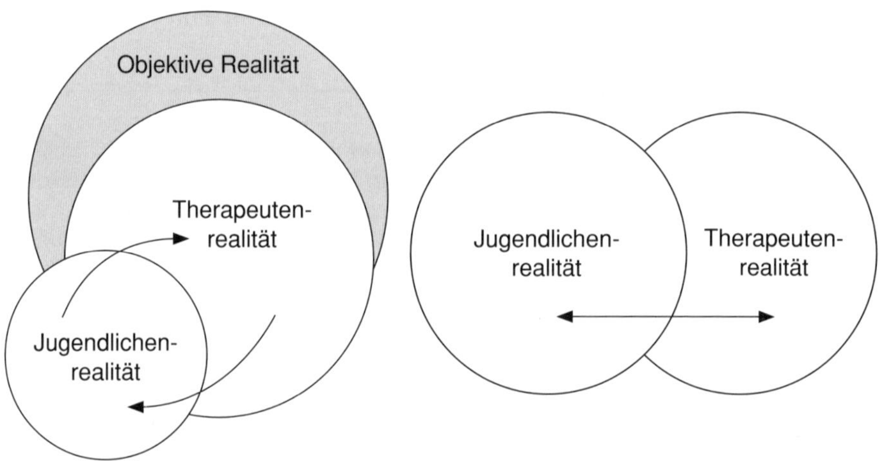

Die Therapeutenperson geht von der Existenz einer objektiven Realität aus, von der sie selbst mehr erfasst als der gestörte Jugendliche. Dieser soll dazu geführt werden, mehr von dieser objektiven Realität zu sehen, und erhält so Interpretationen, Ratschläge, Fachinformationen, Lernprogramme usw.

Zwei subjektive Welten begegnen sich, es gibt nichts Drittes, nichts Objektives. Der eine (Therapeutenperson) kann dem anderen (Jugendlicher) helfen, seine eigene Welt zu ordnen und besser zu verstehen, wenn der Jugendliche das will.

Abbildung 14: Konstruktivismus und zwei Paradigmen der therapeutischen Beziehung

Empathie als Gesprächstechnik

Die Therapeutenperson fasst die Gefühle, die in den Äußerungen der Jugendlichen subtil mitschwingen, immer wieder mit eigenen Worten zusammen. Diese Gesprächstechnik heißt „Verbalisierung emotionaler Erlebnisinhalte (VEE)". Sie hat einen doppelten Sinn: Die Klientenperson erlebt verstanden zu werden und die Klientenperson kann durch das

Licht auf das subtil Mitschwingende ihr Erleben erweitern und evtl. ihre Erfahrungswelt leicht verändern.

Beispiel: Schulwechsel
Ein 13-Jähriger soll vom Gymnasium auf die Realschule wechseln. Jugendlicher: „Da sind doch auf der Realschule ganz andere Typen, alles Türken und so, die sind doch ganz anders, die schlägern auch schnell."

Sachinhalt: Beschreibung anderer Schüler.
Gefühl: Sorge, Angst, Abscheu, Erregung.
Therapeutenperson 1 versucht zu ermutigen: „Diese Schule ist da wirklich nicht so, und mit den Problemfällen gehen die Lehrer wirklich gut um, das höre ich oft."
Jugendlicher: „Nee, ich sehe doch immer wie es da zugeht, letzte Woche ... (Episode) ..."
Therapeutenperson 2 reflektiert empathisch: „Da ist Sorge, ob du da Freunde findest...?"
Jugendlicher: „Ja, doch, also, das wird bestimmt doof, und dass ich da gemobbt werde, weil ich aus (Stadtteil) komme. Die sind glaub ich alle aus ..."

Beispiel: Ratlosigkeit
Jugendlicher: „Meine Schwester isch da ein echtes Käpsele (= schwäbischer Begriff für kluge Person), ihr fällt das so leicht mit dem Lernen, da bewundere ich sie. Klar will sie Medizin studieren, ihr fliegt's zu – ich muss ... ja da richtig ackern dagegen, hab auch nicht so Freizeit und bin doch nur auf der Realschule. Echt ungerecht was? Und im Haushalt helfe ich mehr als sie. Jetzt weiß ich nicht so was ich danach machen soll."

Sachinhalt: Bessere Leistungen der Schwester, Ungerechtigkeiten, Berufswahlproblem.
Gefühl: Enttäuschung, Ratlosigkeit, evtl. Verbitterung
Therapeutenperson 1 sucht Problemlösungen: „Das musst du fordern, dass sie mal mehr hilft, dann kannst doch mehr lernen."
Jugendlicher: „...wie oft ich das schon gemacht habe, die sagt dann nur sie muss zum Tennis ..."
Therapeutenperson 2 reflektiert empathisch: „Im Vergleich mit ihr verlierst du den Mut ...?"
Jugendlicher: „Ja, genau, ich häng nur rum und wische rum, und trag Werbezettel aus, weil mir nichts Besseres einfällt – grrrrr."
Therapeutenperson: „... du tust eigentlich viel, doch du fühlst es lohnt sich nicht, und dann kommt Wut ...?"

VEE-Äußerungen öffnen das Gespräch, bringen es ins Fließen, pointieren das Wesentliche. Es entsteht kein Clinch, kein Verhakeln und Ringen darüber, wer gute Lösungen weiß oder Recht hat. Das Gespräch geht weiter, kann zu den wichtigen Gefühlen führen, die tief mit den Sorgen zusammenhängen. Solche Gespräche entfalten sich umso besser, je besser es gelingt, möglichst bei jeder Klientenäußerung, vertiefende empathische Reflexionen anzubieten (vgl. Abb. 15).

Beispiel: Durch VEE unterstützter Erlebensfluss
15-Jährige: „Dieses ganze Gerede immer, wir sind eine Clique, und dann weiß ich nichts von der Verabredung, die haben doch einen Splitter im Hirn, echt he."
Therapeutenperson: „Ja, so viel Ärger, und auch irgendwie – eine Enttäuschung ... ?"
15-Jährige: „Ja, schon auch, wie gut wir uns doch verstehen und zusammenhalten, ha ha, und – dann – ist da irgendwie – ja eigentlich nichts."
Therapeutenperson: „Eigentlich nichts, das hört sich fast traurig an, wie wenn etwas verloren ist...?"
15-Jährige: „Eigentlich war das immer irgendwie so, ich hab mir das nur nicht eingestanden glaub ich, in meiner Fantasie hab ich die Clique verloren. Ich bin schon echt traurig ... Aber es ist auch gut, mir ist klar, wo ich stehe."
Therapeutenperson: „Wie wenn das auch ruhiger macht, – klarer und gelassener ...?"
15-Jährige: „Ja, genau, ich kann, glaub ich, besser schauen, wer mir wirklich was bedeutet."

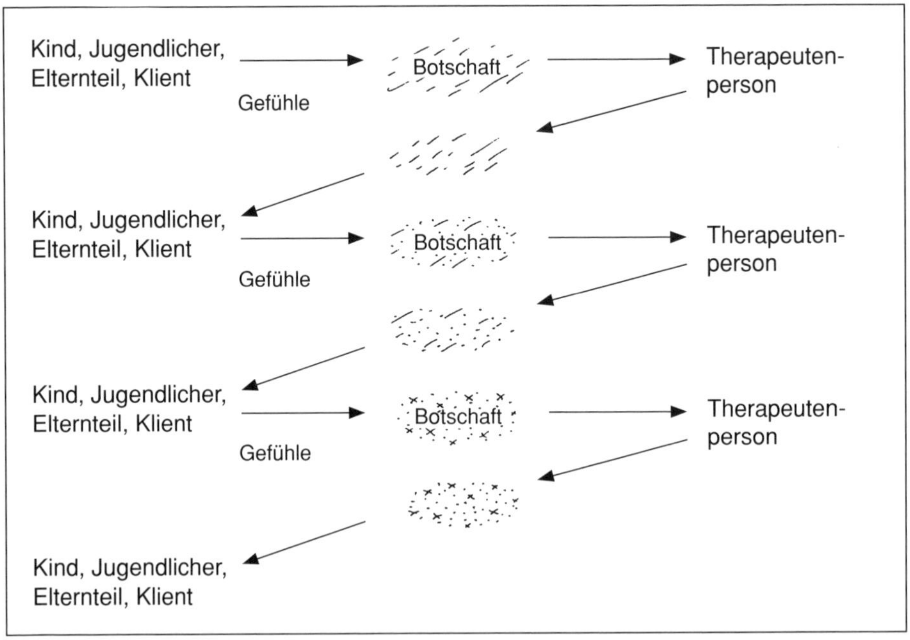

Abbildung 15: Kommunizierte Empathie – Verbalisierung emotionaler Erlebnisinhalte. Unter der Textbotschaft schwingen Gefühle mit, hier durch Striche und Punkte angedeutet. Diese werden der Botschaft entnommen und in Worte gefasst. Die Therapeutenperson bietet sie der Klientenperson an als das, was sie verstanden hat. Diese empathischen Reflexionen (VEE) entfalten die Bedeutungen der Klientenäußerungen. Die mitschwingenden Gefühle werden reicher und präziser und verändern sich. Der Erlebensprozess kommt in einen Fluss.

Drei Wege zu therapeutischer Empathie

Wie gelangt die Therapeutenperson zu ihrem Verständnis der Gefühle der Jugendlichen? Worauf achtet sie, wenn sie sich einfühlt? Der Empathieprozess wirft in der psychologischen Forschung mehr Probleme auf als es auf den ersten Blick scheint. Rogers' Definition aus der Mitte des vorigen Jahrhunderts erscheint für Therapiepraktiker bis heute plausibel und gut umsetzbar. In der Folge wurde Empathie in der psychologischen Forschung allerdings oft neu definiert. Das macht Forschungsergebnisse wenig vergleichbar, andererseits können so mehr Facetten von Empathie gesehen und Empathieprozesse breiter verstanden werden.

Für die therapeutische Praxis lassen sich heute drei wesentliche Definitionsfamilien unterscheiden. Der Einfühlungsprozess der Therapeutenperson speist sich aus diesen drei Komponenten:

1. Empathie als *kognitive soziale Perspektivübernahme.* Diese Definition betont einen kognitiven Prozess. Man denkt sich in die andere Person hinein, stellt sich vor, man wäre die andere Person und prüft, welche Sichtweise sich daraus ergibt. Man kombiniert logisch dabei, wägt Elemente der Situation ab und erschließt so innere Prozesse

des Anderen. Der Vorgang ist im Wesentlichen ein kognitiver Prozess. Diese Definition weist die größte Ähnlichkeit mit Rogers' ursprünglichen Konzept auf: „slipping into the shoes of the other person."
2. Empathie als *Decodierung von Ausdruckssignalen.* Tonfall, Sprechtempo, Prosodie, Gesichtsausdruck, Augenausdruck, Haltungen und Atmung verraten viel über den aktuellen Gefühlszustand einer Person. Es ist eine Frage der Aufmerksamkeit und des Trainings, wie differenziert eine Therapeutenperson ihre Wahrnehmung hierzu entfalten kann. Sie kann vor allem auf die Hier-und-Jetzt-Gefühle schließen, auf das aktuelle Erleben.
3. Empathie als *Berührbarkeit.* Nahezu jede Wahrnehmung löst im Beobachter ein Erleben aus. Eine Klientenperson berührt mich als Therapeutenperson mit der Art ihres Seins und mit dem, was sie äußert. Im Gegenüber entstehen Gefühle. Die Alltagssprache formuliert das etwa so: „Die Person gibt mir das Gefühl, dass ...". Auch die Wahrnehmung ihres Berührtseins durch die andere Person kann für die Therapeutenperson Bestandteil ihrer Kompetenzen sein, sie lässt sich erstaunlich differenziert trainieren. Die Psychoanalyse formulierte mit dem Konzept der *Gegenübertragung* ein ähnliches Konstrukt, das für die therapeutische Praxis aller beziehungsorientiert und psychostrukturell ansetzenden Methoden überragende Bedeutung gewann.

Schon 1975 vertrat Feshbach, dass sich der Empathieprozess aus diesen drei Komponenten speist (Feshbach, 1975, 1997): Die Therapeutenperson sammelt Informationen auf allen dieser drei Wege und konstruiert daraus für sich eine Hypothese zu den Gefühlen, Motiven und zur Gedankenwelt des anderen.

Praktisches Vorgehen

Wie formuliert die Therapeutenperson eine empathische Reflexion?

- *Kürze:* Die Intervention sollte so kurz wie möglich sein. Sinnlos sind Füllwörter wie „also" oder „Du hast deswegen das Gefühl, dass ...". Es sollen keine Begründungen für die verbalisierten Gefühle vorschlagen werden: „Du fühlst dich da ..., weil ..."; der erste Teil des Satzes reicht.
- *Verständlichkeit:* Keine Fremd- oder Fachwörter verwenden, sondern die Alltagssprache. Metaphern, Symbole, bildhafte Sprache sind günstig (Falsch: „Es summierte sich da so was Depressives." Richtig: „Du wurdest immer hoffnungsloser ...?").
- *Offenheit:* Die therapeutische Intervention ist der Form nach meist ein Aussagesatz, zugleich sollte am Ende dieses Satzes die Stimme leicht gehoben werden, wie wenn man eine Frage stellen würde. Dies öffnet die Intervention und macht es für den Klienten leichter zu korrigieren. Auch kann es gut sein, nur einzelne Wörter oder Phrasen aus einer Klientenäußerung akzentuierend zu wiederholen. (Beispiel: „Dieser Typ da aus der Parallelklasse ist echt ein cooler Glitschbrocken." Therapeutenperson: „Cooler Glitschbrocken!?"). Auch kann man mit der Intervention manchmal sehr dicht an der wörtlichen Aussage der Klientenperson bleiben, das irritiert den Erlebensfluss weniger, wenn die Klientenperson bereits in einem tieferen Explorationsprozess ist.
- *Episoden:* Jugendliche erzählen oft längere Episoden aus ihrem Alltag. Mögliche Intervention, besonders wenn es zu lang wird: „Was bedeutet diese ganze Geschichte für dich?" oder „Wofür steht diese Sache" o. Ä.

- *Selektion bei langen Klientenäußerungen*: Wenn mehrere Sachverhalte und Gefühle vorkommen, soll die Therapeutenperson jetzt nicht mit ihrer empathischen Intervention quasi eine Quersumme dessen bilden, dies führt oft zu langen unverständlichen Interventionen. Am besten ist es, nur den letzten bedeutenden Sachverhalt/Gefühl in der Klientenäußerung aufzugreifen („Dass du das dann ansprechen konntest, hat dir eine Erleichterung gebracht?“).
- *Selektion von Bedeutungsebenen:* Finke (1994) weist darauf hin, dass die meisten Klientenäußerungen in unterschiedlichen Bedeutungstiefen reflektiert werden können (vgl. Tab. 10). Je gewachsener die Beziehung und je günstiger die Selbstexplorationsfähigkeit, desto tiefer kann die Bedeutungsebene sein. Es gibt allerdings keine Hinweise, dass Reflexionen über den lebensgeschichtlichen Kontext bei Jugendlichen Prozesse fördern. Hier besteht selbst gegenüber Erwachsenen die Gefahr, interpretationsnah zu werden und in einen Modus der kognitiven, erlebensfernen Reflexionen zu geraten. Jugendliche bewegen sich vor allem im Hier und Jetzt und suchen Problemlösungen.

Tabelle 10: Fünf Bedeutungsebenen für das einfühlende Verstehen nach Finke (1994)

Akzentuieren/einfühlendes Wiederholen	„Da hast du denen mal laut deine Meinung gesagt.“
Konkretisierendes Verstehen	„Das war diese dreiste Selbstverständlichkeit, die dich so auf die Palme gebracht hat ....“
Selbstkonzeptbezogenes Verstehen	„Da bist du dir zu schade für, sich auf so was einzulassen.“
Organismusbezogenes Verstehen	„Mit dieser Empörung hat sich da in dir eine Wand aufgebaut ....“
Verstehen des lebensgeschichtlichen Kontextes	„So etwas kennst du von früher von zu Hause, jetzt trautest du dich aber, dich zu wehren ....“

Die therapeutische Kompetenz, treffende empathische Reflexionen zu formulieren und dabei geduldig Raum für ein Entfalten des Selbstexplorationsprozesses zu geben, liegt allen weiteren Möglichkeiten im Therapieprozess zugrunde. Sie ist ausschlaggebend für psycho-strukturelle Veränderungsprozesse. Alle anderen, auch die im Folgenden beschriebenen Methoden der Jugendtherapie, werden stets damit durchsetzt: Immer und immer wieder spricht die Therapeutenperson mit empathischen Reflexionen das Erleben an, das während der Anwendung weiterer Methoden entsteht.

6.5.2 Fragen stellen

Fragenstellende Therapeuten erleben oft eine Ambivalenz. Fragen werden für nötig gehalten, weil man sonst nicht weiter käme und auch Prozesse nicht steuern könnte, andererseits kann dadurch die therapeutische Beziehung in eine Schieflage geraten: Die fragende, ja ausfragende Therapeutenperson betrachtet quasi von oben die so zum Objekt gemachte Klientenperson. Während systemisch-lösungsorientierte Konzepte sogar spezielle Fragetechniken entwickelt haben, tendieren personzentrierte Konzepte eher zum Vermeiden des Fragens.

In der Arbeit mit Jugendlichen müssen in jedem Fall mehr Fragen gestellt werden als mit Erwachsenen. Die Therapeutenperson ist insgesamt interaktioneller, dazu gehören aktivierende Fragen (Geldard & Geldard, 2004, S. 109). Häufigeres Fragen bleibt dann konstruktiv, wenn die Therapeutenperson zwei Aspekte der therapeutischen Beziehung beachtet:

1. Die Jugendliche behält grundsätzlich die Steuerungshoheit („self-agency“, Bohart, 2004) über den Therapieprozess. Einzelne Bearbeitungsangebote oder neu eingebrachte Aspekte beachten dennoch das Prinzip der Nicht-Direktivität.
2. Die Beziehung bleibt unbeschädigt. Der Jugendliche wird nicht in einen Objektstatus geschoben.

In systematischer Hinsicht können drei Gruppen von Fragen betrachtet werden. *Verständnisfragen, erlebensaktivierende Fragen* und *lösungsaktivierende Fragen.*

Verständnisfragen

Die sich schnell wandelnde Welt der Jugendkultur erfordert das. Auch wenn die Therapeutenperson sich grundsätzlich in der Welt der Jugendlichen etwas auskennen sollte, wird sie immer auf für sie neue Begriffe und Gebräuche stoßen. Jugendliche wissen, dass sie das nicht alles kennen kann. Es ist ein Zeichen von Wertschätzung, sich dafür aktiv zu interessieren. Von Vorteil ist auch, damit dem Gespräch einen normalen Anstrich zu geben und gerade nicht therapeutisch-abgespaced zu erscheinen.

Erfahrungsaktivierende Fragen

Gefühle werden direkt angesprochen. Die Therapeutenperson fragt nach der emotionalen Resonanz oder nach Bewertungen der Jugendlichen bei Gesprächsthemen.

Tabelle 11: Erfahrungsaktivierende Fragen für die Arbeit mit Jugendlichen

Auf die Erfahrung fokussieren	• Wie geht es dir gerade bei diesem Thema? Oder: Welche Gefühle kommen da jetzt, wenn wir da so drüber reden? • Ich frage mich, wie es dir damit immer so geht. • Das muss doch vielleicht viel in dir auslösen, wenn [Verhalten/Ereignis/Problem …]. • Kannst du dieses Gefühl/Sorge/Problem auch irgendwo in deinem Körper spüren? • Wenn du diese [körperliche Symptom] ansiehst, fühlst du da auch eine Verbindung zu diesem Gefühl/Sorge/Problem?
Verbindungen schaffen	• Du hattest zuletzt/früher öfter zu deinem Vater ziehen wollen, ich frage mich was du jetzt nach der Hochzeit dazu meinst. • Du hast viel über die Beziehung zu deiner Schwester gesprochen, wie mag dein Bruder da hineinpassen?
Zirkuläre Fragen	• Was mag dein Vater eigentlich fühlen, wenn du mit deiner Schwester so wild streitest? • Wie halten deine Schulfreunde es eigentlich aus, wenn sie deine Wortgefechte mit der Lehrerin miterleben?

Geldard und Geldard (2004) halten zirkuläre Fragen für hilfreich, weil Jugendliche hier einem Stellvertreter ein für sie bedrohliches oder peinliches Gefühl zuweisen können. Ursprünglich wurde diese Fragetechnik in der systemischen Familientherapie dazu verwendet, um Beziehungsstrukturen in Familiensystemen durcheinander zu bringen. Problematisch ist, dass sie eine zu therapeutisch-komplexe Note in das Gespräch bringen kann („Was denkt deine Oma, wie Mutter die Beziehung zwischen dir und deinem Freund erlebt?"). Das passt für Jugendliche noch weniger als für Erwachsene. Solche Formulierungen sollten daher vermieden werden!

Es gibt auch Kartenspiele mit Fragen und jugendrelevanten Themen, die hilfreich eingesetzt werden können, z. B. bei Jugendlichen, die sich mit dem freien Reden schwer tun.

Lösungsaktivierende Fragen

Neue Denkweisen werden durch ungewöhnliche Fragen angeregt. Kapitel 3.2 über die therapiebegleitende Elternarbeit stellt einen Katalog lösungsaktivierender Fragen bereit. Sie alle können auch im Kontakt mit Jugendlichen verwendet werden. Dies geht bei den meisten, ohne eine zu therapeutisierte Tönung in das Gespräch zu bringen. Auf diese Gefahr sollte besonders bei Jugendlichen stets geachtet werden.

Ohne die anderen Möglichkeiten auszuschließen eignen sich bei Jugendlichen insbesondere die in Tabelle 12 aufgelisteten Fragen.

Tabelle 12: Lösungsaktivierende Fragen für die Arbeit mit Jugendlichen

Einstiegsstufe: alte Lösungen abfragen	**Bekannte Lösungsversuche**	• Was hast du denn schon probiert? • Was haben denn [Eltern/Freunde] gesagt, was du tun sollst?
Ideengenerierungsstufe	**Ausnahmefragen**	• Wann sind die Probleme mal nicht da? • Wann geht es dir besser?
	Verschlimmerungsfragen	• Wie hast du es geschafft, dass (Problem) nicht noch schlimmer worden ist? • Wie schaffst du es im Alltag, das auszuhalten? • Woran würdest du merken, dass es noch schlimmer wird?
	Skalierungsfragen	• Auf einer Skala von eins bis zehn, wie gut geht es dir meist? • Was müsstest du schaffen, dass du dich einen Punkt günstiger einschätzt? • Bei der Entscheidung, zu wie viel Prozent tendierst du zu der einen, bei wie viel zu der anderen Seite und wie viel ist unentschieden? Was müsste passieren, dass der unentschiedene Teil nach außen wandert? (evtl. solche Skalen visualisieren mit Gegenständen, Zentimeterleisten o. Ä.)

Tabelle 12: Lösungsaktivierende Fragen für die Arbeit mit Jugendlichen (Fortsetzung)

	Perspektivwechselfragen	• Jetzt bist du … Jahre alt, in welchem Alter wird es dir besser gehen/wird das Problem gelöst sein? Wodurch? • Wenn ein Außerirdischer dich und deine Leute so sehen würde, was würde der denken?
	Wunderfragen	• Wenn ein großer weiser Guru käme und alles so sähe, was würde er raten? • Wenn eine gute Fee zur Hilfe käme, was würde die tun? • Wenn eine böse Fee käme und sagte, du darfst nur eine einzige Sache ändern, wofür würdest du dich entscheiden?
Festigungsstufe	**Erster-Schritt-Fragen**	• Was wird das erste sein, dass du tun wirst? • Wie bereitest du dich darauf vor?
	Unterstützungsfragen	• Was/Wer könnte dich dabei unterstützen? • Was könntest du tun, um Unterstützung zu bekommen?
	Evaluierungsstufe	• Woran wirst du [ein bedeutender anderer aus dem Umfeld] merken, ob du etwas erreicht hast? • Mit wie viel Prozent Veränderung wärest du/deine Eltern … zufrieden?

Wenn Fragen gestellt werden, sollten die Antworten der Jugendlichen immer wieder empathisch reflektiert und so die Selbstexploration vertieft werden.

6.5.3 Arbeit mit Selbstanteilen

In therapeutischen Gesprächen geht es häufig um innere Konflikte, widerstreitende Gefühle und Motive, Gegensätze von Überzeugungen und Verhalten oder um Entscheidungsprobleme: „Der eine Teil von mir will dies, der andere sagt das …“. Auch wenn ein Kind im Rollenspiel diverse Figuren mit ihren unterschiedlichen Eigenschaften auftreten lässt, kann dies manchmal verstanden werden, wie wenn unterschiedliche Anteile im Selbst des Kindes interagieren.

Selbstanteile ansehen, entfalten, abwägen und ihre Gewichte verhandeln gehört schon ohne spezielle Techniken zum therapeutischen Alltag. Mit einigen einfachen Methoden können gerade auch bei Jugendlichen Inkongruenzen deutlich gemacht werden. Die Selbstanteile können zum Beispiel auch visualisiert werden.

Theoretischer Hintergrund: Arbeit mit Selbstanteilen

Gibt es ein „wahres Selbst“, wie es die Narzissmustheorie (Miller, 1982) manchmal nahelegt? Anders als eine solche holistische Theorie betonte Rogers mit seinem Modell der „fully functioning person“ schon früh die Dynamik und die fortwährenden Änderungsprozesse innerhalb des Selbst (1959, 1963). Bewegung ist das Entscheidende, nicht ein verstecktes „wahres" Selbst entdecken. Ständige Veränderungen entwickeln das Selbst als „way of being" (1980). Viele Psychotherapiekonzepte der folgenden Dekaden sahen im Selbst darum eher ein Netzwerk von Teilen, die dynamisch miteinander interagieren.

- Perls, Hefferline und Goodman (1951) entwarfen eine dramatisierte Selbstkonversation in dem berühmten Dialog zwischen Topdog und Underdog,
- Satir beschrieb eine innere Bühne (1978).
- Weitere praktisch bedeutsame Theorien sind die Transaktionsanalyse mit ihrer Identifikation von Ich-Zuständen und Antreibern (Berne, 1961) und
- die Systemischen Ansätze mit ihrer Idee von Quasi-Familienmitgliedern als „Sub-Selbste" oder Teile innerhalb der Person (Gaylin, 2001; Schwartz, 1997).
- Hartmann entwickelte die Ego-State-Therapie (Fritzsche & Hartmann, 2009).
- Schulz von Thun beschrieb das Innere Team (1998).
- Gendlin beschreibt innerhalb der experientiellen und personzentrierten Ansätze als erster den „Inneren Kritiker" als rigide, abwertende innere Stimme sowie das innere Kind als zwei rivalisierende Selbstanteile (Gendlin, 1978, 1996). Theoretische Fundierungen dazu erfolgen mit der Schematheorie nach Piaget und Barlett (Barlett, 1932; Greenberg, 2004; Behr, 2009a). Wenn Greenberg und Kollegen mit den zwei Stühlen oder mit dem Inneren Kritiker arbeiteten (Greenberg, Rice & Elliott, 1993, S. 254; Greenberg, 2004, S. 86–88) entfalten sie konfligierende emotionale Schemata, die „einerseits gesellschaftliche Sollensforderungen repräsentieren, und andererseits ... organismische Gefühle und Bedürfnisse bewahren". Mearns und Thorne (2000) nennen solche Teile des Selbst „Configurations" und meinen damit „ein kohärentes Muster von Gefühlen, Gedanken und bevorzugten Verhaltensweisen" (S. 102; siehe auch Mearns, 2002). Das Konzept von Vahrenkamp und Behr (2004, 2007) betont, dass Begriffe wie „innerer Kritiker" oder „inneres Kind" gegenüber Klienten nicht verwendet werden sollten, damit sie eigene Bezeichnungen für ihre Selbstanteile finden (zum Beispiel „Quengelbaby", oder „Mahner", usw.). Sie betonen, dass die Klientenperson in sich als weiteren Selbstanteil auch eine integrierende und moderierende Instanz konstruieren sollte, die das Zusammenwirken aller stützt. Sie wäre quasi ein „innerer Facilitator", der allen Selbstteilen Gehör und Wertschätzung verschafft.

Selbstanteile im Gespräch herausarbeiten

Jugendliche berichten häufiger von Ambivalenzen. Sie sagen etwas wie „Ich mache immer/Ich denke oft… , aber ich weiß, das ist blöd." – Solche Ambivalenzen kann die Therapeutenperson in der empathischen Reflexion herausstellen und explizit machen: „Da magst du dich nicht mit/das hasst du an dir, aber es gibt auch was Kräftiges in dir, das sagt …" In der therapeutischen Intervention werden beide Teile anerkannt; innere kritische Stimmen und Appelle werden dem Gefühlserleben gegenüber gestellt.

Beispiele:
Jugendlicher: „Ich will eigentlich nicht mit ihr rumstreiten und so hässliche Sachen sagen, aber dann geht es doch los, weil es so ungerecht ist."
Therapeutenperson: „Willst ruhig bleiben und dich nicht aufregen, aber das Gefühl ist Empörung, wie ein innerer Aufschrei …?"

> *Jugendlicher:* „Ich hasse mich dafür, dass ich mir da immer wieder in die Hose mache und dann so faule Kompromisse eingehe.“,
> *Therapeutenperson:* „Du solltest wirklich stark und hart sein, aber das Gefühl ist Vorsicht, nichts kaputt machen …?“.

Manchmal berichten Jugendliche auch unmittelbar von zugleich vorhandenen Eigenschaften bzw. Selbstanteilen, dies sollte natürlich aufgegriffen werden:

> **Beispiel:**
> *Jugendlicher:* „Ich wähle eigentlich immer den Weg, was alle machen, wo nichts passieren kann, aber manchmal krieg ich so Lust, das eben anders zu machen, so was halt was keiner macht, wo man nicht weiß wie es wird.“
>
> Hier kann die Therapeutenperson gut die verschiedenen Selbstaspekte unterstreichen: „Das hört sich an, wie wenn du da mehrere Seelen in der Brust hast, eine die Sicherheit will und nicht auffallen, und eine andere mutige, die was ganz Eigenes will …?“.

Geldard und Geldard (2004, S. 113) schlagen vor, bei Ambivalenzen manchmal provokativ den Kontrollaspekt zu betonen, um so eine tiefere Selbstexploration auszulösen.

> **Beispiel:**
> *Therapeutenperson:* „Fast glaube ich, dein Ärger schafft es irgendwie, dich reinzulegen und zu kontrollieren, anstatt dass du deinen Ärger kontrollierst. Wie macht er das bloß?“

Das Herausarbeiten von Selbstanteilen des Jugendlichen im Gespräch muss geduldig mit vielen empathischen Reflexionen erfolgen bevor die nächste Stufe der selbstexplorativen Teilearbeit beschritten werden kann.

Selbstanteile benennen und einem Symbol zuordnen. Die Jugendliche wird gefragt, ob ihr ein treffender Name für einen Teil einfällt. Zusätzlich oder anstelle der Namensgebung kann auch ein Symbol zugeordnet werden. Hierzu sollte man eine Auswahl an Gegenständen vorhalten (vgl. Kasten).

Mögliche Symbole zum Repräsentieren von Erleben bei Jugendlichen:

- *Abstrakte Gegenstände:* Mineralsteine, Bauklötze, Glasperlen, Kristallkugel, Kissen, Schmuckstücke
- *Figuren:* Stofftiere, kleine Kunststofftiere, Babuschka-Puppen
- *Puppenhausmaterial:* Puppenschuhe, Minimöbel, Playmobilfiguren
- *Gegenstände aus Sandspielausstattung:* Mini-Realgebäude wie zum Beispiel Eifelturm, Brandenburger Tor, Atomium, Kirchen; Madonnenfigur, Bombe, Sterne, Schatzkiste, Sarg, Feder, usw.

Gegebenenfalls kann der Name des Selbstanteils auf kleine Zettel notiert werden und in der Nähe des Symbols platziert werden. Für ältere Jugendliche oder Erwachsene reichen Puppenschuhe, Bauklötze, Kissen oder Mineralsteine für eine solche Arbeit aus.

Beziehungen und Gewichte herausstellen

Der Jugendliche wird gebeten, die Symbole so vor sich auf den Boden zu stellen, sodass eine Relation zum Ausdruck kommt. Dazu eignet sich auch gut ein Sandspiel-Sandkasten, der dann durch die Formbarkeit des Sandes noch weitere Prozesse ermöglicht. Die Relation kann ausdrücken:

- Welche Anteile sind stärker und schwächer, wer dominiert wen?
- Wie stehen sie zueinander?
- Wo sind sie in Relation zur Klientenperson (zum Beispiel direkt im Sichtfeld, neben oder hinter der Person).

Es kann auch vorgeschlagen werden, Körperhaltungen zu probieren, die typisch für den jeweiligen Selbstanteil sind. Auch kann jetzt herausgearbeitet werden, ob diese Anteile in den verschiedenen Alltagsbereichen unterschiedlich auftreten. Vielleicht ändern sich auch wieder Bezeichnungen oder ein Element teilt sich weiter auf oder zwei Teile verschmelzen. *Man hat sehr viel erreicht, wenn man in der therapeutischen Arbeit mit einem jungen Menschen an eine solche Stelle gekommen ist.*

Miteinander reden

Weitere Schritte sind mit *älteren Jugendlichen* und *jungen Erwachsenen* möglich, wenn die Teile zunächst deutlich identifiziert und benannt sind. Dabei wird versucht, die Teile in einen Dialog miteinander zu bringen. Die Klientenperson soll jeweils für die Teile wörtlich sprechen und Gefühle, Beziehungen, Wünsche, Forderungen formulieren, die diese an andere Selbstanteile haben. Diese angesprochenen Teile antworten dann, usw. Dabei kann der Klientenperson auch vorgeschlagen werden, sich jeweils hinter den redenden Teil zu stellen. Dies intensiviert den Prozess, wird allerdings mental und auch körperlich als sehr anstrengend empfunden. Ein vollständiges Konzept für eine solche Arbeit – bezogene auf Erwachsene – findet sich bei Vahrenkamp und Behr (2004, 2007).

Babuschka-Arbeit nach Weinberger

Eine ausgesprochen jugendgerechte Form der Arbeit mit Selbstanteilen schlagen Weinberger und Papastefanou (2008, S. 124–127) vor. Sie verwenden die sechsfach ineinander platzierten russischen Babuschka-Puppen (russische Puppe). Sie schlagen Jugendlichen vor, Eigenschaften ihrer selbst (zum Beispiel fleißig, unbeliebt, wild usw.) mit den einzelnen Teilpuppen zu verbinden. Die Eigenschaften werden auf kleine runde Zettel notiert, zum Beispiel drei positive und drei negative. Damit wird dann je nach Therapiesituation gespielt: Wer ist stärker, lauter, wer zum Beispiel leise, aber wichtig, usw. In welchem Lebensbereich ist das eine, wo das andere im Vordergrund, bzw. mit den eher äußeren Puppen verbunden, in welchen Beziehungen und Relationen stehen die Teile zueinander. Würden sie auch miteinander reden, wenn ja, was?

Leider sehen die Puppen alle gleich aus. Ein unschätzbarer Vorteil dieses Mediums besteht aber darin, dass sie am Ende dieser Arbeit alle wieder ineinander verschachtelt werden. Für die Jugendlichen ist so in einer sinnlich ungemein starken Symbolik erfahrbar, wie die Selbstanteile alle in ihnen zugleich leben „Diese Momente, wenn die Jugendliche damit beschäftigt ist, die auseinander genommenen Teile der einen Puppe wieder zusammenzufügen, diese Momente haben oft etwas „Magisches. Wichtig ist dabei, nichts zu sagen, nur mit innerer Anteilnahme dabei zu sein, da dies eine starke unbewusste Wirkung hat, die nicht zerredet werden sollte“ (Weinberger & Papastefanou, 2009, S. 125).

Auch bei der Arbeit mit Selbstanteilen sollten die Äußerungen der Jugendlichen geduldig empathisch reflektiert und so die Selbstexploration vertieft werden.

Focusing mit Jugendlichen

Vlerick (2008) entwickelte ein Programm für 15- bis 18-jährige Jugendliche, dass sich insbesondere für Klienten mit internalisierten Störungen zu eignen scheint: Selbstunsicherheit, Entscheidungsschwäche, Angst, Depression. Als Gruppenprogramm, mit nur sechs 90-minütigen Sitzungen vermittelt es die Focusing-Technik und führt in das Konzept des „Inneren Kritikers“ ein. Vlerick evaluiert seine Gruppentherapien mit Vorher-Nachher-Messungen und berichtet subsummierend beachtliche Veränderungen. „All the adolescents were satisfied with the focusing training. They felt they had learned something about their self-image, were happy with the skills they acquired in the focusing training and thought the training could be used in daily life.“ (S. 91).

6.5.4 Gestalten

Gestaltungsprozesse helfen Jugendlichen, ihr Erleben besser auszudrücken. Durch die Arbeit an einem Material können sie ihre Gefühle, Beziehungen und Themen zunächst sprachfrei ausdrücken. Sie externalisieren sie auf diese Weise, dies ist weniger bedrohlich. Oft wird zunächst gestaltet, danach darüber geredet. Günstig ist auch ein Wechselspiel, bei dem Gestalten und dann Reden über die Bedeutungen sich einander abwechseln. Wie bei Kindern spielt auch hier das Erleben während des Gestaltens eine Rolle, jedoch können Jugendliche zusätzlich recht gut eine Metaposition zu ihrem Erleben einnehmen. Einen Erlebensprozess wie Erwachsene länger zu verfolgen, können sie nicht so gut, da hilft das in der Gestaltung Geschaffene, es kann einen Anker für das Erleben bieten und sehr erleichtern, darüber zu reden. Therapeutisch sollten wir die Fähigkeit Jugendlicher, so über ihr Erleben zu sprechen, ausnützen und dabei empathischen Reflexionen anbieten.

Zeichnen

Zeichnen ist eine sehr flexibel einsetzbare Möglichkeit, sprachlich schwer auszudrückendes Erleben zu symbolisieren. Während eines Gespräches kann sofort und unaufwendig dazu übergegangen werden, die wenigen nötigen Materialien können stets bereitliegen. So kann das Zeichnen unmittelbar an den Erlebensfluss beim Gespräch anknüpfen.

Gut vorhaltbare Materialien für Phasen des Zeichnens:

- Eine Unterlage mit weißen Papier- oder Pappbögen (mind. im DIN-A3-Format).
- Blei- und Buntstifte, Wachsmalkreiden und Filzstifte.
- Eventuell eine Staffelei mit größeren Bögen, Fingerfarben und ein breiterer Pinsel.

Die Ausgangspunkte können sehr vielfältig sein. Aktuelles Erleben kann zeichnerisch symbolisiert werden. Es wird so der Benennung und Verarbeitung besser zugänglich

(Preuss, 1990). Konturen der Persönlichkeit und Selbstkonzeptanteile können in einer Sequenz von Sitzungen immer differenzierter werden und damit wie eine Signatur der Person verstanden werden (Groddek, 1990).

Eine Phase des Zeichnens beginnt meist auf Anregung der Therapeutenperson. Kriterium sind manifeste Hinweise, dass die Klientenperson damit besser in einen Erlebensprozess einsteigen kann. Zum Beispiel wenn die sprachliche Selbstexploration stockt oder der Jugendliche oft in Bildern/Metaphern spricht („Ich weiß nicht genau, das ist dann wie dunkle Wolken in mir. Ich bin dann so zittrig und in mir ist alles wie Nadeln."). Die Therapeutenperson knüpft an eine solche Aussage an, oder sie regt selbst eine Frage oder Thematik an.

Selbstkonzept-Themen. In der Anfangsphase einer Therapie kann dem Jugendlichen vorgeschlagen werden, ein Bild über sich selbst zu malen. Dies ist auch später bei grundsätzlicheren selbstkonzeptbezogenen Themen möglich. In der Arbeit mit Jugendlichen mit einer Lern- oder geistigen Behinderung geht Rust (2009) so vor, dass sie ein Blatt mit Themen beschriftet wie: „Name" und was er gerne mag/„Name" und was er gut kann/„Name" und was Besonderes an ihm ist etc. Zudem schlägt Rust auch vor, in einer späteren Stunde den Kopf des Jugendlichen möglichst detailgenau zu zeichnen. Sie kreiert so eine humorvolle spielerische Atmosphäre; sie regt dann noch an, die eigene Gedankenwelt in den Kopf einzuzeichnen. Weinberger und Papastefanou (2008) schlagen vor, den Körperumriss, wenn möglich, lebensgroß auf eine Tapetenrückseite zu zeichnen, und dann den Jugendlichen anzuregen, Eigenschaften und Fähigkeiten dort hineinzuschreiben. Dies lässt sich auch sprachärmer durch Zeichnungen, eingeklebte Bilder oder entsprechend platzierte Gegenstände durchführen und so verlebendigen. Auch kann vorgeschlagen werden, ein Wappen, ein Tattoo, ein Mandala zu zeichnen.

Zudem bietet sich an, im weiteren Gesprächsverlauf folgende Anregungen weiterzuentwickeln (Rust, 2009):
- „Wer zu mir gehört – Wer mir besonders wichtig ist."
- „Wen und was ich mitnehmen würde, wenn ich eine Insel geschenkt bekäme."
- „Wenn ich ein Haus bauen dürfte."
- „Licht und Schatten, Freud und Leid."
- „Meine Lebensleiter – Wichtige Stationen in meinem Leben."
- „Trauerarbeit – Andenken an Verstorbene."

Brückenbild (Weinberger & Papastefanou, 2008, S. 155f.). Kindheit und Erwachsensein werden jeweils als das Ufer eines Flusses gezeichnet. Das Kindheitsufer mit wichtigen Ereignissen, Ressourcen, Bezugspersonen oder Gelerntem, das Erwachsenenufer mit Zielen, Zukunftsvisionen, Ängsten, Wünschen, usw. Eine Brücke symbolisiert nun die Jugendphase. Was bildet das Geländer, was gibt einen schützenden Halt (zum Beispiel Freunde, Fähigkeiten, Hobbies, ...)?

Begrenzung auf abstrakte Metaphern (Geldard & Geldard, 2008). Dem oder der Jugendlichen wird vorgeschlagen, ein Bild zu zeichnen, wobei sie nur Linien, Symbole, Umrisse, Formen und Farben benutzt. Themen können sein:
- Die eigene Familie.
- Die Person selbst.

- Teile des Selbst, die die Person in sich erlebt.
- Eigene Gefühle, die momentan da sind.
- Gefühle zu besprochenen Themen, Probleme, usw.

Sandspiel

Das Sandspiel ist für Jugendliche sehr gut geeignet, allerdings sollte die Ausstattung nicht nur kindbezogen mit Cowboys, Indianern, Rittern und Kunststofftieren sein, sondern die reiche Auswahl einer Erwachsenentherapie-Ausstattung bieten (vgl. auch Kapitel 5.5). Bei der Arbeit mit Jugendlichen kann zunächst ein analoges Vorgehen wie beim Zeichnen gewählt werden.

Der große Vorteil des Sandspiels ist, dass das Gestaltete dann immer weiter verändert werden kann oder sogar in ein Rollenspiel münden kann. Die Therapeutenperson kann nach einem Gestaltungsprozess und dem Gespräch darüber zum Beispiel anregen: „Wenn nun [dies oder das], [geschähe, verschwunden wäre, hinzukäme], wie würde sich das Bild verändern?“ (vgl. dazu auch Tab. 7).

Insbesondere die Arbeit mit *Selbstanteilen* (siehe oben) kann über das Sandspiel beeindruckende Verlebendigungen erfahren. Die Person kann die Selbstanteile mit Sandspielgegenständen symbolisieren und dann im Sand sehr gut in einen dynamischen Prozess bringen, beispielsweise indem sie ihre Distanz variiert, miteinander reden oder sogar im Stile eines Rollenspiels interagieren lässt.

Werken

Auch das Werken mit Holz eignet sich hervorragend für ältere Kinder und Jugendliche, insbesondere Jungen ab dem 11./12. Lebensjahr. Sie fühlen sich von einem Spielzimmer oft nur wenig angesprochen, benötigen neben dem Gespräch aber ein altersgemäßes Aktivitätsmedium. Entsprechend nehmen sie einen Werkstattraum sehr gut an. Die Arbeit an einer Werkbank begegnet mit großer sinnlicher Macht dem Wunsch nach Ausprobieren und Selbstwirksamkeit. An einer Werkbank geschaffene Gegenstände können Bedeutung in der realen Welt besitzen. Der junge Mensch erlebt Kompetenz und Selbstwert.

Dazu ist das Therapiezimmer idealerweise mit einer guten Werkbank und einer reichhaltigen und gut sichtbaren Werkzeugsammlung sowie mit entsprechenden Maschinen ausgestattet (vgl. Abb. 16). Die Ausstattung kann durchaus dem Level ambitionierter Heimwerker entsprechen. Die Therapeutenperson gibt konkrete Hilfen und bedient gegebenenfalls die Maschinen zur Unterstützung. Sie muss handwerkliche Kompetenzen besitzen. Neben der Beziehungserfahrung mit der Therapeutenperson soll der Jugendliche Kontrolle über das Werkstück erleben und auch zu einem Ziel kommen. Dazu können auch vorgefertigte Bauteile/Bausätze verwendet werden, um den Arbeitsvorgang zu erleichtern.

Beispiel: Hasenhaus

Sven zimmert für seinen Hasen „Anton“ ein Haus und sagt: „Da kann er sich dann sicher drin fühlen.“ und nach einiger Zeit: „Das bräuchte ich auch.“

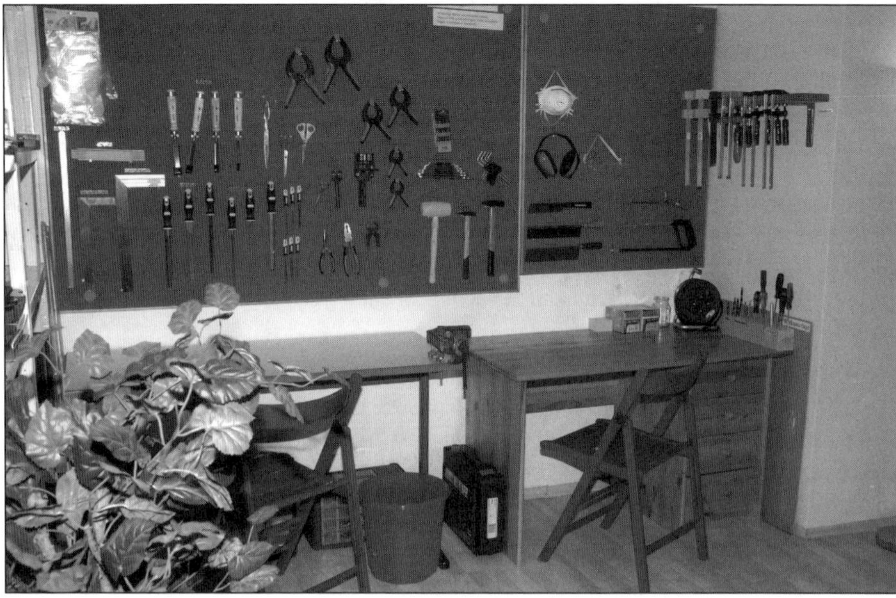

Abbildung 16: Eine Werkbank und eine reichhaltige und gut sichtbare Werkzeugsammlung begegnen mit großer sinnlicher Macht dem Wunsch nach Ausprobieren und Selbstwirksamkeit. An einer Werkbank geschaffene Gegenstände können Bedeutung in der realen Welt besitzen. Der junge Mensch erlebt Kompetenz und Selbstwert (© Marion Borchert).

Training – Reflexion – Erfahrungsübungen

Diverse Übungen zu empathischen Reflexionen und dessen Grundprinzipien bei Kindern und auch Jugendlichen finden sich bereits in Kapitel 5. Sie passen auch zu der hier beschriebenen Arbeit und sind als Grundlage sehr hilfreich.

Übung A: (Klein-)Gruppendiskussion: *„Quellen der Empathie"*

Bitte tauschen Sie sich in der (Klein-)Gruppe darüber aus, woraus Sie Ihre Empathie in einen Gesprächspartner meist beziehen: Kognitive soziale Perspektivübernahme, Dekodieren von Ausdruckssignalen oder aus Ihrer Berührbarkeit? Wie läuft der Versuch, sich einzufühlen bei Ihnen innerlich ab?

Übung B: Diskriminationsübung: *Bedeutungsebenen*

Überlegen Sie, welche Bedeutungsebene bei den folgenden empathischen Reflexionen von der Therapeutenperson jeweils angesprochen wird.
Ein Jugendlicher berichtet von seiner Verzweifelung, dass seine Freundin mit anderen flirtet.

Therapeutenperson:
1. „Das gibt dir regelrecht einen Stich in den Leib ..."
2. „Das ist so eine locker-fröhliche Art, so was ganz Selbstverständliches, was für dich besonders schlimm ist ..."

3. „Da fühlst du dich irgendwie zu stolz, das noch länger mit anzusehen…"
4. „So etwas hast du noch nie erlebt und kannst es kaum einordnen was das jetzt für euch bedeutet…"
5. „Es macht dich ganz fertig, dass so zu erleben…"

Eine Jugendliche berichtet von ihrer Verunsicherung, dass ihr Vater arbeitslos geworden ist.

Therapeutenperson:
1. „Vor allem dass dies so plötzlich und unvorbereitet gekommen ist, hat was Bedrohliches…"
2. „Das wirft ganz viele Fragen in dir auf…"
3. „Von Mitschülern hattest du so was schon mal mitbekommen, aber erst jetzt verstehst du was das heißen kann…"
4. „Da ist dir regelrecht schwindelig geworden, als die Nachricht kam…"
5. „Da kommt so ein Gefühl hoch, ob du jetzt sozial abgestiegen, ja minderwertiger geworden bist…"

Übung C: Einzelübung: *Erlebnisinhalte Verbalisieren auf mehreren Bedeutungsebenen*

Formulieren Sie empathische Antworten auf die Äußerung des Jugendlichen. Suchen Sie *mehrere* Möglichkeiten *auf möglichst vielen Bedeutungsebenen.* Notieren Sie Ihre Antworten und die Bedeutungsebenen; anschließend diskutieren, vergleichen und begründen Sie die jeweiligen Ideen in der Gesamtgruppe.

16-jähriges Mädchen: „Meine Schwester lässt da nicht locker, sie will unser Zimmer für sich, aber ich werde nicht ausziehen und in die blöde Kammer gehen."

VEE: ______________________ Bedeutungsebene: ________________

14-jähriger Junge: „In meiner Klasse gibt's Cliquen, aber ich gehör zu keiner, wenn ich will kann ich mit allen, die mögen mich irgendwie, vielleicht wegen dem Sport."

VEE: ______________________ Bedeutungsebene: ________________

15-jähriger Junge: „Ich hab ihr [der Mutter] dann Heftzwecken in den Schuh montiert, so unter die Einlegesohle dass nur die Spitze oben rausstícht, nach zwei Stunden hab ich die wieder raus gemacht, sie hat es also nicht mitbekommen, ich war ganz ruhig dabei, aber jetzt denke ich auweia auweia was war das denn."

VEE: ______________________ Bedeutungsebene: ________________

13-jähriges Mädchen: „Ja die Jungs fahren darauf ab, total, ich mach mich ja auch zurecht. Das kann ich nicht gebrauchen, dass die [Mutter] sagt, das ist nuttig, das ist nämlich wie auf den Bildern sogar aus ihren Zeitungen."

VEE: ______________________ Bedeutungsebene: ________________

Übung D: Rollenspiel in der Klein- oder Dreiergruppe: *Empathie und Fragen*

Person 1 spielt die Jugendliche, welche die Therapeutenperson mag und offen für ihre therapeutischen Interventionen ist. *Bitte machen Sie es der Therapeutenperson nicht zu schwer.*

Person 2 spielt die Therapeutenperson. Sie geht empathisch auf die Jugendliche ein, insbesondere mittels VEE, und verwendet zusätzlich erlebnisaktivierende bzw. lösungsorientierte Fragen.
Dauer: ca. 7 bis 10 Minuten.
Anschließend Erfahrungsaustausch: Welche Momente waren erhellend, haben etwas bewegt? Wie hat sich die Beziehung verändert? Wo ist Nähe, wo Distanz entstanden?

Szenario 1: Nicht schlau genug
Die 14-jährige Vera leidet unter ihren mittelmäßigen Schulleistungen, ihrer Hauptschulempfehlung, ihrem Status als einziges deutsches Mädchen in der Hauptschulklasse, unter ihrer deutlich intelligenteren 15-jährigen Gymnasiasten-Schwester und unter dem Zerstrittensein ihrer Eltern, die sich zwar um sie kümmern und sie fördern, sich aber in vielem uneinig sind und jeweils ihre eigenen Lebensweg gehen. Vera ist morgens oft kaum dazu zu bewegen, zur Schule aufzubrechen, sie braucht quälend lange für die Hausaufgaben, die sie nie ohne Betreuung durch ein Elternteil macht. Sie hat nie wirkliche Freizeit, weil sie Nachhilfe bekommt, in einer Tanzgruppe ist, ein Musikinstrument lernt und auch noch im Sportverein trainiert. Sie ist lebhaft und kann durchaus ihre Meinung sagen. *Im Beratungsgespräch sagt sie, sie will unbedingt auf eine andere Schule.*

Szenario 2: Mädchengang
Pia ist 16 Jahre alt und Mitglied einer Mädchengang. Sie ist tätowiert und trägt Schmuck mit faschistoider Symbolik. Sie ist bereits mehrfach dem Jugendamt und auch der Polizei aufgefallen, weil die Gang andere unterlegene Jugendliche nachts angegriffen, verletzt oder beraubt hat. Sie lebt auch aus diesem Grund im Heim, in dem die Therapeutenperson sozialtherapeutisch auf Pia einwirken sollen. Die Familienverhältnisse sind desolat, die Eltern drogenabhängig und praktisch nicht erreichbar, einzige Bezugsperson ist eine Oma, die Ihnen und dem Heim gelegentlich, aber unzuverlässig als Ansprechpartnerin zur Verfügung steht. Das Heim bietet Pia ein stark strukturiertes Umfeld mit strengen Regeln. So kann sie dort leben, aber die Betreuer erleben den Umgang mit ihr als ständigen Kampf und alle leiden unter ihren aggressiven Ausbrüchen. Sie haben in den therapeutischen Gesprächen mit Pia bereits viel erreicht. Sie ist recht intelligent, öffnet sich Ihnen gegenüber, kommt fast regelmäßig, die Stunden sind ihr wichtig, sie fühlt sich von Ihnen verstanden, idealisiert Sie gelegentlich. Derzeit geht es in den Gesprächen um den Umgang mit Frustrationen, Bedrohung und um das Erarbeiten von Werten und Verhaltensregeln in Hinblick auf ihre Aggressivität und bei Streitigkeiten.

Ein weiteres Gespräch beginnt, Pia berichtet eine Episode, wie sie bei einem Streit zunächst ruhig bleiben und reden konnte, dann aber doch das andere Mädchen zusammengeschlagen hat. Ihre harte Bestrafung findet sie ungerecht, die Ambivalenz ihrer Gefühle und ihres Verhaltens kann sie jedoch diskutieren. Werte und Sinnfragen können in Grenzen mit ihr besprochen werden.

Übung E: Selbsterfahrung im Zeichnen: *Meine Gedankenwelt* (vgl. Rust, 2009, hier Kapitel 6.4)

Arbeiten Sie zu zweit. Zeichnen Sie den Kopfumriss Ihrer Partnerperson auf ein möglichst großes Blatt (min. DIN-A3-Format, besser Tapetenrückseite). Die umrissene

Person füllt ihren Kopfumriss nun mit verschiedenen Themen aus, die sie gedanklich beschäftigen. Verwenden Sie dafür möglichst viele verschiedene Stifte, Zeichenutensilien und auch Bilder aus Illustrierten im Sinne einer Collage. Reservieren Sie ein leeres Feld für Themen, die Ihnen jetzt nicht einfallen oder die Sie im aktuellen Rahmen nicht mitteilen möchten. Die Partnerperson begleitet den Gestaltungsprozess empathisch.
Anschließend Gespräch und Erfahrungsaustausch. Dann Rollentausch. Komplettieren Sie das reservierte leere Feld gegebenenfalls zu Hause.

6.6 Interaktioneller Modus: Beziehungserfahrungen aktivieren

Die Therapeutenperson bietet die Thematisierung der Beziehung an, die sich zwischen Jugendlichem und ihr ereignet. Dazu greift sie Andeutungen auf, die auf die Beziehung gerichtet sind. Sie setzt sich mit den Jugendlichen auseinander, sie kann ihre Meinung sagen. Sie kann ihre eigenen Gefühle angesichts der Beziehung oder der besprochenen Thematik einbringen. Sie kann Jugendliche auch mit Widersprüchen konfrontieren. All dies kann nur gelingen, wenn eine solide facilitative Beziehung entstanden ist.

6.6.1 Die Bedeutung interaktioneller Erfahrungen für Jugendliche

Idealtypischerweise erleben Jugendliche in einer interaktionellen Situation das *Zugleich von Bindung und Autonomie*. Sie würden sich gut verstanden fühlen und zugleich Freiraum zum Erproben eigener neuer Entwicklungsschritte erleben. Dort, wo Grenzen zu ihrem Schutz gesetzt werden, würden sie diese auch dann hinnehmen, wenn sie ihnen übertrieben erscheinen. Weil sie zugleich die Einfühlung und Sorge der Eltern erleben können. Die meisten Jugendlichen, die wir in der Therapie sehen, erlebten eine solche Bindung nur unzureichend. Es kommt darauf an, sie bei der Interaktion mit der Therapeutenperson erfahrbar zu machen.

Positive Bindungserfahrungen werden durch Einfühlung und Responsivität geprägt, dies wurde durch die Bindungsforschung eindrücklich belegt (Grossmann & Grossmann, 1977, 2004). Später, insbesondere im Jugendalter, wird Bindung zusätzlich durch elterliche Schutzfunktionen und Grenzsetzungen erlebbar. Dies ist oft ein impliziter Mechanismus, da Begrenzungen des Autonomiestrebens natürlich zunächst als störend empfunden werden. Jugendliche benötigen jedoch im Gleichschritt mit ihrem Autonomiestreben auch Halt, eine teilweise Verantwortungsübernahme, Grenzen und sorgende Reaktionen ihrer Bezugspersonen. Sie benötigen ein *Zugleich* von wertschätzender Einfühlung, Gegenmeinungen und Grenzen.

Um eine Bindung zur Therapeutenperson als Sicherheit stiftend erleben zu können, sollte die Therapeutenperson neben ihrer Arbeit im facilitativen Modus auch gegebenenfalls ihre Sorge, ihre Gefühle, ihre Fragen und Meinungen mitteilen. Sie konturiert sich, macht sich als individuelle Person erkennbar, die sich – in nicht besitzergreifender Weise – um den jungen Menschen sorgt. Sie fühlt sich nicht nur ein, sie diskutiert auch mit ihm. Sie setzt auch Grenzen, zum Beispiel, wenn ihr persönlicher Bereich oder das Setting der Therapie betroffen ist. Manche Therapeuten vertreten, dass die Therapeutenperson auch Forderungen stellen kann (Fröhlich-Gildhoff, 2008b).

In der Interaktion mit einer so arbeitenden Therapeutenperson kann der junge Mensch seine Interaktionsschemata verändern (Behr, 2009b). Die Person erlebt so,

- dass ihre Autonomiesuche von Sorge begleitet sein kann, ohne dass sie entwertet oder bedroht wird,
- dass sie sich einem Rat anvertrauen kann, ohne dass von ihr Besitz ergriffen wird,
- dass sie kontrovers diskutieren kann und zugleich dabei anerkannt wird,
- Ehrlichkeit und Konsistenz im Verhalten der Therapeutenperson,
- emotionale Reaktionen der Therapeutenperson auf ihr Verhalten, wie zum Beispiel Enttäuschung, Trauer, Sorge, und wird aufgrund der gewachsenen Beziehung davon berührt,
- bei sich selbst, dass sie diese Therapeutenperson in anderer Weise ernst nimmt als andere Bezugspersonen.

Das Bündel solcher Erfahrungen in der Beziehung zur Therapeutenperson verändert den Alltag der Jugendlichen. Die junge Person kann ihre Beziehungen neu einschätzen, daran messen, sich selbst darin neu erfahren, neue Erfahrungen ihrer eigenen Responsivität in Kontakten machen. Ihr Beziehungsverhalten wird erweitert. Ihre sozial-emotionalen Schemata im Beantworten von Interaktionen verändern sich. Damit verändert sich die Selbststruktur (Stern, 1986).

6.6.2 Die Bedeutung des interaktionellen Modus für die Therapeutenperson

Die Therapeutenperson bleibt stets Fachperson. Sie wahrt persönliche Grenzen bei der Beziehungsgestaltung. Sie versucht zudem, ihre emotionale Anteilnahme am Schicksal der Klientenperson zu kontrollieren. Zugleich macht sie sich aber als reale Person erlebbar, die auch Anteil nimmt und potenziell so emotional reagiert, wie es in sonstigen näheren Beziehungen denkbar wäre. Dieses Zugleich kann insbesondere bei der Arbeit mit Jugendlichen sehr anstrengend sein.

Praktisch geht die Therapeutenperson so vor, dass sie ihre Wahrnehmung immer auch auf den persönlich anteilnehmenden Teil ihres Selbst richtet und diesen auch sichtbar macht, natürlich nur in so weit, wie es für den Jugendlichen nicht verletzend ist. Die Therapeutenperson reagiert, *wie wenn* sie persönlich involviert, betroffen, besorgt ist. Diese Reaktionen sind echt, sie spielt dem jungen Menschen nichts vor. Die Therapeutenperson behält aber ihre Fähigkeit, sich von diesem Selbstanteil innerlich zu distanzieren. Sie beobachtet sich damit, und damit ihr Fühlen, Denken und Reagieren als Fachperson. Sie richtet ihr Vorgehen dann nach fachlichen Gesichtspunkten aus, ihr Selbstanteil Fachperson bleibt die Grundlage ihrer Arbeit. Ihr persönlich anteilnehmender Teil, der Teil, mit dem sie sich in die Beziehungsstrukturen des Jugendlichen verstricken lassen könnte, ist echt und wahr. Das ist die Therapeutenperson *auch*. Und zugleich bleibt dieses Moment der Beziehung zum Jugendlichen ein „Wie-wenn". Sie ist „nur" Therapeutenperson und zugleich besorgt, anteilnehmend, mitschwingend oder begeistert über Erfolge.

Dieser subjektive Teil der Therapeutenperson hat viel Macht in ihrem eigenen mentalen Netzwerk. Das kann nicht anders sein, nehmen Therapeutenpersonen doch über viele Monate an substanziellen Entwicklungen ihrer jungen Klienten teil. Dieses Committment bildet auch ein sehr konstruktives Moment der Therapie, solange es der Therapeutenperson gelingt, das innere Geschehen aus einer Metaposition zu sehen. Sie sollte zum Beispiel Ansätze von Verstrickungen oder Gut-Böse-Spaltungen erkennen, Entwertungen aushalten oder mit Idealisierungen umgehen können. Besonders herausfordernd ist dies im Rahmen der Hilfe für Jugendliche mit Selbststrukturstörungen (Brandt & Heinerth, 2006; Hammer, 2010; Jürgens-Jahnert, 2010). Die Schwierigkeit kennzeichnet aber auch insgesamt die Arbeit mit Jugendlichen, da Persönliches, Auseinandersetzung, Diskussion oder unstetes Verhalten einen viel größeren Raum einnehmen als bei Kindern oder Erwachsenen. Jugendtherapie ist darum am wenigsten ohne regelmäßige Supervision denkbar.

6.6.3 Praktische Umsetzung auf dem Boden von Authentizitäts-Konzepten

Das praktische Handeln der Therapeutenperson gründet auf den Authentizitätskonzepten nach Rogers bzw. auf dem Konzept des Therapeuten als „reales Objekt" in der psychodynamischen Selbst-Objekt-Theorie (vgl. auch Seiffge-Krenke, 2010, S. 257). Authentisch, echt, glaubwürdig, kongruent sein stellt demnach eine der Kernbedingungen für eine helfende Beziehung dar. Rogers ging es ursprünglich vor allem darum, eine unpersönliche, distanzierte „Weiße Kittel"-Psychotherapie zu vermeiden, in welcher der Psychotherapeut als ein Fachmann, ohne persönliche Beteiligung, den Patienten quasi als Objekt behandelt. Er möchte eine individuelle, transparente und glaubwürdige Persönlichkeit, die ihren Status als Fachkraft relativiert.

Genau dies wollen Jugendliche, sie möchten keinen Weißkittel-Therapeuten. Wenn eine Beratung/Psychotherapie überhaupt infrage kommt, dann in einer *persönlichen, ehrlichen, verständnisvollen Beziehung mit einer realen Person ohne Fachkraftallüren*. Rogers Definition der Kernbedingung, authentisch zu sein, lautet durchaus passend folgendermaßen:

> „Dies ist die grundlegendste unter den Einstellungen des Therapeuten, die den positiven Verlauf einer Therapie fördern. Eine Therapie ist mit größter Wahrscheinlichkeit dann erfolgreich, wenn der Therapeut in der Beziehung zu seinem Klienten er selbst ist, ohne sich hinter einer Fassade oder Maske zu verbergen. Der theoretische Ausdruck hierfür ist Kongruenz; er besagt, dass der Therapeut sich dessen, was er erlebt oder leibhaft empfindet, deutlich gewahr wird und dass ihm diese Empfindungen verfügbar sind, so dass er sie dem Klienten mitzuteilen vermag, wenn es angemessen ist." (Rogers, 1957, S. 98)

Diese Definition umfasst zwei Aspekte von Authentizität:

- *Internale Kongruenz:* Die Person ist mit sich selbst eins, sie erlebt, was in ihr geschieht, ihr Selbstbild und ihre Gefühlserfahrungen passen zusammen. Sie ist in sich kongruent.
- *Kommunikative Kongruenz:* Sie kommuniziert eindeutig, Tonfall oder Körpersprache vermitteln nichts anderes als was sie spricht. Eine Botschaft wird widerspruchsfrei auf verschiedenen Kommunikationskanälen gesendet: Text, Stimmfarbe, Stimmmodulation, Gesichtsausdruck, Körpersprache passen. Sie kommuniziert kongruent.

Internale Kongruenz ist die Voraussetzung für kommunikative Kongruenz. Aus diesem Grund sind Supervision, Selbsterfahrung und Eigentherapie für Helfer notwendig, die im psychosozialen Feld arbeiten.

Aus der Forschung: Internale und kommunikative Kongruenz bei unterrichtenden Lehrern

Behr, Doubek und Höfer (2002) untersuchten, ob internal kongruente Lehrkräfte (gemessen durch Selbstkonzeptfragebögen) auch in der Kommunikation als kongruent wahrgenommen werden (Rating durch trainierte Beobachter), während sie vor der Klasse unterrichten. Dies ist der Fall: Es fand sich eine Korrelation des „Als-kongruent-wahrgenommen-Werdens" von .38 mit dem günstigen Wahrnehmen eigener Erfahrungen; und eine Korrelation von .51 mit positiver psychischer Befindlichkeit. Diese und weitere Korrelationsscores unterstützen die Zusammenhanghypothesen von internaler und kommunikativer Kongruenz.

Um die Intensität authentischen Therapeutenverhaltens zu messen, wurden ursprünglich für die Forschung, Schätzskalen entwickelt (Carkhuff, 1969a, b). Diese erwiesen sich dann auch für Trainingszwecke als sehr wertvoll, weil sie das Verhalten sehr konkret beschreiben. Eine fünfstufige Einschätzskala des Therapeutenverhaltens hinsichtlich Echtheit, Kongruenz und Authentizität nach Carkhuff (1969a, b) wurde von Pfeiffer (1977, S. 12) überarbeitet und unterscheidet die im Kasten dargestellten Ausprägungsgrade.

Fünfstufige Einschätzskala der Echtheit, Kongruenz und Authentizität nach Carkhuff (1969a, b) und Pfeiffer (1977):

1. Es bestehen offensichtliche Widersprüche zwischen Erleben und Verhalten des Therapeuten. Er bemüht sich, als Person ungreifbar zu bleiben und lenkt ab, wenn der Klient versucht, sich mit seiner Person zu beschäftigen.
2. Zwar lässt der Therapeut keine Widersprüche zwischen Erleben und Verhalten erkennen, doch ist er in seinem Verhalten ganz von der professionellen Rolle bestimmt. Er akzeptiert zwar, wenn sich der Klient mit seiner Person beschäftigt, lässt das aber nur als Problem des Klienten gelten. Über seine Person gibt er auf Fragen allenfalls kurze Sachinformation.
3. Grundstufe therapeutischer Wirksamkeit. Das Verhalten des Therapeuten entspricht seiner persönlichen Besonderheit. Es ist keinerlei Widerspruch zwischen Erleben und Verhalten erkennbar. Über sein Erleben macht er insofern vorsichtige Mitteilung, als der Klient danach fragt und es die therapeutische Beziehung erfordert.
4. Auch ohne direkten Anstoß durch den Klienten gibt der Therapeut im Hinblick auf dessen Bedürfnisse, Einblick in sein persönliches Erleben, ob es nun die therapeutische Beziehung betrifft, durch die Selbstexploration des Klienten angeregt wird oder von außerhalb nachwirkt. Er wird auf solche Weise zumindest in den Bereichen welche die therapeutische Beziehung berühren, in angemessenem Umfang

durchsichtig. So teilt er öfter seine Gefühle gegenüber dem Klienten mit und verwendet sie z. B. zur Bearbeitung der therapeutischen Beziehung.

5. Der Therapeut ist spontan in der Interaktion, er gibt freien Einblick in sein Erleben. Das Gespräch wird auf diese Weise zu einer wechselseitigen partnerschaftlichen Interaktion.

Beispiel:
Klient: (Nach einer Aggression, die den Therapeuten deutlich irritiert hat) „Sie sehen ja ganz schön mitgenommen aus. Das hätten Sie wohl nicht gedacht, dass ich Ihnen mal so die Meinung sage."
Stufe 1: „Denken Sie, dass macht mir etwas aus ...?"
Stufe 2: „Sie hatten das Bedürfnis, mich zu treffen? Warum eigentlich?"
Stufe 3: „Ja, das kam schon überraschend. Ich mache mir jetzt Gedanken, was eigentlich die Ursache für diese Aggression war."
Stufe 4: „Ich empfand Sie vorhin als geradezu feindselig und war erschrocken, vielleicht auch ein wenig verletzt. Jetzt frage ich mich, was auf Sie so provozierend gewirkt hat."
Stufe 5: (Der Therapeut spricht, sich selbst explorierend): „Ich erlebte Sie plötzlich ganz anders als in unseren bisherigen Gesprächen. Ich habe nun ein zwiespältiges Gefühl. Einerseits freut es mich, Sie so eigenwillig und kraftvoll zu sehen, andererseits fühle ich mich verletzt, missverstanden. Es wäre mir wichtig, wenn wir klären könnten, woraus sich diese Spannung zwischen uns ergeben hat."

Diese allgemeine Definition von Authentizität vermischt mehrere Konzepte, die in späteren Forschungen unterschieden werden. Diese Konzepte erweisen sich für die Arbeit mit Jugendlichen als besonders wertvoll, weil sie mögliche therapeutische Interventionen sehr konkret vorschlagen. Für die Praxis mit Jugendlichen beschreiben vier Subkonzepte von Authentizität, wie die Therapeutenperson vertiefende Beziehungsangebote geben kann. Die folgende Darstellung soll nicht vergessen lassen, dass diese Interventionen stets abwechselnd mit empathischen Reflexionen geäußert werden müssen. Das Gespräch könnte sich sonst wie bei einem Streit verhaken.

6.6.3.1 Selbsteinbringung (self-disclosure)

Self-disclosure oder Selbsteinbringen bezeichnet ein verbales Therapeutenverhalten, das dem Klienten die Gefühle des Therapeuten transparent macht. Dies gilt bezüglich der Therapiesituation und auch gegenüber der spezifischen Problemlage des Klienten. Die Skala zur Selbsteinbringung wurde in Anlehnung an die „Self-disclosure scale" von Truax und Carkhuff (1967; Carkhuff, 1969a, b) entwickelt. Self-disclosure ist eine Variante des Therapeutenverhaltens, die differenziell eingesetzt werden sollte. Zu Beginn der Therapie kann sie eine Überforderung, besonders von kontaktgestörten Jugendlichen, darstellen, während bei länger dauernden Therapien eine gute Verwirklichung als notwendig für den therapeutischen Prozess anzusehen ist.

Die fünfstufige Selbsteinbringungs-Skala nach Carkhuff (1969a, b):

1. Die Therapeutenperson ist bemüht, als Person dem Klienten ungreifbar und undurchsichtig zu bleiben, lenkt ab, wenn sich der Klient mit der Person des Therapeuten beschäftigt. Falls er aber sich selbst einbringt, tut er es aus eigenem Bedürfnis unter Missachtung der Bedürfnisse des Klienten.
2. Die Therapeutenperson akzeptiert zwar, dass sich der Klient mit der Person des Therapeuten beschäftigt, lässt das aber nur als Problem des Klienten gelten. Zu seiner Person gibt er allenfalls auf direkte Fragen eine knappe Sachinformation.
3. Grundstufe therapeutischer Wirksamkeit. Der Therapeut gibt dem Klienten Informationen über seine Person und über sein eigenes Erleben. Diese Informationen erfolgen auf Anregung des Klienten und beschränken sich auf die Reaktion des Therapeuten gegenüber dem Klienten und auf seine Vorstellungen hinsichtlich der therapeutischen Beziehung. Sie charakterisieren den Therapeuten nicht in seiner spezifischen Persönlichkeit.
4. Auch ohne direkten Anstoß durch den Klienten gibt der Therapeut – in Hinsicht auf dessen Bedürfnisse – Einblick in seine persönlichen Vorstellungen, Wertungen und Erlebnisse. Er wird somit in einzelnen Bereichen seiner spezifischen Persönlichkeit erkennbar.
5. Der Therapeut tritt als einmalige Person, die er ist, voll in Erscheinung. Er gibt von sich aus freien Einblick in seine Gefühle und Wertungen, gerade auch in der augenblicklichen therapeutischen Situation, er ist somit den Klienten durchsichtig. Negative Gefühle des Therapeuten gegenüber den Klienten werden konstruktiv zur Klärung der therapeutischen Beziehung eingesetzt.

Beispiel:
Jugendliche: „Sie sind heute wohl etwas müde.“
Stufe 1: „Eigentlich nicht, ich warte eher, ob du das Problem mit deiner Lehrerin ansprichst.“
Stufe 2: „Eigentlich nicht grundsätzlich, ich frage mich eher, warum du mir das heute so ausführlich berichtest, es fällt mir darum etwas schwer die Einzelheiten mitzukriegen.“
Stufe 3: „In den Abend hinein ist es tatsächlich manchmal kritisch, aber wenn wir in einem Thema drin sind, ist das immer weg. Deine Anliegen sind mir dann so wichtig, dass das weg ist.“
Stufe 4: „Es war bis jetzt ein anstrengender Tag für mich, aber ich glaube eher, mir fiel es gerade schwer, mich einzufühlen, ich war die letzten Minuten nicht voll da, ich scheine etwas an der Sache nicht wirklich zu verstehen. Die Erfahrung zurückgewiesen zu werden kenne ich selbst auch, es hat mich meist sehr verletzt; vielleicht kann ich helfen, damit umzugehen, vielleicht ist es das, dass ich noch nicht richtig einen Ansatz wahrgenommen habe, wie du damit für dich umgehen könntest.“
Stufe 5: „Es macht mich gerade müde und nimmt mir Hoffnung. Ich leide wirklich mit dir mit, wenn du jetzt hier so elend sitzt. Wieder eine Schlägerei und Polizei und alles. Ich suche noch immer nach einem Hebel, wie das bei dir innerlich anders laufen kann. Ich fühle mich als Beichtvater, möchte aber lieber Coach sein – und zusammen Erfolg haben. Es unterbricht so was wie meinen Energiefluss zu dir, und das möchte ich nicht. Es lähmt mich, wie was wir hier arbeiten für dich nicht mit nach außen gehen kann?“

In der praktischen Arbeit mit Jugendlichen kommen häufig diese acht *Grundformen der Selbsteinbringung* vor:

- *Therapeutenperson als Beispiel:* Bei typischen Lebensthemen oder Alltagproblemen kann die Therapeutenperson Episoden aus ihrer eigenen Lebensgeschichte oder von ihr nahen Personen berichten. Solche Beispiele erlauben den Jugendlichen oft eine Einordnung ihres Erlebens und erleichtern Entscheidungen.
  Beispiel: Die Jugendliche möchte systematischer für die Schule lernen, schafft es aber nicht gut, Strukturen und Pläne durchzuhalten. Die Therapeutenperson berichtet von ihren Schwierigkeiten damit und Lösungsversuchen aus ihrer Schülerzeit.
  Gefahr: Direktiv sein, sich selbst zu sehr als Modell setzen.
- *Normalisieren.* Jugendliche glauben oft, dass das, was sie erleben oder denken sehr ungewöhnlich oder sogar skurril sei. Einschätzungen der Therapeutenperson, wie normal oder abweichend etwas ist, können sehr zur Beruhigung und zum Verständnis von Situationen beitragen.
  Beispiel: Die Jugendliche hat eine Sammelleidenschaft entwickelt, die ihr Denken dominiert. Die Therapeutenperson erläutert seelische Funktionen des Sammelns, was daran gesund und stabilisierend sein kann und wann man beunruhigt sein müsste.
  Gefahr: Die eigene Wirklichkeitskonstruktion zu sehr betonen; Weggehen vom Erleben.
- *Informationen geben.* Sehr häufig ist es hilfreich, wenn Jugendliche zu Alltagsfragen und seelischen Vorgängen Informationen erhalten. Sie können solche Informationen meist sehr gut gebrauchen und auch verarbeiten. Trotz Internet haben sie oft aber Probleme, danach zu suchen bzw. ahnen nicht, dass es dieses Wissen gibt. Dies betrifft oft auch den sexuellen Bereich. Jugendliche stellen hierzu dann durchaus weitere Fragen.
  Beispiel: Der Jugendliche ist beunruhigt, weil er jeden morgen mit einer Erektion aufwacht und sieht dies als Teil seiner Störung. Die Therapeutenperson erklärt, dass dies bei fast allen Männern der Fall und völlig normal ist.
  Gefahr: Weggehen vom Erleben, direktiv sein.
- *Gefühle ausleihen.* Oft hilft es Jugendlichen, Gefühle zu Erlebtem, Alltagsfragen oder Entscheidungssituationen in sich zu konturieren, wenn die Therapeutenperson beispielhaft einbringt, wie sie selbst sich in einer solchen Situation fühlen würde oder schon einmal gefühlt hat.
  Beispiele: „Ich glaube mich hätte das sehr enttäuscht.“, „Mich hätte das wohl geärgert.“ Die Therapeutenperson sollte aber auch etwas in Richtung „Vielleicht fühlst du das aber anders …“ sagen, um keine Richtung festzulegen. Hilfreich ist oft die Betonung, dass solche, ja alle Gefühle möglich und erlaubt sind.
  Gefahr: Bewerten, Idealisierungen befördern.
- *Aktuelles Erleben mitteilen.* Die Therapeutenperson teilt mit, was sie gerade im Moment fühlt. Die Beziehung wird so lebendig, die Jugendliche erhält nicht dirigierende Rückmeldungen.
  Beispiele: Die Therapeutenperson sollte sich auch freuen, ja Begeisterung zeigen, wenn etwas gelingt, oder Überraschung bei Unerwartetem, Widersprüchlichem und Ungewöhnlichem zeigen.
  Gefahr: Dirigieren, Bewerten.
- *Anerkennen.* Obwohl im Widerspruch zu nicht direktiven Beratungskonzepten kann differenziertes Anerkennen eine mächtige Orientierung darstellen.

Beispiel: Die Jugendliche hat mit vielen Interventionen erreicht, dass eine Klassenkameradin von den anderen nicht mehr gemobbt wird. Die Therapeutenperson zeigt ihre ehrliche Freude und würdigt die Bemühungen.
Gefahr: Bewerten. In einer gewachsenen Therapeut-Klient-Beziehung, in der es für Jugendliche außer Frage steht, dass sie nicht bewertet werden und mit Erfahrungen des Scheiterns genauso willkommen sind, besteht aber kaum die Gefahr, dass sich so im Erleben der Jugendlichen Bedingungen für Wertschätzung aufbauen. Wichtiger ist eher, dass die Therapeutenperson wirklich die kommunizierte Begeisterung erlebt.

- *Stärken konkretisieren.* Die Therapeutenperson beschreibt ihre Wahrnehmung, indem sie von ihr erlebte Stärken des Jugendlichen erläutert:
  Beispiel: „Ich finde, dass du ein sehr genaues Gespür hast, wer sich wie mit jemandem anderen in eurer Klasse versteht."
  Gefahr. Bewerten.
- *Skepsis konkretisieren.* Die Therapeutenperson fasst Bedenken, die sie hat, in Worte und antizipiert mögliche Probleme bei Plänen der Jugendlichen.
  Beispiel: „Ich frage mich, ob du das wirklich alleine probieren willst. Wäre das gut mit anderen zusammen oder findest du das wirklich nicht nötig?", „Ich frage mich, wie die anderen dann darauf reagieren werden."
  Gefahr: Dirigieren, Entmutigen.

6.6.3.2 Unmittelbarkeit (immediacy)

Äußerungen oder das Verhalten der Klientenperson werden von der Beraterperson auf die momentane Beziehung von Klienten- und Beraterperson bezogen. Ab der ersten Minute der Therapie ist die Beziehung zur Therapeutenperson für den Jugendlichen entscheidend, die Therapeutenperson sollte darum bereits auf Andeutungen reagieren. Eine hohe Intensität dieser Variablen kann Jugendliche allerdings zunächst belasten. Darum solle man zunächst auf einem mittleren Niveau beginnen. Durch Unmittelbarkeit erhalten Jugendliche die unmittelbare Erfahrung der Interaktion zwischen zwei Personen und damit auch ein Modell, wie sich eine solche Interaktion bearbeiten lässt. Die im Kasten dargestellte Skala zur Unmittelbarkeit wurde in Anlehnung an Carkhuff (1969a, b) entwickelt.

Die fünfstufige Unmittelbarkeits-Skala nach Carkhuff (1969a, b):

1. Der Therapeut schenkt den Äußerungen des Klienten keine Beachtung, die sich direkt oder indirekt (inhaltlich oder affektiv) auf das Verhältnis zum Therapeuten beziehen. Er verharrt hier in Schweigen oder lenkt auf ein anderes Thema ab.
2. Der Therapeut spiegelt Äußerungen des Klienten, die sich direkt oder indirekt auf das Verhältnis zum Therapeuten beziehen, zwar angemessen wieder. Er tut das aber in allgemeiner, unpersönlicher Form und vermeidet es, sie auf das Verhältnis zwischen sich und den Klienten zu beziehen.
3. Grundstufe therapeutischer Wirksamkeit. Der Therapeut ist bereit zur Bearbeitung der Beziehung zum Klienten, aber er bezieht die Äußerungen des Klienten nicht unmittelbar auf die augenblickliche Situation. Oft antwortet er in allgemeineren

Wendungen, die es in das Belieben des Klienten stellen, ob er sie auf das Verhältnis zum Therapeuten bzw. auf die momentane Situation beziehen will oder nicht.
4. Der Therapeut bezieht die Äußerungen des Klienten in vorsichtiger, tastender Weise auf das Verhältnis zwischen Therapeut und Klient und auf die augenblickliche Situation.
5. Der Therapeut bezieht die Äußerungen des Klienten unmittelbar auf das Verhältnis Therapeut-Klient in der augenblicklichen Situation.

Beispiel:
Jugendliche: „Es ist für mich hier so wunderbar, wie wenn ich wie früher meine liebe Oma besuche und sie mir Rat gibt."
Stufe 1: „Du brauchst manchmal eine Richtung von außen?" (Kein Eingehen auf die Beziehung zum Klienten, Schweigen oder Ablenken.)
Stufe 2: „Wie dass ich als ältere Person Wege weisen könnte?" (Äußerungen über die Beziehung werden zwar reflektiert, aber in allgemeiner Form.)
Stufe 3: „Wie wenn du mir bedingungslos, ja wie einer guten Weisen vertrauen und auch Rat annehmen würdest? (Auf die Beziehung wird eingegangen, aber nicht situationsbezogen.)
Stufe 4: „Meine Meinung über diesen Jungen ist sehr wichtig für dich und du glaubst, mein Rat würde helfen?" (Vorsichtige Reflexion über Beziehung und Situation.)
Stufe 5: „Das wäre für diese Beziehung jetzt gut, du vertraust mir und ich bin mit solchen Jungengeschichten eine Instanz für dich, und ich könnte dich so an die Hand nehmen und genau sagen, wie du mit diesem Jungen umgehen sollst." (Unmittelbares Eingehen auf Beziehung und Situation.)

Das Ansprechen auf die Beziehung bezogener Zeichen im Gespräch kann die Beziehung auf wenig bedrohliche Weise thematisieren. Jugendliche haben dann immer noch die Wahl, wie tief sie darauf eingehen möchten.

6.6.3.3 Konfrontation

Die Therapeutenperson greift Widersprüche in Äußerungen und im Verhalten der Jugendlichen auf. Widersprüche können deutlich werden zwischen:
- verbalen und non-verbalen Aussagen der Jugendlichen (Beispiel: „Mir ist das hier sehr wichtig", kommt aber zu spät und will wegen einer Verabredung früher gehen).
- dem Selbstbild des Jugendlichen und dem Bild der Therapeutenperson vom Jugendlichen (Beispiel: „Ich bin eigentlich ziemlich angepasst so", hat Irokesenhaarschnitt, grün gefärbte Haare und diverse Piercings).
- Einsicht und Verhalten des Jugendlichen (Beispiel: „Es ist klar, dass meine Oma jetzt Hilfe und oft Besuch braucht", tut aber nichts).
- eigenen Werten oder eigenem Verhalten des Jugendlichen und sozialen Normen (Beispiel: „Wer meiner Clique was will, da gibt es sofort was auf die Fresse").

Die im Kasten dargestellte Skala zur Konfrontation wurde in Anlehnung an Carkhuff (1969a, b) entwickelt.

Die fünfstufige Konfrontations-Skala nach Carkhuff (1969a, b):

1. Die Therapeutenperson greift Widersprüche nicht auf bzw. verdeckt sie sogar durch ihre Intervention.
2. Die Therapeutenperson lässt erkennen, dass sie Widersprüche zwar wahrnimmt, sie greift sie aber nicht auf.
3. Die Therapeutenperson spricht Widersprüche indirekt zum Beispiel durch eine Frage, an, ohne aber direkt auf sie hinzuweisen.
4. Die Therapeutenperson spricht Widersprüche in behutsamer Weise an.
5. Die Therapeutenperson reagiert auf jeden erkennbaren Widerspruch durch direkten weiterführenden Hinweis.

Beispiel (Widerspruch zwischen verbaler und non-verbaler Kommunikation):
Ein 14-jähriger Jugendlicher fordert leise und stockend, dass er unbedingt auf ein anderes Gymnasium wechseln möchte und klagt über Eltern, Mitschüler und Lehrer.
Stufe 1: „Du leidest da sehr drunter."
Stufe 2: „Schwer zu fordern das, und du scheinst unter allem sehr zu leiden."
Stufe 3: „Können andere hören und verstehen, wie dringend du das möchtest?"
Stufe 4: „Es fällt dir schwer, das so klar und laut zu fordern, wie es deinem Gefühl entspricht?"
Stufe 5: „Du möchtest das dringend und leidest wirklich so wie es jetzt ist und zugleich höre ich hier jetzt, wie leise und, ja, eigentlich zögerlich du es forderst. Ich frage mich, wie klar ist das wirklich und wie kannst du da klarer auftreten und dich durchsetzen."

Bei allen authentischen Interventionen, die über kongruente Kommunikation hinausgehen, muss die Therapeutenperson sehr wachsam für Fragen sein wie beispielsweise:

- „Ist unsere Beziehung so gewachsen, dass die junge Person sich weiterhin respektiert und verstanden fühlt?"
- „Ist sie innerlich stark genug für ein reales erwachsenes Gegenüber mit eigenen Meinungen?"
- „Könnte sie sich durch meine Intervention missverstanden fühlen?"
- „Könnte sie sich entwertet fühlen?"
- „Könnte Sie mich mit anderen Erwachsenen verwechseln, die besitzergreifend oder zynisch mit ihr kommunizieren?"

Vor allem beim Konfrontieren besteht die Gefahr, dass die junge Person sich in ihrer Widersprüchlichkeit nicht verstanden fühlt. Sie könnte einen Vorwurf erleben. Man sollte darum besonders deutlich machen, dass das Konfrontieren auf dem Boden der bedingungsfreien Wertschätzung und der Nichtdirektivität stattfindet. Dies kann durch folgende Gesprächsfiguren vermittelt werden (vgl. auch Finke, 1999, S. 77).

Irritation mildernde Gesprächsfiguren bei konfrontierenden Interventionen (vgl. auch Finke, 1999):

1. Den Widerspruch nicht sofort aufgreifen, zunächst warten, ob der Jugendliche vielleicht selbst darauf eingeht.
2. Vertrauen in den Willen zu Wahrhaftigkeit zeigen und dabei die Schwierigkeit dieses Ziels ansprechen.
   Das Oma-Beispiel: „Für deine Oma was tun ist dir sehr wichtig, so was kann aber schwer sein und kostet Zeit, da hast du dann immer anderes vor?“
3. Verständnis für die Motive ausdrücken; Schwierigkeit, das Selbst-Ideal zu erreichen, ansprechen.
   Das Zu-spät-kommen Beispiel: „Du möchtest es allen recht machen und niemanden enttäuschen und verschenkst so deine Beratungszeit?“
4. Verständnis für die Wünsche, anders zu sein, ausdrücken; das ist nichts Anstößiges.
   Das Irokesen-Beispiel: „Gerade wenn man eigentlich zurückhaltender ist, da willst du auch etwas Deutliches von dir zeigen? Da muss man schon Ideen haben?“
5. Aufzeigen, wie sich der Klient selbst blockiert.
   Die Schulwechsel-Beispiele (siehe oben, S. 222).
6. Deutlich machen, dass man Widersprüchlichkeit und Abwehr verstehen will.
   Das Cliquen-Beispiel: „Das hat dann Vorrang, ihr riskiert Ärger in der Schule, sogar Polizei-Geschichten, aber dass die merken, ihr seit ganz stark, das ist dann fast wichtiger?“
7. Die Nachdrücklichkeit der eigenen Aussage einschränken.
   Beispiele: Füllwörter wie „fast“, „ziemlich“, „ein bisschen“ und „manchmal“ verwenden.
   Beispiel: „Obwohl du das so sehr willst, ist es dir manchmal fast ein bisschen zuviel alles?“

6.6.3.4 Fordern

Etwas zu fordern steht zunächst in krassem Gegensatz zu allen auf selbstgesteuertes Wachstum ausgerichteten Therapiekonzepten. Die Therapeutenperson fordert umschriebenes Verhalten von der Klientenperson. Eigenverantwortung als substantieller Bestandteil humanistisch ausgelegter und auch der meisten anderen Psychotherapiekonzepte steht hinten an. Bei der Arbeit mit Kindern und Jugendlichen sind jedoch auch im humanistischen Rahmen Konzepte für das Fordern bzw. Unterlassen von Verhalten notwendig. Darauf verweisen auch zum Beispiel die Grenzsetzungskonzepte der Spieltherapie oder auch Gordons Konfliktlösungskonzepte für pädagogische Felder (1970, 1972). Im beraterisch-psychotherapeutischen Feld kann die Therapeutenperson umschriebenes Verhalten vor allem dann fordern, wenn das Setting der Therapie zum Beispiel durch Grenzverletzungen infrage gestellt ist.

Behr, Doubek und Holl (2002) entwickelten dazu eine siebenstufige Schätzskala, die allerdings auch das Nichtlenken von Verhalten einschließt: Es geht um die *Kongruenz von Len-*

kungs- oder Nichtlenkungsabsichten. Wie klar und eindeutig ist die Person mit ihren Forderungen bzw. damit, was sie freistellen möchte. Jede zweite Skalenstufe ist umschrieben.

Siebenstufige Ratingskala zur Kongruenz von Lenkungs- oder Nichtlenkungsabsichten (Behr, Doubek & Holl, 2002):

Stufe 1: Die Person verschleiert ihre Lenkungs- und Kooperationsabsichten deutlich. Sie versucht, die Lenkung beispielsweise hinter falschen Aussagen und scheinbar kooperativen Angeboten zu verbergen, gibt jedoch in Wahrheit versteckte Anweisungen. Die Person versucht, eigene Unsicherheit vollständig zu überspielen oder sonst wie zu kontrollieren. Es gibt einen besonders großen Widerspruch zwischen dem, was sie sagt und dem, was ihre Stimme und gesamte Körpersprache signalisieren. Selbst Körpersprache, Stimmfärbung und Betonungen harmonieren nicht immer.

Stufe 2

Stufe 3: Die Person verbirgt ihre Lenkungs- und Kooperationsabsichten zum Teil. Aufforderungen und Befehle können beispielsweise durch Feststellungen und Fragen oder durch das Vorschieben der Interessen einzelner Kinder, durch „pädagogische Floskeln", zum Teil versteckt werden. Mögliche Unsicherheit bei der Lenkung des Gruppengeschehens wird zum Teil überspielt. Die Person verschleiert ihre tatsächlichen Absichten nur soweit, dass einzelne Motive und Unsicherheiten teilweise transparent werden. Das „Nonverbale", Körpersprache, Stimmfärbung und Betonung harmonieren, stehen allerdings im leichten Widerspruch zu dem, was sie sagt.

Stufe 4

Stufe 5: Die Person macht ihre Lenkungs- und Kooperationsabsichten deutlich. Sie lenkt die Kinder direkt mit klaren Anweisungen oder sie gibt eindeutig Freiheiten: „Ihr könnt ...", „Wer möchte ...". Aussagen, Stimmfärbung, Betonungen und Körpersprache harmonieren. Die Person macht mögliche Unsicherheiten, und was sie von den Kindern will oder ihnen lässt, deutlich. Sie artikuliert dies aber nicht ausdrücklich als ihr persönliches Anliegen und handelt nicht immer bewusst.

Stufe 6

Stufe 7: Die Person unterstreicht, zusätzlich zu Stufe 5, ihr persönliches Anliegen, meist in Form von „Ich-Aussagen". Sie wirkt nicht nur stimmig und eindeutig, sondern tritt mit ihrem Willen bewusst ganz individuell in Erscheinung. Mit ihren Unsicherheiten, ihren Lenkungs- und Kooperationsabsichten macht sie sich ohne Schutz transparent und unmittelbar erfahrbar.

Beispiel:
Die Jugendliche hat die private Anschrift der Therapeutenperson herausgefunden und hält sich abends mehrfach in unmittelbarer Nähe des Hauses auf und passt die Therapeutenperson beim Gassi-Gehen mit dem Hund ab.
Stufe 1: „Schön dich zu sehen, mein Hund mag Fremde aber gar nicht, hoffentlich beißt er nicht; vielleicht ist das so zu gefährlich."

Stufe 3: „Magst du abends vielleicht wo anders Spazieren gehen, unsere Nachbarn sind etwas misstrauisch wenn Fremde hier in der Straße sind und alle wollen ihre Ruhe haben.“
Stufe 5: „Es geht bei einer Therapie nicht, dass Kontakte außerhalb der Stunden stattfinden. Bitte halte dich nicht in unserer Straße auf.“
Stufe 7: „Ich mag dich sehr und arbeite gerne mit dir, zu Hause möchte ich dann abschalten. Hier ist mein persönlicher Bereich, da möchte ich ganz mit mir und meiner Familie sein und nichts vom Beruf spüren. Bitte halte dich nicht in unserer Straße auf.“

Die Interventionen auf dem Boden des Authentizitätskonzeptes werden in diesem Kapitelteil nacheinander, recht geballt dargestellt. In der Praxis müssen diese Interventionen stets mit empathischen Äußerungen abwechselnd gebraucht werden. Nach jeder Intervention soll mindestens eine Verbalisierung von emotionalem Erleben als nächste Intervention folgen, besser mehrere. Arbeit im interaktionellen Modus verlebendigt die Therapie. Sie begegnet den Autonomiewünschen von Jugendlichen, ihrer Bereitschaft zu Auseinandersetzung und zugleich der Suche nach Rat und Lebenserfahrung. Es sollte jedoch nicht zu einer Verhakung im Gespräch kommen, bei dem beide auf jeweils ihrer Sichtweise beharren. Das kennen die Jugendlichen zur Genüge. Eine solche Verhakung kann zwar manchmal angesteuert werden, muss aber immer wieder sofort aufgelöst werden, indem die Therapeutenperson die Wirklichkeitskonstruktion der jungen Person durch empathische Äußerungen zu verstehen versucht.

Obwohl Jugendliche immer auch eine Reibung mit Erwachsenen suchen, benötigen sie in der Therapie Helfer, die sie als grundlegend auf ihrer Seite stehend erleben. Ihr Lebensschiff legt von der Wirklichkeitskonstruktion ihres Kontinents ab. Diese Wirklichkeitskonstruktion können und wollen sie auch verändern, aber nur, wenn sie dabei sicher auf dem Boden ihres Kontinentes stehen dürfen.

Training – Reflexion – Erfahrungsübungen

Übung A: Diskriminationsübung: *„Selbsteinbringung“*

Anselm hat Jan bei einem Streit und Kampf verletzt, Jan hat ein blaues Auge bekommen. Als die Fachkraft hinzukommt sagt Anselm sofort: „Sie bestrafen immer nur mich.“
Bitte analysieren Sie diese Interventionen in Hinblick auf die Selbsteinbringung.

Fachkraft:
1. Du bist ein Schlägertyp.
2. Ich bin über das blaue Auge ganz schockiert.
3. Unser Leiter wird dir dazu schon was sagen.
4. Ich bestehe darauf, dass in unserer Gruppe nicht geschlagen wird.
5. Ich fühle mich da zu unrecht beschuldigt.
6. Wir haben da doch Regeln aufgestellt.

Übung B: Einzelarbeit: *Selbsteinbringende Äußerungen finden*

Bitte formulieren Sie wörtliche Berateräußerungen mit angemessener Selbsteinbringung:

14-jähriges Mädchen: „Ich schaue jeden Abend vor dem Schlafengehen unter das Bett, hinter die Vorhänge und so, ob da jemand ist oder ne Bombe oder so, bekloppt oder?"
15-jähriges Mädchen: „Die verabreden sich schon öfter ohne mich, zum Schwimmen oder so, aber das ist schon ok, wohn ja weiter weg."
16-jähriger Junge: „Ich will dann eigentlich nicht mit nem Studium anfangen, ich geh lieber gleich in die IT-Branche, ich will eigentlich nach Kalifornien, ich kann da ja was und es könnte sein ich komm irgendwo unter."
17-jähriger Junge: „Auch wenn dieser Priester voll auf Rom-Linie ist, meinen Glauben stört das so nicht, es ist mehr, das ich in der Jugend da wohl das rote Tuch bin, weil ich finde wir selbst sollen bestimmen, hab schon Abstimmungen organisiert über die Liturgie, das war krass."
16-jähriges Mädchen: „Ich möchte Tierpflegerin werden, ich liebe die Tiere so und da verdient man ja auch gut."

Übung C: Einzel- oder Paararbeit: *Unmittelbarkeit*

Auf welcher Skalenstufe würden Sie die jeweilige Therapeutenäußerung einordnen?
Jugendliche: „Ich glaube eigentlich nicht, dass so etwas in die Beratung gehört. Therapeutenperson: „Das ist für dich schon eine Hürde da jetzt drüber zu sprechen?"
Therapeutenperson: „Du fragst dich, wie eine solche Geschichte von einem Fremden verstanden werden könnte?"
Therapeutenperson: „Hm, tja, hast du vielleicht Sorge, was ich dann von dir halten würde?"
Männlicher Jugendlicher bei einer Therapeutin: „Wahrscheinlich ist es für eine Frau nicht leicht oder es geht gar nicht, so ein Jungenproblem zu verstehen"
Therapeutenperson: „So ein Zweifel, ob ich dich in deinen Alltag und all dem wirklich verstehen kann?"
Therapeutenperson: „Da fragst du dich, wie sich eine Frau in deine Probleme einfühlen kann?"
Therapeutenperson: „Deine Welt ist mir bestimmt nicht so fremd, dass ich da nichts nachvollziehen könnte."
Anschließend die Ratings vergleichen und jeweils Begründungen mitteilen.

Übung D: Einzelarbeit: *Unmittelbarkeit*

Formulieren Sie „unmittelbare" Therapeutenäußerung:
Jugendliche: „Zu Beginn habe ich hier irgendwie lockerer erzählen können."
Therapeutenperson: ______________________________.
Jugendlicher: „Warum schauen Sie mich immer so komisch an?"
Therapeutenperson: ______________________________.
Jugendliche: „Das ist für mich schon neu, so frei und ehrlich alles so was sagen können."
Therapeutenperson: ______________________________.
Jugendlicher: „Hätten Sie Lust am Samstag mit mir zum VfB zu gehen?"
Therapeutenperson: ______________________________.
Anschließend Vergleich der Therapeutenantworten und Diskussion darüber, inwieweit sie das Merkmal Unmittelbarkeit zeigen.

Übung E: Einzel- oder Paararbeit: *Konfrontation*

Bitte ordnen Sie die Therapeutenäußerungen aufsteigend von wenig nach viel Konfrontation.
Jugendliche, die vom Freund für eine andere verlassen worden ist: „Ich denke der kommt zurück, ja, da warte ich einfach, der kriegt sich schon ein. Die Schlampe ist wirklich nichts für ihn."

Therapeutenperson:
1. „Wie optimistisch würdest du dich einschätzen, nachdem er sich jetzt so entschieden hat?"
2. „Du hast da Ruhe und Zuversicht in dir."
3. „Ich kenne Leute, die kämpfen dann um die Beziehung, und solche die haken es ab, dass Abwarten funktioniert habe ich noch nicht erlebt. Aber vielleicht lerne ich ja was Neues.
4. Ob er merkt, dass du auf ihn wartest?"
5. „Abwarten als Rückgewinnungsmethode, hmm, dass du so denkst, der Lauf der Dinge wird es richten."

Übung F: Einzelarbeit*: Eine konfrontierende Äußerung formulieren*

Wie könnte die Fachkraft auf nicht verletzende Weise konfrontieren? Bitte formulieren Sie die Antworten wörtlich:
Der 13-jährige Marcel berichtet der Fachkraft beiläufig: „Den Jens (sein 5-jähriger Bruder) den schicke ich jetzt öfters zum Beeren klauen. Der kommt gut durch die Zäune durch, wirklich, und der macht das, wenn ich's ihm sage, wir sind da echt gut."

Therapeutenperson: ______________________________

____

17-jährige Jugendliche, nachdem sie vor drei Tagen wegen eines Ladendiebstahls festgenommen worden war: „Ja, es ging mir eigentlich in den letzten Wochen ok, tja, was soll ich heute hier, ich finde nichts zum reden."

Therapeutenperson: ______________________________

____

16-jähriger Jugendlicher: „Irgendwie kann ich keine Prüfungen mehr ertragen, das war genug in meinem Leben. Ich weiß es wäre wichtig, aber ich kann's einfach nicht mehr angehen. Ich wünschte ich wär' mal so in 'nem Beruf und dann habe ich Ruhe mit Prüfungen."

Therapeutenperson: ______________________________

____

Anschließend Vergleich der Therapeutenantworten und Diskussion darüber, inwieweit sie das Merkmal Konfrontation zeigen.

Übung G: Gruppendiskussion oder stille Reflexion: *Forderungen stellen*

Wie können Forderungen so gestellt werden, dass Jugendliche das Gefühl behalten, respektiert und verstanden zu werden?

Literatur

Adornetto, C. & Schneider, S. (2009). Diagnostisches Vorgehen. In S. Schneider & J. Margraf, *Lehrbuch der Verhaltenstherapie, Band 3: Störungen im Kindes- und Jugendalter* (S. 123–144). Berlin: Springer.

Ainsworth, M. D. S., Bell, S. M. & Stayton, D. J. (1974). Infant-mother attachment and social development. „Socialization" as a product of reciprocal responsiveness to signals. In P. M. Richards (Ed.), *The integration of a child into a social world* (pp. 99–135). London, UK: Cambridge University Press.

Ainsworth, M. D. S., Blehar, M. C., Waters, E. & Wall, S. (1978). *Patterns of attachment. A psychological study of the strange situation.* Hillsdale, NJ: Erlbaum.

Allen, F. (1934). Therapeutic work with children. *American Journal of Orthopsychiatry, 4,* 193–202.

American Psychiatric Association. (2000). *Diagnostic and Statistical Manual of Mental Disorders – DSM-IV-TR* (4th ed.). Washington, DC: American Psychiatric Association.

Anderson, H. (2001). Postmodern collaborative and person-centred therapies: What would Carl Rogers say? *Journal of Family Therapy, 23,* 339–360.

Anderson, W. A. (1989). Family therapy in the client-centered tradition. *Person-Centered Review, 4,* 295–307.

Angold, A., Costello, E. & Erkanli, A. (1999). Comorbidity. *Journal of Child Psychology and Psychiatry, 40,* 57–89.

Arbeitsgruppe Deutsche Child Behavior Checklist (1993). *Lehrerfragebogen über das Verhalten von Kindern und Jugendlichen.* Deutsche Bearbeitung der Teacher's Report Form der Child Behavior Checklist (TRF). Einführung und Anleitung zur Handauswertung. Köln: Arbeitsgruppe Kinder-, Jugend- und Familiendiagnostik (KJFD).

Arbeitsgruppe Deutsche Child Behavior Checklist (1998a). *Elternfragebogen über das Verhalten von Kindern und Jugendlichen.* Deutsche Bearbeitung der Child Behavior Checklist (CBCL 4-18). Einführung und Anleitung zur Handauswertung (2. Auflage). Köln: Arbeitsgruppe Kinder-, Jugend- und Familiendiagnostik (KJFD).

Arbeitsgruppe Deutsche Child Behavior Checklist (1998b). *Fragebogen für Jugendliche.* Deutsche Bearbeitung der Youth Self-Report (YSR) Form der Child Behavior Checklist. Einführung und Anleitung zur Handauswertung (2. Auflage). Köln: Arbeitsgruppe Kinder-, Jugend- und Familiendiagnostik (KJFD).

Arbeitsgruppe Deutsche Child Behavior Checklist (2000a). *Elternfragebogen für Klein- und Vorschulkinder* (CBCL/1,5-5). Köln: Arbeitsgruppe Kinder-, Jugend- und Familiendiagnostik (KJFD).

Arbeitsgruppe Deutsche Child Behavior Checklist (2000b). *Fragebogen für Erzieherinnen von Klein- und Vorschulkindern* (CRF/1,5-5). Köln: Arbeitsgruppe Kinder-, Jugend- und Familiendiagnostik (KJFD).

Auckenthaler, A. (1983). *Klientenzentrierte Psychotherapie mit Paaren.* Stuttgart: Kohlhammer.

Axline, V. M. (1947). *Play Therapy. The Inner Dynamics of Childhood.* Boston: Hougthon Mifflin Co.

Axline, V. M. (1964). *Dibs: In search of self.* New York: Ballantine.

Axline, V. M. (1972). *Kinder-Spieltherapie im nichtdirektiven Verfahren* (14. Aufl.). München: Reinhardt.

Axline, V. M. (2002). *Kinder-Spieltherapie im nicht-direktiven Verfahren* (14. Auflage). München: Reinhardt.

Barlett, F. C. (1932). *Remembering.* Cambridge, UK: Cambridge University Press.

Behr, M. (2003). Interactive Resonance in Work with Children and Adolescents – A Theory-based Concept of Interpersonal Relationship through Play and the Use of Toys. *Person-Centered & Experiential Psychotherapies, 2* (2), 89–103.

Behr, M. (2005). Differentielle Effekte von empathischen und authentischen Eltern-Lehrer-Gesprächen im Rollenspielexperiment. *Empirische Pädagogik, 19,* 244–264.

Behr, M. (2009a). Constructing Emotions and Accommodating Schemas: A model of self-exploration, symbolization, and development. *Person-Centered & Experiential Psychotherapies, 8* (1), 44–62.

Behr, M. (2009b). Interaktionsresonanz – Antworten auf das Klientenverhalten durch Handlung und im Spiel. In M. Behr, D. Hölldampf & D. Hüsson (Hrsg.), *Psychotherapie mit Kindern und Jugendlichen – Personzentrierte Methoden und interaktionelle Behandlungskonzepte.* Göttingen: Hogrefe.

Behr, M. & Becker, M. (2004). *Skalen zum Erleben von Emotionen (SEE).* Göttingen: Hogrefe.

Behr, M. & Cornelius-White, J. (2008). Relationship and development: Concepts, practice and research in person-centered work with children, adolescents, and parents. In M. Behr & J. Cornelius-White (Eds.), *Person-Centred Work with Children, Adolescents and Parents* (pp. 1–24). Ross-on-Wye, UK: PCCS Books.

Behr, M., Doubek, N. & Höfer, S. (2002). Authentizität als Einheit von Erfahrung, Selbstkonzept und Echt-Sein am Beispiel von unterrichtenden Lehrern. *PERSON, 6* (2), 60–70.

Behr, M., Hölldampf, D. & Hüsson, D. (Hrsg.). (2009). *Psychotherapie mit Kindern und Jugendlichen – Personzentrierte Methoden und interaktionelle Behandlungskonzepte.* Göttingen: Hogrefe.

Bellak, L., Bellak, S. & Moog, W. (1955). *Kinder-Apperzeptions-Test (CAT).* Göttingen: Hogrefe.

Bellinson, J. (2000). Shut up and move: The uses of board games in child psychotherapy. *Journal of Infant, Child, and Adolescent Psychotherapy, 1* (2), 23–41.

Bellinson, J. (2002). *Childrens's Use of Board Games in Psychotherapy*. Northvale: Jason Aronson.

Benecken, J. (1982). *Kinderspieltherapie Fallstudien.* Stuttgart: Kohlhammer.

Benedict, R. (1938). Continuities and discontinuities in cultural conditioning. *Psychiatry, 1,* 161–167.

Bergin, A.E. & Lambert, M.J. (1978). The evaluation of outcomes in psychotherapy. In S.L. Garfield & A.E. Bergin (Eds.), *Handbook of Psychotherapy and Behavior Change* (pp. 139–189). New York: John Wiley.

Berne, E. (1961). *Transactional Analysis in Psychotherapy.* New York: Grove Press.

Berns, I. (2000). Die psychoanalytische Grundregel. Ihre Verwirklichung und Wirkung in der analytischen Kinder- und Jugendlichen-Psychotherapie. *Analytische Kinder- und Jugendlichen-Psychotherapie, 106,* 173–189.

Bieg, S. & Behr, M. (2005). *Mich und Dich verstehen. Ein Trainingsprogamm zur Emotionalen Sensitivität bei Schulklassen und Kindergruppen im Grundschul- und Orientierungsstufenalter.* Göttingen: Hogrefe.

Binder, U. & Binder, H.J. (1979). *Klientenzentrierte Psychotherapie bei schweren seelischen Störungen.* Frankfurt: Fachbuchhandlung für Psychologie.

Bohart, A. (2004). How do clients make empathy work. *World Association for Person Centered & Experiential Psychotherapy & Counseling,* 3 (2), 102–116.

Bohart, A. (2007). Taking Steps along a Path: Full functioning, openness, and personal creativity. *Person-Centered & Experiential Psychotherapies, 6* (1), 14–29.

Bott, D. (2001). Client-centred therapy and family therapy: A review and commentary. *Journal of Family Therapy, 23,* 361–377.

Boukydis, C.F.Z. (1990). Client-Centered/Experiential Practice with Parents and Infants. In G. Lietaer, J. Rombauts & R.v. Balen (Eds.), *Client-Centered and Experiential Psychotherapy in the Nineties* (pp. 797–828). Leuven: University Press.

Bowlby, J. (1969). *Attachment and Loss. Vol. 1: Attachment.* London, UK: Hogarth Press.

Brähler, E. (1992). *Gießener Beschwerdebogen für Kinder und Jugendliche* (GBB-KJ). Bern: Huber.

Brandt, C. & Heinerth, K. (2006). Symbolisierungsstörungen und emotional instabile Persönlichkeitsentwicklung. *PERSON, 10* (1), 5–13.

Bratton, S. (2006). *Child Parent Relationship Therapy (CPRT): A 10-Session Filial Therapy Model.* New York: Routledge Publishers of Taylor & Francis Publishing.

Bratton, S.C., Ray, D., Rhine, T. & Jones, L. (2005). The efficacy of play therapy with children: A meta-analytic review of treatment outcomes. *Professional Psychology: Research and Practice, 36,* 376–390.

Bratton, S., Landreth, G., Kellam, T. & Blackard, S. (2006). *Child Parent Relationship Therapy (CPRT) Treatment Manual: A 10-Session Filial Therapy Model for Training Parents.* New York: Routledge Publishers of Taylor & Francis Publishing.

Brem-Gräser, L. (2011). *Familie in Tieren* (10. Aufl.). München: Reinhardt.

Brisch, K.H. (2007). *Bindungsstörungen: Von der Bindungstheorie zur Therapie* (8. Aufl.). Stuttgart: Klett-Cotta.

Brisch, K.H. (2011). *SAFE® – Sichere Ausbildung für Eltern: Sichere Bindung zwischen Eltern und Kind* (3. Aufl.). Stuttgart: Klett-Cotta.

Buber, M. (1974). *Ich und Du* (8. Aufl.). Heidelberg: Lambert Schneider.

Buggle, F. & Baumgärtel, F. (1975). *Hamburger Neurotizismus- und Extraversionsskala für Kinder und Jugendliche (HANES-KJ)* (2. Aufl.). Göttingen: Hogrefe.

Caby, F. & Caby A. (2009). *Die kleine Psychotherapeutische Schatzkiste.* Dortmund: Borgmann Media.

Cain, D.J. (1989). From the individual to the family. *Person-Centered & Experiential Psychotherapies, 4,* 248–255.

Carkhuff, R. (1969a). *Helping and Human Relations: A Primer for Lay and Professional Helpers, Vol. I: Selection and Training.* New York: Holt, Rinehart and Winston, Inc.

Carkhuff, R. (1969b). *Helping and Human Relations: Practice and Research, Vol. II.* New York: Holt, Rinehart and Winston, Inc.

Cattell, R.B., Weiß, R.H. & Osterland J. (1997) *Grundintelligenztest Skala 1 (CFT 1)* (5. Aufl.). Göttingen: Hogrefe.

Cedar, B. & Levant, R.F. (1990). A meta-analysis of the effects of parent effectiveness training. *The American Journal of Family Therapy, 18,* 373–384.

Cierpka, M. (2001). *Handbuch der Familiendiagnostik* (2. Aufl.). Heidelberg: Springer.

Cochran, J.L., Fauth, D.J., Cochran, N.H., Spurgeon, L.S. & Pierce, L.M. (2010a). Growing Play Therapy Up: Extending Child-Centered Play Therapy to Highly Aggressive Teenage Boys. *Person-Centered & Experiential Psychotherapies, 9* (4), 290–301.

Cochran, J.L., Fauth, D.J., Cochran, N.H., Spurgeon, L.S. & Pierce, L.M. (2010b). Reaching the „Unreachable“: Case Examples from a Person-Centered Approach for Highly Aggressive Youth. *Person-Centered & Experiential Psychotherapies, 9* (4), 302–319.

Cochran, N.H, Nordling, W.J. & Cochran J.L. (2010). *Child-Centered Play Therapy. A Practical Guide to Developing Therapeutic Relationships with Children.* Hoboken: John Wiley & Sons.

Cormann, L. (2007). *Schwarzfuß-Test, Grundlagen, Durchführung, Deutung und Auswertung (SF-Test)* (4. Aufl.). Göttingen: Hogrefe.

Coufal, J.D. & Brock, G.W. (1979). Parent-child Relationship Enhancement: A skills training approach. In N. Stinnett, B. Chesser & J. DeFrain (Eds.), *Building family strengths: Blueprints for action* (Vol. l, pp. 233–256). London, UK: University of Nebraska Press.

Crane, J. (2001). The Parents' Part in the Play therapy Process. In G.L. Landreth (Ed.), *Innovations in play therapy: Issues, process, and special populations* (pp. 83–95). Philadelphia: Brunner-Routledge.

Dacey, J. & Kenny, M. (1997). *Adolescent Development*. Chicago: Brown & Benchmark.
Deegener, G. (1984). *Anamnestischer Elternfragebogen*. Göttingen: Hogrefe.
Dehmelt, P., Kuhnert, W. & Zinn, A. (1989). *Diagnostischer Elternfragebogen (DEF)* (5. Aufl.). Göttingen: Hogrefe.
DesLauriers, A. (1962). *The experience of reality in childhood schizophrenia*. New York: International Universities Press.
Döpfner, M., Görtz-Dorten, A. & Lehmkuhl, G. (2008). *DISYPS-II, Diagnostik-System für psychische Störungen nach ICD-10 und DSM-IV für Kinder und Jugendliche-II*. Bern: Huber.
Döpfner, M. & Lehmkuhl, G. (2000). *Diagnose- und Symptom-Checklisten zur Erfassung psychischer Störungen im Kindes- und Jugendalter nach ICD-10 und DSM IV (DISYPS-KJ)*. Bern: Huber.
Döpfner, M., Lehmkuhl, G. & Steinhausen, C. (2006). *KIDS 1: Aufmerksamkeitsdefizit- und Hyperaktivitätsstörungen*. Göttingen: Hogrefe.
Dreikurs, R. (1966). *Kinder fordern uns heraus*. Stuttgart: Klett-Cotta.
Ehlers, B. (2002). Praxis der Elternarbeit in der personzentrierten Psychotherapie mit Kindern und Jugendlichen. In C. Boeck-Singelmann, B. Ehlers, T. Hensel, F. Kemper & C. Monden-Engelhardt (Hrsg.), *Personzentrierte Psychotherapie mit Kindern und Jugendlichen, Band. 2: Anwendung und Praxis* (S. 73–92). Göttingen: Hogrefe.
Ehlers, B., Ehlers, T. & Makus, H. (1978). *Die Marburger Verhaltensliste (MVL): Ein Elternfragebogen zur Abklärung des Problemverhaltens und zur Kontrolle des Therapieverlaufes bei sechs- bis zwölfjährigen Kindern*. Göttingen: Hogrefe.
Elliott, R. (1999). Prozess-Erlebnisorientierte Psychotherapie – Ein Überblick: Teil 1. *Psychotherapeut, 4*, 203–213.
Ende, M. (1973). *Momo oder Die seltsame Geschichte von den Zeit-Dieben und von dem Kind, das den Menschen die gestohlene Zeit zurückbrachte. Ein Märchen-Roman*. Stuttgart: Thienemann.
Erickson, M.F. & Egeland, B. (2006). *Die Stärkung der Eltern-Kind-Bindung: Frühe Hilfen für die Arbeit mit Eltern von der Schwangerschaft bis zum zweiten Lebensjahr des Kindes durch das STEEP-Programm*. Stuttgart: Klett-Cotta.
Esser, U. (1985). Das Erstinterview in der Erziehungsberatung. *Zeitschrift für personzentrierte Psychologie und Psychotherapie, 4*, 73–89.
Esser, U. (1987). Das Erstinterview in der Erziehungsberatung (II) – ein Beitrag zur Entwicklung des Fokalinterviews. *Zeitschrift für personzentrierte Psychologie und Psychotherapie, 6* (1), 101–114.
Fehringer, C.H. (2006). Ja, so ist die Jugend heute, schrecklich sind die jungen Leute (W. Busch). Personzentrierte Psychotherapie mit Jugendlichen. *PERSON, 10* (2), 176–186.
Feshbach, N.D. (1975). Empathy in children: Some theoretical and empirical considerations. *The Counseling Psychologist, 5*, 25–30.
Feshbach, N.D. (1997). Empathy: The formative years – Implications for clinical practice. In A.C. Bohart & L.S. Greenberg (Eds.), *Empathy reconsidered: New Directions in psychotherapy* (pp. 33–59). Washington DC: American Psychology Association.
Finke, J. (1994). *Empathie und Interaktion. Methodik und Praxis der Gesprächspsychotherapie*. Stuttgart: Thieme.
Finke, J. (1999). *Beziehung und Intervention*. Stuttgart: Thieme.
Finke, J. (2002). Das Menschenbild des Personzentrierten Ansatzes zwischen Humanismus und Naturalismus. *PERSON, 6* (2), 26–34.
Franke, G.H. (2000). *Brief Symptom Inventory von L.R. Derogatis* (Kurzform der SCl-9O-R). Göttingen: Beltz Test.
Freud, A. (1927). *Einführung in die Technik der Kinderanalyse*. München: Kindler.
Freud, A. (1958). Adolescence. *The Psychoanalytic Study of the Child, 13*, 255–278.

Freud, A. (1969). Adolescence as a developmental disturbance. In G. Caplan & S. F Lebovici (Eds.), *Adolescence. Psychological Perspectives* (pp. 5–10). New York: Basic Books.

Fritzsche, K. & Hartmann, W. (2009). *Einführung in die Ego-State-Therapie*. Heidelberg: Auer.

Fröhlich-Gildhoff, K. (2003). Bezugspersonenarbeit im Rahmen der personzentrierten Psychotherapie mit Jugendlichen. In C. Boeck-Singelmann, B. Ehlers, T. Hensel, F. Kemper & C. Monden-Engelhardt (Hrsg.), *Personzentrierte Psychotherapie mit Kindern und Jugendlichen: Störungsspezifische Falldarstellungen, Band 3* (S. 293–326). Göttingen: Hogrefe.

Fröhlich-Gildhoff, K. (2006). Personzentrierte pädagogische und therapeutische Arbeit mit aggressiven/gewalttätigen Kindern und Jugendlichen. *PERSON, 10* (2), 151–163.

Fröhlich-Gildhoff, K. (2008a). Effective factors in child and adolescent therapy: Considerations for a meta-concept. In M. Behr & J. Cornelius-White (Eds.), *Person-centred work with children, adolescents and parents* (pp. 25–40). Ross-on-Wye, UK: PCCS Books.

Fröhlich-Gildhoff, K. (2008b). Person-Centered Interventions with Violent Children and Adolescents. In M. Behr & J. Cornelius-White (Eds.), *Facilitating Young People's Development: International perspectives on person-centred theory and practice* (pp. 96–107). Ross-on-Wye, UK: PCCS-Books.

Fröhlich-Gildhoff, K., Hufnagel, G. & Jürgens-Jahnert, S. (2004). Auf dem Weg zu einer „Allgemeinen Kinder- und Jugendlichenpsychotherapie". In H.-P. Michels & R. Dittrich (Hrsg.), *Auf dem Weg zu einer allgemeinen Kinder- und Jugendlichenpsychotherapie – eine diskursive Annäherung* (S. 161–194). Tübingen: dgvt-Verlag.

Gardner, R.A. (1993). Checkers. In C.E. Schaefer & D.M. Cangelosi (Eds.), *Play therapy techniques* (pp. 247–262). Northvaly, NJ: Jason Aronson.

Gaylin, N.L. (1990). Family-centered therapy. In G. Lietaer, J. Rombauts & R. Van Balen (Eds), *Client-centered and experiential psychotherapy in the nineties* (pp. 813–828). Leuven, BE: Leuven University Press.

Gaylin, N.L. (2001). *Family, self and psychotherapy: A person-centered perspective.* Ross-on-Wye, UK: PCCS Books.

Gaylin, N.L. (2008). Person-Centered Family Therapy: Old wine in new bottles. *Person-centred and Experiential Psychotherapies, 7* (4), 235–244.

Geldard, K. & Geldard, D. (2004). *Counselling Adolescents* (2nd ed.). London, UK: Sage Publications Ltd.

Geldard, K. & Geldard, D. (2006). *Counselling Children – A Practical Introduction* (2nd ed.). London, UK: Sage Publications Ltd.

Gendlin, E.T. (1961). Experiencing: A variable in the process of therapeutic change. *American Journal of Psychotherapy, 15* (2), 233–245.

Gendlin, E.T. (1978). *Focusing*. New York: Everest House.

Gendlin, E.T. (1996). *Focusing-Oriented Psychotherapy: A manual of the experiential method.* New York: Guilford.

Gil, E. (2006). *Helping Abused and Traumatized Children.* New York: Guilford Press.

Ginott, H. (1961, d: 1966). *Gruppenpsychotherapie mit Kindern.* Frankfurt: Fischer.

Ginsberg, B.G. (1977). Parent-adolescent relationship development program. In G.B. Guerney, Jr. (Ed.), *Relationship Enhancement: Skill training programs for therapy, problem prevention, and enrichment* (pp. 227–267). San Francisco, NY: Jossey-Bass.

Ginsberg, B.G. (1997). *Relationship Enhancement family therapy*. New York: Wiley.

Goetze, H. (Hrsg). (1981). *Personenzentrierte Spieltherapie. Grundlagen, Erfahrungen und Perspektiven einer Kindertherapie nach Carl Rogers.* Göttingen: Hogrefe.

Goetze, H. (2001) Filialtherapie. *Sonderpädagogik, 31,* 94–101.

Goetze, H. (2002). *Handbuch der personenzentrierten Spieltherapie.* Göttingen: Hogrefe.

Goetze, H. & Jaede, W. (1974). *Die nichtdirektive Spieltherapie. Eine wirksame Methode zur Behandlung kindlicher Verhaltensstörungen.* München: Kindler.

Gontard, A. von (2006). *Theorie und Praxis der Sandspieltherapie. Ein Handbuch aus kinderpsychiatrischer und analytischer Sicht.* Stuttgart: Kohlhammer.

Goodman, R. (1997). The strengths and difficulties questionnaire: A research note. *Journal of Child Psychology and Psychiatry,* 38, 581–586.

Gordon, T. (1970). *Parent effectiveness training: The „no-lose" program for raising responsible children.* New York: Peter H. Wyden.

Gordon, T. (1972/1989) *Familienkonferenz.* München: Heyne

Gordon, T. (1977). *Lehrer-Schüler-Konferenz.* Hamburg: Hoffmann und Campe.

Grawe, K. (1994). Psychotherapie ohne Grenzen – von den Therapieschulen zur Allgemeinen Psychotherapie. *Verhaltenstherapie und Psychosoziale Praxis, 26* (3), 357–370.

Grawe, K. (1998). *Psychologische Therapie.* Göttingen: Hogrefe.

Greenberg, L. S. (2004). *Emotion-focused therapy: Coaching clients to work through feelings.* Washington D. C. : American Psychological Association Press.

Greenberg, L. S. (2005). Emotionszentrierte Therapie: Ein Überblick. *Psychotherapeutenjournal, 4,* 324–337.

Greenberg, L. S. & Goldman, R. N. (2008). The Dynamics of Emotion, Love and Power in an Emotion-focused Approach to Couple Therapy. *Person-Centered & Experiential Psychotherapies, 7* (4), 279–293.

Greenberg, L. S., Rice, L. N. & Elliott, R. (1993). *Facilitating Emotional Change: The moment-by-moment process.* New York: Guilford Press.

Greenberg, L. S., Rice, L. N. & Elliott, R. (2003). *Emotionale Veränderung fördern.* Paderborn: Jungfermann.

Groddeck, N. (1990). Klientenzentrierung in der Kunsttherapie. In M. Behr & U. Esser (Hg.), *Macht Therapie glücklich? Neue Wege des Erlebens in klientenzentrierter Psychotherapie* (S. 168–196). Köln: GwG-Verlag.

Grossmann, K., Fremmer-Bombik, E., Rudolph, J. & Grossmann, K. E. (1988). Maternal attachment representations as related to child-mother attachment patterns and maternal sensitivity and acceptance of her infant. In R. A. Hinde & J. Stevenson-Hinde (Eds.), *Relations within families* (pp. 241–260). Oxford: Oxford University Press.

Grossmann, K. & Grossmann, K. E. (2004). *Bindungen. Das Gefüge psychischer Sicherheit.* Stuttgart, Klett-Cotta.

Grossmann, K. E. (1977). Skalen zur Erfassung mütterlichen Verhaltens von Mary D. S. Ainsworth. In K. E. Grossmann (Hrsg.), *Entwicklung der Lernfähigkeit in der sozialen Umwelt* (S. 96–107). München: Kindler.

Grossmann, K. E., August, P., Fremmer-Bombik, E., Friedl, A., Grossmann, K., Scheuerer-Englisch, H. et al. (1989). Die Bindungstheorie: Modell und entwicklungspsychologische Forschung. In H. Keller (Hrsg.), *Handbuch der Kleinkindforschung* (S. 31–56). Berlin: Springer.

Grützner, W., Kulisch, E. & Langenmayr, A. (2002). Gruppenpsychotherapie bei Kindern aus Scheidungsfamilien und ihren Eltern. Ein integratives Modell auf personzentrierter Basis. In C. Boeck-Singelmann, B. Ehlers, T. Hensel, F. Kemper & C. Monden-Engelhardt (Hrsg.), *Personzentrierte Psychotherapie mit Kindern und Jugendlichen: Anwendung und Praxis, Band 2* (S. 181–207). Göttingen: Hogrefe.

Guerney, B. G., Jr. (1964). Filial therapy: Description and rationale. *Journal of Consulting Psychology, 28,* 303–310.

Guerney B. G., Jr. (1977). *Relationship Enhancement: Skill-training programs for therapy, problem prevention, and enrichment.* San Francisco, NY: Jossey-Bass.

Guerney, B. G., Jr. (1985). Person-centered therapy, therapists, and marital and family relationship enhancement therapies: Relationships. *Renaissance, 2* (3), 1–3.

Guerney, L. (1977). A description and evaluation of a skills training program for foster parents. *American Journal of Community Psychology, 5,* 361–371.

Guerney, L. (1995). *Parenting: A Skills Training Manual* (5th ed.). Retrieved February, 10, 2012 from http://www.nire.org/professional-training-supervision-and-certification-programs/parenting-skills-program/(Order via E-Mail: niremd@nire.org).

Guerney, L. G. & Guerney, B. G., Jr. (1989). Child Relationship Enhancement family therapy and parent education. *Person-Centered Review, 4,* 344–357.

Hammer, A. (2010). „Gibt es dich noch?"-Beziehungsaufbau in der Therapie mit emotional instabilen Jugendlichen. In C. Wakolbinger, M. Katsivelaris, B. Reisel, G. Naderer & I. Papula (Hrsg.), *Die Erlebnis- und Erfahrungswelt unserer Kinder* (S. 107–128). Norderstedt: Books on Demand.

Hinz, A. & Behr, M. (2002). Biografische Rekonstruktionen und Reflexionen – Zum 100. Geburtstag von Carl Rogers. *Gesprächspsychotherapie und Personzentrierte Beratung, 33* (3), 197–210.

Hockel, C. (2010). Grenzsetzungen in der Kinder- und Jugendlichenpsychotherapie. In C. Wakolbinger, M. Katsivelaris, B. Reisel, G. Naderer & I. Papula (Hrsg.), *Die Erlebnis- und Erfahrungswelt unserer Kinder* (S. 143–180). Norderstedt: Books on Demand.

Hockel, C. M. (2011). *Personzentrierte Kinderpsychotherapie – Eine Einführung mit Falldarstellung.* München: Reinhardt.

Hoffmann, S. O. (2007). *Operationalisierte Psychodynamische Diagnostik im Kindes- und Jugendalter (OPD-KJ).* Bern: Huber.

Hölldampf, D. & Behr, M. (2009). Wirksamkeit beziehungsorientierter Kinder- und Jugendlichenpsychotherapie. In M. Behr, D. Hölldampf & D. Hüsson (Hrsg.), *Psychotherapie mit Kindern und Jugendlichen – Personzentrierte Methoden und interaktionelle Behandlungskonzepte* (S. 319–339). Göttingen: Hogrefe.

Hölldampf, D., Behr, M. & Crawford, I. (2010). Effectiveness of Person-Centered and Experiential Psychotherapies with Children and Young People: A review of outcome studies. In M. Cooper, J. Watson & D. Hölldampf (Eds.), *Person-Centered and Experiential Therapies Work* (pp 16–44). Ross-on-Wye: PCCS.

Holzer, A. (2006). Jugendliche in der Personzentrierten Psychotherapie. Eine Reflexion der Praxis. *PERSON, 11* (2), 164–175.

Hugerige, H., Mackowiak, K. & Borg-Laufs, M. (2005). Multimodale Diagnostik bei Verhaltensstörungen im Kindes- und Jugendalter. *Verhaltenstherapie und Verhaltensmedizin, 26* (3), 343–372.

Hug-Hellmuth, H. (1913). Zur Technik der Kinderanalyse. *Internationale Zeitschrift für ärztliche Psychoanalyse, 1,* 470.

Hug-Hellmuth, H. (1921). On the technique of child-analysis. *International Journal of Child Psycho-Analysis, 2,* 287–305.

Hüsson, D. (2008). Sexually Abused Children and Adolescents: A person-centred play therapy protocol. In M. Behr & J. Cornelius-White (Eds.), *Facilitating Young People's Development: International perspectives on person-centred theory and practice* (pp. 52–64). Ross-on-Wye, UK: PCCS-Books.

Hüsson, D. (2009). Sexuell missbrauchte Kinder und Jugendliche: Differentielles und therapeutisches Vorgehen in der Personzentierten Psychotherapie. In M. Behr, D. Hölldampf & D. Hüsson (Hrsg.), *Psychotherapie mit Kindern und Jugendlichen – Personzentrierte Methoden und interaktionelle Behandlungskonzepte* (S. 243–264). Göttingen: Hogrefe.

Ihle, W. & Esser, G. (2002). Epidemiologie psychischer Störungen im Kindes- und Jugendalter: Prävalenz, Verlauf, Komorbidität und Geschlechtsunterschiede. *Psychologische Rundschau, 53* (4), 159–169.

Jaison, B. (2006). *Experiëntiële en kortdurende therapie geïntegreerd.* Haarlem; NL: De Toorts.

Jernberg, A.M. (1979). *Theraplay. A new treatment using structured play for children and their families.* San Francisco, NY: Jossey-Bass.

Johnson, R.G. (1993). High tech play therapy. In C.E. Schaefer & D.M. Cangelosi (Eds.), *Play therapy techniques* (pp. 281–286). Northvaly, NJ: Jason Aronson.

Johnson, S. & Moser, B. (2008). The integration of systems and humanistic approaches in emotionally focused therapy for couples. *Person-Centered & Experiential Psychotherapies, 7* (4), 262–278.

Jürgens-Jahnert, S. (2002). Therapieeinleitung und Diagnostik in der personzentrierten Psychotherapie mit Kindern und Jugendlichen: Einige theoretische Überlegungen und praktische Anregungen. In C. Boeck-Singelmann, B. Ehlers, T. Hensel, F. Kemper & C. Monden-Engelhardt (Hrsg.), *Personzentrierte Psychotherapie mit Kindern und Jugendlichen: Anwendung und Praxis* (Bd. 2, S. 225–252). Göttingen: Hogrefe.

Jürgens-Jahnert, S. (2010). Selbststrukturstörungen bei Kindern und Jugendlichen. In C. Wakolbinger, M. Katsivelaris, B. Reisel, G. Naderer & I. Papula (Hrsg.), *Die Erlebnis- und Erfahrungswelt unserer Kinder* (S. 83–106). Nordersted: Books on Demand.

Kaduson, H. & Schaefer, C. (Eds.). (1997). *101 Favorite Play Therapy Techniques.* Northvale, NJ: Jason Aronson.

Kaduson, H. & Schaefer, C. (Eds.). (2001). *101 More Favorite Play Therapy Techniques.* Northvale, NJ: Jason Aronson.

Kaduson, H. & Schaefer, C. (Eds.). (2003). *101 Favorite Play Therapy Techniques* (Vol. 3). Northvale, NJ: Jason Aronson.

Kalff, D.M. (2000). *Sandspiel. Seine therapeutische Wirkung auf die Psyche* (4. Aufl.). München: Reinhardt.

Kemper, F. (2002). Personzentrierte Familienspieltherapie – am Beispiel einer Familie mit einem zähneknirschenden Knaben. In C. Boeck-Singelmann, B. Ehlers, T. Hensel, F. Kemper & C. Monden-Engelhardt (Hrsg.), *Personzentrierte Psychotherapie mit Kindern und Jugendlichen: Anwendung und Praxis* (Bd. 2, S. 71–134). Göttingen: Hogrefe.

Key, E. (1905). *Das Jahrhundert des Kindes.* Berlin: Fischer.

Killough-McGuire, D. & McGuire, D. (2001). *Linking parents to play therapy – A practical guide with applications, interventions, and case studies.* Philadelphia, PA: Brunner-Routledge.

Kirschenbaum, H. (2007). *The Life and Work of Carl Rogers.* Ross-on-Wye: PCCS.

Klein, M. (1927). *Die Psychoanalyse des Kindes.* München: Reinhardt.

Kos, M. & Biermann, G. (2002). *Die verzauberte Familie – Ein tiefenpsychologischer Zeichentest* (5. Auflage). München: Reinhardt.

Kriz, J. (2001). Self-organization of cognitive and interactional processes. In M. Matthies, H. Malchow & J. Kriz (Eds), *Integrative systems approaches to natural and social dynamics* (pp. 517–537). Heidelberg: Springer.

Kriz, J. (2004). Personzentrierte Systemtheorie. Grundfragen und Kernaspekte. In A. von Schlippe & W.C. Kriz (Hrsg.), *Personzentrierung und Systemtheorie. Perspektiven für psychotherapeutisches Handeln* (S. 13–67). Göttingen: Vandenhoeck & Ruprecht.

Kriz, J. (2006). *Self-actualization.* Norderstedt: Books on Demand GmbH.

Kriz, J. (2007). Acutalizing Tendency: The link between person-centered and experiential psychotherapy and interdisciplinary systems theory. *Person-Centered & Experiential Psychotherapies, 1* (6), 30–44.

Kriz, J. (2008). *Self-Actualization.* Ross-on-Wye, UK: PCCS Books.

Lambert, M.J. (2005). Early response in psychotherapy: Further evidence for the importance of common factors rather than ‚placebo effects'. *Journal of Clinical Psychology, 61* (7), 855–869.

Lambert, M.J. & Barley, D.E. (2002). Research Summary on the Therapeutic Relationship and Psychotherapy Outcome. In J.C. Norcross (Ed.), *Psychotherapy Relationships that work: Therapist contributions and responsiveness to patients* (pp. 17–36). New York: Oxford Universitiy Press.

Landreth, G.L. (Ed.). (2001). *Innovations in play therapy: Issues, process, and special populations.* Philadelphia, PA: Brunner-Routledge.

Landreth, G.L. (2002). *Play therapy: The art of the relationship* (2nd ed.). New York: Brunner-Routledge.

Landreth, G.L. & Bratton, S. (2006). *Child Parent Relationship Therapy (CPRT): A 10-Session Filial Therapy Model.* New York: Routledge Publishers of Taylor & Francis Publishing.

Landreth, G.L. & Lobaugh, A.F. (1998). Filial Therapy with incarcerated fathers: Effects on parental acceptance of child, parental stress, and child adjustment. *Journal of Counseling and Development, 76,* 157–165.

Lenz, A. (2001). *Partizipation von Kindern und Jugendlichen in Beratung und Therapie.* Weinheim: Juventa.

Levine, P.A. (1998). *Trauma-Heilung. Das Erwachen des Tigers. Unsere Fähigkeit, traumatische Erfahrungen zu transformieren.* Essen: Synthesis.

Levy, D. (1938). Release therapy in young children. *Psychiatry, 1,* 387–389.

Lowenfeld, M. (1969). Die Welt-Technik in der Kinder-Psychotherapie. In G. Biermann (Hrsg.), *Handbuch der Kinderpsychotherapie* (S. 442–451). München: Reinhardt.

Lukesch, H. (2005). *Fragebogen zur Erfassung von Empathie, Prosozialität, Aggressionsbereitschaft und aggressivem Verhalten (FEPAA).* Göttingen: Hogrefe.

Lux, M. (2007). *Der Personzentrierte Ansatz und die Neurowissenschaften.* München: Reinhardt.

Magnusson, D. (1987). Adult delinquency in the light of conduct and physiology at an early age: A longitudinal study. In D. Magnusson & A. Ohman (Eds.), *Psychopathology* (pp. 221–234). Orlando: Academic Press.

Marcia, J.E. (1980). Identity in adolescence. In J. Adelson (Eds.), *Handbook of adolescent psychology.* New York: Wiley.

Mead, M. (1928). *Coming of age in Samoa.* New York: Morrow.

Mearns, D. (2002). Further Theoretical Propositions in Regard to Self Theory within Person-centered Therapy. *Person-Centered & Experiential Psychotherapies, 1* (1, 2), 14–27.

Mearns, D. & Cooper, M. (2005). *Working at Relational Depth in Counselling and Psychotherapy.* London, UK: Sage Publications Ltd.

Mearns, D. & Schmid, P. (2006). Being with and being counter: Person-centred psychotherapy as an in-depth co-creative process of personalization. *Person-Centered & Experiential Psychotherapies, 5* (3), 174–190.

Mearns, D. & Thorne, B. (1996). *Person-centred counselling in action.* London, UK: Sage Publications Ltd.

Mearns, D. & Thorne, B. (2000). *Person-centred Therapy Today. New frontiers in theory and practice.* London, UK: Sage Publications Ltd.

Meeks, J.E. (1977). Children who cheat at games. *Journal of the American Academy of Child Psychiatry, 9,* 157–170.

Meeks, J.E. (2000). Reflections on children who cheat at games: A commentary. *Journal of Infant, Child and Adolescent Psychotherapy, 1* (2), 71–75.

Mogel, H. (2008). *Psychologie des Kinderspiels* (3. Aufl.). Heidelberg: Springer.

Monden-Engelhardt, C. (1997). Zur personzentrierten Psychotherapie mit Jugendlichen. In C. Boeck-Singelmann, B. Ehlers, T. Hensel, F. Kemper & C. Monden-Engelhardt (Hrsg.), *Personzentrierte Psychotherapie mit Kindern und Jugendlichen: Anwendung und Praxis, Band 2* (S. 9–70). Göttingen: Hogrefe.

Moustakas, C. E. (1953). *Children in play therapy. A key to understanding normal and disturbed emotions.* New York: Ballantine.

Moustakas, C. E. (1959). *Psychotherapy with Children. The Living Relationship.* New York: Ballantine Books.

Moustakas, C. E. (1997). *Relationship play therapy.* Northvale: Jason Aronson.

Mrochen, S., Holz, K. & Trenkle, B. (2009). *Die Pupille des Bettnässers* (7. Aufl.). Heidelberg: Carl-Auer.

Müller, C. T., Hager, W. & Heise, E. (2001). Zur Effektivität des Gordon-Eltern-Trainings (PET) – eine Meta-Evaluation. *Gruppendynamik und Organisationsberatung, 3,* 339–364.

Norcross, J. C. (Ed.). (2002). *Psychotherapy Relationships that Work – Therapist Contributions and Responsiveness to Patients.* New York: Oxford University Press.

Norton, C. C. & Norton, B. E. (2002). *Reaching Children through play therapy: An Experiential Approach* (2nd ed.). Denver, CO: The Publishing Cooperative.

O'Leary, C. (1999). *Counselling couples and families. A person-centred approach.* London, UK: Sage Publications Ltd.

O'Leary, C. J. (2008). Response to Couples and Families in Distress: Rogers' six conditions lived with respect for the unique medium of relationship therapy. *Person-Centered & Experiential Psychotherapies, 7* (4), 294–307.

O'Leary, C. & Johns, M. B. (2007). Couples and families. In M. Cooper, M. O'Hara, P. F. Schmid & G. Wyatt (Eds.), *The handbook of person-centred psychotherapy and counseling* (pp. 266–278). Town, MA: Palgrave Macmillan.

Oaklander, V. (1978). *Windows to our children.* Moab, UT: Real People Press.

Oaklander, V. (1999). *Gestalttherapie mit Kindern und Jugendlichen.* Stuttgart: Klett.

Offer, D., Ostrov, E. & Howard, K. (1981). *The adolescent: A psychological self-portrait.* New York: Basic Books.

Offer, D. & Schonert-Reichl, K. (1992). Debunking the myths of adolescence: Findings from recent research. *Journal of the American Academy of Child and Adolescent Psychiatry, 31,* 1003–1014.

Papoušek, M., Schieche, M. & Wurmser, H. (Hrsg.). (2004). *Regulationsstörungen der frühen Kindheit: Frühe Risiken und Hilfen im Entwicklungskontext der Eltern-Kind-Beziehungen.* Bern: Huber.

Pavel, F. G. (1989). Integrierte klientenzentrierte Therapie von Systemen. In M. Behr, F. Petermann, W. M. Pfeiffer & C. Seewald (Hrsg.), *Jahrbuch für personenzentrierte Psychologie und Psychotherapie, Band 1* (S. 229–256). Salzburg: Otto Müller.

Perls, F., Hefferline, R. & Goodman, P. (1951). *Gestalt Therapy.* New York: Dell.

Petermann, F. & Petermann, U. (2000). *Erfassungsbogen für aggressives Verhalten in konkreten Situationen (EAS)* (4. Aufl.). Göttingen: Hogrefe.

Pfeiffer, W. (1977). Aspekte der klientenzentrierten Psychotherapie. Skalen zur didaktischen Gesprächsanalyse nach Carkhuff, Gendlin, Tausch. In: *Informationsblätter der Gesellschaft für wissenschaftliche Gesprächspsychotherapie, 23,* 7–12.

Preuss, S. (1990). Malen aus Ausdrucksform in der personzentrierten Psychotherapie. In M. Behr & U. Esser (Hrsg.), *Macht Therapie glücklich? Neue Wege des Erlebens in klientenzentrierter Psychotherapie* (S. 197–216). Köln: GwG-Verlag.

Prouty, G., Van Werde, D. & Pörtner, M. (2002). *Pre-Therapy: Reaching contact impaired clients.* Ross-on-Wye, UK: PCCS Books.

Rank, O. (1936). *Will therapy.* New York: Knopf.

Raskin, N. J. & van der Veen, F. (1970). Client-centered family therapy: Some clinical and research perspectives. In J. T. Hart & T. M. Tomlinson (Eds.), *New directions in client-centered therapy* (pp. 387–406). Boston, MA: Houghton Mifflin.

Remschmidt, H., Schmidt, M. H. & Poustka, F. (Hrsg.). (2001). *Multiaxiales Klassifikationssystem für psychische Störungen im Kindes- und Jugendalter nach ICD-10 der WHO*. Bern: Huber.

Retzlaff, R. (2010). *Spiel-Räume – Lehrbuch der systemischen Therapie mit Kindern und Jugendlichen*. Stuttgart: Klett-Cotta.

Rogers, C. R. (1939). *The clinical treatment of the problem child.* Boston, MA: Houghton Mifflin Company.

Rogers, C. R. (1942). *Counseling and psychotherapy. Newer concepts in practice*. Boston, MA: Houghton Mifflin Company.

Rogers, C. R. (1951). *Client-Centered Therapy.* London, UK: Constable.

Rogers, C. R. (1957). The necessary and sufficient conditions of therapeutic personality change. *Journal of Consulting Psychology, 21,* 95–103.

Rogers, C. R. (1959). A Theory of Therapy, Personality and Interpersonal Relationships, as developed in the Client-Centered Framework. In S. Koch (Ed.), *Psychology: The Study of a Science: Formulations of the Person and the Social Context* (Vol. 3, pp. 184–256). New York: McGraw-Hill.

Rogers, C. R. (1961/2009). *Entwicklung der Persönlichkeit* (17. Auflage). Stuttgart: Klett-Cotta.

Rogers, C. R. (1963). The concept of the fully functioning person. *Psychotherapy: Theory, Research and Practice, 1,* 17–26.

Rogers, C. R. (1969, dt. 1974). *Lernen in Freiheit.* München: Kösel.

Rogers, C. R. (1977). *Therapeut und Klient.* München: Kindler.

Rogers, C. R. (1980). *A way of being*. Boston, MA: Houghton Mifflin.

Rogers, C. R. & Rosenzweig, R. (1980). *Die Person als Mittelpunkt der Wirklichkeit.* Stuttgart: Klett.

Rossmann, P. (2005). *Depressionstest für Kinder (DTK),* (2. Aufl.). Bern: Huber.

Rust, H. (2009). Zeichnen mit Jugendlichen und drüber reden. Selbstkonzept und Lebensplanung in personzentrierten Entwicklungsgesprächen mit lern- und geistigbehinderten jungen Menschen. In M. Behr, D. Hölldampf & D. Hüsson (Hrsg.), *Psychotherapie mit Kindern und Jugendlichen – Personzentrierte Methoden und interaktionelle Behandlungskonzepte.* Göttingen: Hogrefe.

Sachse, R. (1992). *Zielorientierte Gesprächspsychotherapie*. Göttingen: Hogrefe.

Sanders, M. R. (2004). *Every parent: A positive approach to children's behaviour*. Melbourne, AUS: Penguin.

Sanders, M. R., Markie-Dadds, C. & Turner, K. M. T. (2003). Theoretical, scientific and clinical foundations of the Triple P – Positive Parenting Program: A population approach to the promotion of parenting competence. *Parenting Research and Practice Monograph, 1,* 1–21.

Saß, H., Wittchen, U., Zaudig, M. & Houben, I. (2003). *Diagnostisches und Statistisches Manual Psychischer Störungen – Textrevision – DSM-IV-TR*. Göttingen: Hogrefe.

Satir, V. (1972). *Peoplemaking.* Palo Alto, CA: Science and Behavior Books.

Satir, V. (1978). *Meine vielen Gesichter. Wer bin ich wirklich?* München: Kösel.

Schaefer, C. E. & Carey, L. J. (Eds.). (1994). *Family play therapy*. Northvale, NJ: Jason Aronson.

Schlippe, A. V. & Schweitzer, J. (2003). *Lehrbuch der systemischen Therapie und Beratung* (9. Aufl.). Göttingen: Vandenhoeck & Ruprecht.

Schmid, P. F. (1997). Vom Individuum zur Person: Zur Anthropologie in der Psychotherapie und zu den philosophischen Grundlagen des Personzentrierten Ansatzes. *Psychotherapie Forum, 4,* 191–202.

Schmid, P. R. (2008). Resonanz – Konfrontation – Austausch – Personzentrierte Psychotherapie als kokreativer Prozess des Miteinander und Einander-Gegenüber. *PERSON, 12* (1), 22–34.

Schmidtchen, S. (1974). *Klientenzentrierte Spieltherapie.* Weinheim: Beltz.

Schmidtchen, S. (1976). *Handbuch der klientenzentrierten Kindertherapie.* Kiel: Selbstverlag.

Schmidtchen, S. (1989). *Kinderpsychotherapie.* Stuttgart: Kohlhammer.

Schmidtchen, S. (1999). *Klientenzentrierte Spiel- und Familientherapie* (4. Aufl.). Weinheim: PVU.

Schmidtchen, S. (2001). *Allgemeine Psychotherapie für Kinder, Jugendliche und Familien: Ein Lehrbuch*. Stuttgart: Kohlhammer.

Schmidtchen, S. & Baumgärtel, F. (1980). *Methoden der Kinderpsychotherapie*. Stuttgart: Kohlhammer.

Schmidtchen, S., Woermann, D. & Hobruecker, B. (1977). Verlaufsanalyse des Spielverhaltens in der Kinderpsychotherapie. *Praxis der Kinderpsychologie und Kinderpsychiatrie, 26,* 208–217.

Schnabel, M. (1986). Zur Integration von Einzel- und Familientherapie, klientenzentrierter Haltung und systemischem Denken. *GwG-Info 64,* 34–42.

Schneider, S., Unnewehr, S. & Margraf, J. (Hrsg.). (2009). *Diagnostisches Interview bei psychischen Störungen im Kindes- und Jugendalter* (Kinder-DIPS) (2. Aufl.). Berlin: Springer.

Schulz von Thun, F. (1998). *Miteinander reden. Das „Innere Team" und situationsgerechte Kommunikation* (Band III). Hamburg: Rowohlt.

Schulz von Thun, F. (2007). *Miteinander reden, Störungen und Klärungen* (Band I). Reinbek: Rowohlt.

Schwartz, R. (1997). *Internal Family Systems Therapy*. New York: Guilford Press.

Seiffge-Krenke, I. (1986). *Psychoanalytische Therapie Jugendlicher*. Stuttgart: Kohlhammer.

Seiffge-Krenke, I. (2010). *Psychoanalytische und tiefenpsychologisch fundierte Psychotherapie mit Jugendlichen*. Stuttgart: Klett-Cotta.

Seitz, W. & Rausche, A. (2004). *Persönlichkeitsfragebogen für Kinder zwischen 9 und 14 Jahren (PFK 9-14)* (4. Aufl.). Göttingen: Hogrefe.

Shazer, S. (1985). *Keys to solution in brief therapy*. New York: Norton.

Shazer, S., Dolan, Y. & Korman, H. (2007). *More than miracles: The state of the art of solution-focused brief therapy*. Los Angeles, CA: Haworth Press.

Speierer, G.W. (1994). *Das Differentielle Inkongruenzmodell (DIM)*. Heidelberg: Asanger.

Staabs, G.V. (1997). *Scenotest* (8. Aufl.). Göttingen Hogrefe.

Steiner, T. & Kim Berg, I. (2005). *Handbuch lösungsorientiertes Arbeiten mit Kindern*. Heidelberg: Auer.

Stern, D. (1986). *The interpersonal world of the infant*. New York: Basic Books.

Stern, D. (1992). *Die Lebenserfahrung des Säuglings*. Stuttgart: Klett-Cotta

Stiles, W.B., Barkham, M., Mellor-Clark, J. & Connell, J. (2007). Effectiveness of cognitive-behavioural, person-centered, and psychodynamic therapies in UK primary-care routine practice: Replication in a larger sample. *Psychological Medicine, 37,* 1–12.

Stiles, W.B., Barkham, M., Twigg, E., Mellor-Clark, J. & Cooper, M. (2006). Effectiveness of cognitive-behavioural, person-centered, and psychodynamic therapies as practiced in UK National Health Service settings. *Psychological Medicine, 36,* 555–566.

Stiles, W.B., Osatuke, K., Glick, M.J. & Mackay, H.C. (2004). Encounters between internal voices generate emotion: An elaboration of the assimilation model. In H.H. Hermans & G. Dimaggio (Eds.), *The dialogical self in psychotherapy* (pp. 91–107). New York: Brunner/Routledge.

Stinckens, N., Lietaer, G. & Leijssen, M. (2002). Working with the inner critic: Fighting ‚the enemy' or keeping it company. In J.C. Watson, R. Goldman & M. Warner (Eds), *Client-Centered and Experiential Psychotherapy in the 21st Century. Advances in theory, research and practice* (pp. 415–426). Ross-on-Wye, UK: PCCS Books.

Strauß, R. & Hofmannsthal, H. von (1912). *Ariadne auf Naxos*. Berlin: Fürstner.

Streek-Fischer, A. (1994). Entwicklungslinien der Adoleszenz. Narzissmus und Übergangsphänomene. *Psyche, 48,* 509–528.

Suess, G.J., Grossmann, K.E. & Sroufe, L.A. (1992). Effects of Infant Attachment to Mother and Father on Quality of Adaptation in Preschool: From Dyadic to Individual Organisation of Self. *International Journal of Behavioral Development, 15* (1), 43–65.

Swildens, H. (1991). *Prozessorientierte Gesprächspsychotherapie*. Köln: GwG-Verlag.

Tausch, R. (1988). The relationship between emotions and cognitions: Implications for therapeutic empathy. *Person-centered Review, 3,* 277–291.

Tausch, R. & Tausch, A. (1956). *Kinderpsychotherapie im nichtdirektiven Verfahren.* Göttingen: Hogrefe.

Tausch, R. & Tausch, A. (1990). *Gesprächspsychotherapie* (9. Aufl.). Göttingen: Hogrefe.

Tausch, R. & Tausch, A. (1991). *Erziehungspsychologie* (10. Aufl.). Göttingen: Hogrefe.

Truax, C.B. & Carkhuff, R.R. (1967). *Toward Effective Counseling and Psychotherapy.* Chicago, IL: Aldine.

Vahrenkamp, S. & Behr, M. (2004). The Dialogue with the Inner Critic. From a Pluralistic Self to a Client-Centered and Experiential Work with Partial Egos. *Person-Centered & Experiential Psychotherapies, 3* (4), 228–244.

Vahrenkamp, S. & Behr, M. (2007). Der Innere Kritiker und der Innere Facilitator – Personzentriert-experienzielle Psychotherapie mit visualisierter Selbstkommunikation. *PERSON 11* (1), 49–63.

Vahrenkamp, S., Behr, M. & Hölldampf, D. (in Vorbereitung). *Personzentrierte Beratung – Ein Lehr- und Praxisbuch.* Göttingen: Hogrefe.

Vlerick, E. (2008). Focusing Training for Adolescents with Low Self-Confidence and a Negative Self-Image. In M. Behr & J. Cornelius-White (Eds.), *Facilitating Young People's Development: International perspectives on person-centred theory and practice* (pp. 80–95). Ross-on-Wye, UK: PCCS-Books.

Vogelsong, E.L. & Guerney, B.G., Jr. (1980). Working with parents of disturbed adolescents. In R.R. Abidin (Ed.), *Parent education and intervention handbook* (pp. 297–321). Springfield, IL: Charles G. Thomas.

Wakolbinger, C. (2009). Die präsente Therapeutenperson: Authentizität als entscheidender Faktor in der personzentrierten Kinder- und Jugendlichenpsychotherapie. In M. Behr, D. Hölldampf & D. Hüsson (Hrsg.), *Psychotherapie mit Kindern und Jugendlichen – Personzentrierte Methoden und interaktionelle Behandlungskonzepte* (S. 59–77). Göttingen: Hogrefe.

Warner, M. (1989). Empathy and strategy in the family system. *Person-Centered Review, 4,* 42–48.

Watzlawick, P., Beavin, J.H. & Jackson, D.D. (1967*). Pragmatics of Human Communication: Study of Interactional Patterns, Pathologies and Paradoxes.* New York.: Norton.

Weinberg, D. (2005). *Traumatherapie mit Kindern.* Stuttgart: Pfeiffer.

Weinberger, S. (2005). *Kindern spielend helfen* (2. Aufl.). Beltz: Weinheim.

Weinberger, S. (2008). *Klientenzentrierte Gesprächsführung* (12. Aufl.). Weinheim: Beltz.

Weinberger, S. & Papastefanou, C. (2008). *Wege durchs Labyrinth – Personzentrierte Beratung und Psychotherapie mit Jugendlichen.* Weinheim: Juventa.

Weiß, R. (2008). *Grundintelligenztest Skala 2 (CFT 20-R).* Göttingen: Hogrefe.

Weltgesundheitsorganisation (1993). *Internationale Klassifikation psychischer Störungen ICD-10 Kapitel V (F)* (2. Aufl.). Bern: Huber.

Werde, D. van & Prouty, G. (2007). Pre-therapy. In M. Cooper, M. O'Hara, P. F. Schmid & G. Wyatt (Eds.), *The handbook of person-centred psychotherapy and counselling* (pp. 237–250). Houndmills, UK: Palgrave.

West, J. (1996). *Client-centred therapy* (2nd ed.). London, UK: Jessica Kingsley.

Wieczerkowski, W., Nickel, H., Janowski, A., Fittkau, B. & Rauer W. (1981). *Angstfragebogen für Schüler (AFS),* (6. Aufl.). Göttingen: Hogrefe.

Wilson, K. & Ryan, V. (2006). *Play Therapy: A Non-directive Approach for Children and Adolescents* (2nd ed.). St. Louis, MO: Elsevier Publishing.

Ziegenhain, U., Gebauer, S., Ziesel, B., Künster, A.K. & Fegert, J.M. (2008). D*ie Chance der ersten Monate – Feinfühlige Eltern – gesunde Kinder.* Ulm: Universitätsklinikum Ulm. Zugriff am 20.01.2012 unter http://www.uniklinik-ulm.de/struktur/kliniken/kinder-und-jugendpsychiatriepsychotherapie/home/forschung/die-chance-der-ersten-monate.html.

Sachregister

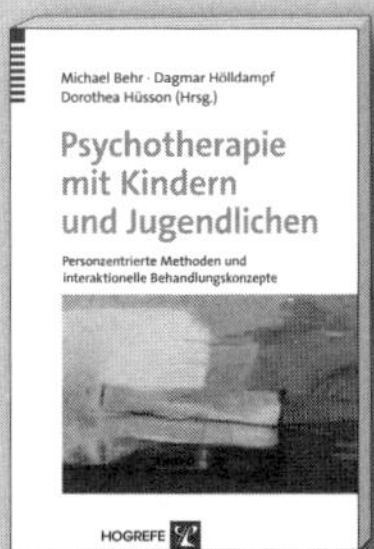

Michael Behr · Dagmar Hölldampf
Dorothea Hüsson (Hrsg.)

Psychotherapie mit Kindern und Jugendlichen

Personzentrierte Methoden und interaktionelle Behandlungskonzepte

2009, 368 Seiten,
€ 29,95 / CHF 39,90
ISBN 978-3-8017-2158-9

In diesem Band werden aktuelle personzentrierte, beziehungsorientierte und interaktionelle Behandlungskonzepte theoretisch fundiert und praxisorientiert erläutert. Dargestellt werden u.a. Handlungskonzepte für die konkrete therapeutische Beziehungsgestaltung, für die Gruppen-, Filial- und Mototherapie. Weiterhin werden Behandlungskonzepte für spezielle Klientengruppen, u.a. für gewalttätige Kinder und Jugendliche, für sexuell missbrauchte Kinder und für Kinder psychisch kranker Eltern aufgezeigt.

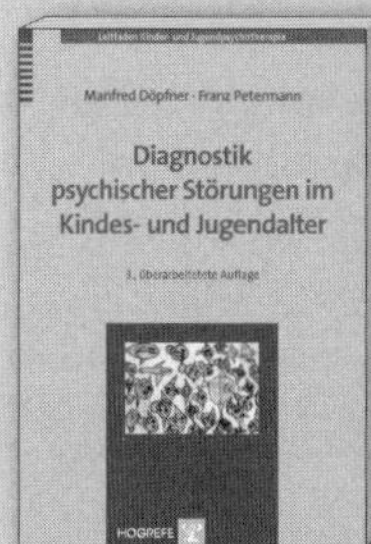

Manfred Döpfner
Franz Petermann

Diagnostik psychischer Störungen im Kindes- und Jugendalter

(Reihe: »Leitfaden Kinder- und Jugendpsychotherapie«, Band 2)
3., überarb. Aufl. 2012,
VIII/183 Seiten, € 24,95 / CHF 35,50
(Im Reihenabonnement
€ 17,95 / CHF 25,90)
ISBN 978-3-8017-2402-3
E-Book € 21,99 / CHF 29,99

Anhand von Leitlinien, Materialien und der Beschreibung wichtiger Erhebungsverfahren liefert der Band eine praxisorientierte Einführung in die Grundlagen der Diagnostik psychischer Störungen und Auffälligkeiten im Kindes- und Jugendalter. Ausführlich wird insbesondere auf die Exploration des Kindes und Jugendlichen sowie seiner Bezugspersonen eingegangen. Die Neubearbeitung des Bandes stellt aktuelle Verfahren zur Verhaltens-, Entwicklungs-, Intelligenz- und Leistungsdiagnostik vor.

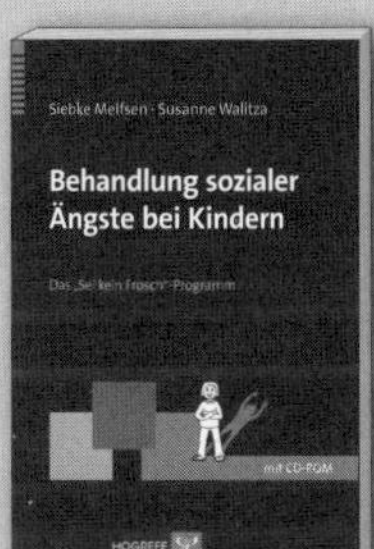

Siebke Melfsen · Susanne Walitza

Behandlung sozialer Ängste bei Kindern

Das „Sei kein Frosch"-Programm

(Reihe: »Therapeutische Praxis«)
2012, 88 Seiten, Großformat,
inkl. CD-ROM, € 29,95 / CHF 39,90
ISBN 978-3-8017-2439-9
E-Book € 26,99 / CHF 37,99

Das „Sei kein Frosch"-Programm stellt zahlreiche kindgerechte Therapiematerialien vor, die für die verhaltenstherapeutische Behandlung sozialer Ängste bei Kindern im Alter von 8 bis 12 Jahren eingesetzt werden können. Das Programm eignet sich insbesondere für den Einsatz im Einzelsetting. Nach einer Beschreibung der Störung wird praxisorientiert der Ablauf in den einzelnen Therapiesitzungen – beginnend mit der Psychoeduktion und der Therapiezielvereinbarung bis hin zur Durchführung der Expositionen – dargestellt. Die zahlreichen Therapiematerialien können direkt von der beiliegenden CD-ROM ausgedruckt werden.

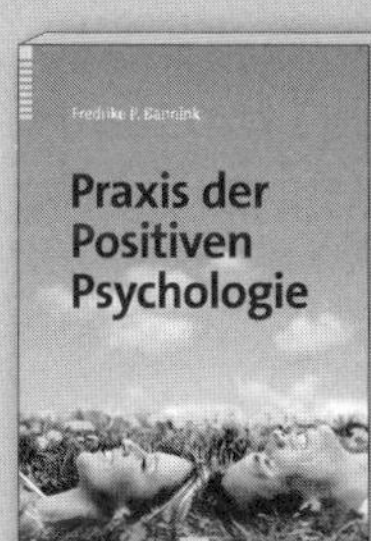

Fredrike P. Bannink

Praxis der Positiven Psychologie

2012, 182 Seiten,
€ 24,95 / CHF 35,50
ISBN 978-3-8017-2406-1
E-Book € 21,99 / CHF 29,99

Das Buch beschreibt wie die Prinzipien der Positiven Psychologie in der Psychotherapie, im beruflichen Kontext und in der Erziehung und Ausbildung von Kindern nutzbringend eingesetzt werden können. Es stellt dazu auch die grundlegenden Theorien und den aktuellen Forschungsstand zu den einzelnen Aspekten der Positiven Psychologie vor. Hierzu gehören Optimismus, Hoffnung, Glück, Resilienz, Flow, positive Emotionen, Dankbarkeit und Selbstwertgefühl. Zahlreiche Übungen zur Anwendung der beschriebenen Inhalte runden den Band ab.

HOGREFE

Hogrefe Verlag GmbH & Co. KG
Merkelstraße 3 · 37085 Göttingen · Tel.: (0551) 99950-0 · Fax: -111
E-Mail: verlag@hogrefe.de · Internet: www.hogrefe.de